D1670023

W. Müller (Hrsg.)

Generalisierte Tendomyopathie (Fibromyalgie)

Vorträge anläßlich des Symposions über
Generalisierte Tendomyopathie (Fibromyalgie)

27.–30. Juni 1990
in Bad Säckingen (D)/Rheinfelden (CH)

Steinkopff Verlag Darmstadt

Anschrift des Herausgebers:
Prof. Dr. Dr. h. c. W. Müller
Rheumatologische Universitäts-Klinik Basel
Felix-Platter-Spital
Burgfelder Straße 101
CH-4012 Basel
und
Hochrheininstitut für Rheumaforschung
und Rheumaprävention
Bad Säckingen (D), Rheumaklinik /
Rheinfelden (CH), Solbadklinik

Die Deutsche Bibliothek – CIP-Einheitsaufnahme

Generalisierte Tendomyopathie (Fibromyalgie): Vorträge anläßlich des Symposions über Generalisierte Tendomyopathie (Fibromyalgie), 27.–30. Juni 1990 in Bad Säckingen (D) / Rheinfelden (CH) / W. Müller (Hrsg.). – Darmstadt: Steinkopff, 1991
    ISBN 3-7985-0887-9
NE: Müller, Wolfgang [Hrsg.]; Syposion über Generalisierte Tendomyopathie (Fibromyalgie) ⟨1990, Säckingen; Rheinfelden, Hochrhein⟩

Copyright © 1991 by Dr. Dietrich Steinkopff Verlag, GmbH & Co. KG, Darmstadt
Verlagsredaktion: Sabine Müller – Herstellung: Heinz J. Schäfer

Printed in Germany

Satz: K+V Fotosatz GmbH, Beerfelden
Druck: Konrad Triltsch, Würzburg
Gedruckt auf säurefreiem Papier

Vorwort

Die generalisierte Tendomyopathie – im angloamerikanischen Schrifttum als Fibromyalgie oder früher als Fibrositis bezeichnet – hat in der letzten Zeit zunehmendes Interesse in Klinik und Forschung gefunden. Trotz ihres sehr häufigen Vorkommens ist sie aber vielen Ärzten noch unbekannt, und ihre Diagnose bereitet in der täglichen Praxis oft große Schwierigkeiten, so daß entsprechende Patienten oft unnützen diagnostischen und therapeutischen Prozeduren unterzogen werden. Auch die Ursachen der Erkrankung sind im einzelnen noch keineswegs geklärt, wenn auch die Bedeutung psychischer bzw. psychosozialer Faktoren bei der Entstehung dieses Krankheitsbildes immer mehr in den Vordergrund gerückt wird. Die bei dieser Krankheit angewandten unterschiedlichen Behandlungsmethoden haben bisher noch nicht zu einem befriedigenden Behandlungskonzept geführt, so daß viele Patienten wegen ihrer Erkrankung schließlich invalidisiert werden. Ziel des vom Hochrhein-Institut für Rheumaforschung und Rheumaprävention Bad Säckingen (BRD)/Rheinfelden (CH) organisierten und am 28. und 29.6.1990 durchgeführten internationalen Symposions über die generalisierte Tendomyopathie war es, den heutigen Kenntnisstand dieses Krankheitsbildes kritisch zu beleuchten. Mögen die hier wiedergegebenen Beiträge dieses Symposions allen interessierten Lesern einen tieferen Einblick in Diagnostik, Differentialdiagnose, Pathogenese und in die vielfältigen Therapiemöglichkeiten dieser Erkrankung geben.

Basel, Juli 1991 W. Müller

Inhaltsverzeichnis

III. Teil
Pathophysiologie der generalisierten Tendomyopathie

VIII

IV. Teil
Differentialdiagnose der generalisierten Tendomyopathie

V. Teil
Therapie der generalisierten Tendomyopathie

X

Autorenverzeichnis

Frau Alten, R., Dr., Leiterin des Funktionsbereiches Rheumatologie,
Schlosspark-Klinik, Heubnerweg 2, D-W-1000 Berlin 19

Battegay, R., Prof. Dr., Chefarzt Psychiatrische Universitätspoliklinik,
Kantonsspital Basel, Petersgraben 4, CH-4031 Basel

Frau De Blécourt, A. C., Dr., Rheumaklinik, Abt. Innere Medizin,
Universitätsspital Groningen, P.O. Box 30.001, NL-9700 RB Groningen, Niederlande

Brückle, W., Dr., Leitender Arzt, Rheumaklinik,
Bahnhofstraße 9, D-W-3052 Bad Nenndorf

Bruppacher, R., Prof. Dr., Abt. für Sozial- und Präventionsmedizin der Universität
Basel, Steinengraben 49, CH-4051 Basel

Frau Campisi, V., Physiotherapeutin, Rheumatologische Universitätsklinik Basel,
Burgfelderstraße 101, CH-4012 Basel

Dettmer, N., PD Dr., Leitender Arzt, Forschungsinstitut für Rehabilitationsmedizin
an den Waldburg-Zeil-Kliniken, Riedstraße, D-W-7972 Isny-Neutrauchburg

Eich, W., Dr., Medizinische Klinik, Inn. Medizin II, Ludolf-Krehl Klinik,
Bergheimer Straße 58, D-W-6900 Heidelberg

Engel, J.-M., Dr., Chefarzt Rheumaklinik Tegernsee der LVA Niederbayern-Oberpfalz,
Seestraße 80, D-W-8180 Tegernsee

Fassbender, H. G., Prof. Dr., Leiter Zentrum für Rheuma-Pathologie,
Breidenbacherstraße 13, D-W-6500 Mainz

Fischer, A. A., Ph. D., M. D., Mt. Sinai School of Medicine CUNY, Chief,
Rehabilitation Medicine Service, Dep. of Veterans Affairs Medical Center,
130 West Kingbridge Road, Bronx New York 10568, USA

Geiger, M., Dr., Rheumatologische Universitätsklinik Basel
Burgfelderstraße 102, CH-4012 Basel

Gerster, J. Ch., Prof. Dr., Centre Hospitalier, Universitaire Vaudois,
Rue du Bugnon, CH-1011 Lausanne, Switzerland

Graber, G., Prof. Dr., Vorsteher Abt. für Prothetik, Zahnärztliches Institut
der Universität Basel, Petersplatz 14, CH-4031 Basel

Häntzschel, H., Prof. Dr., Leiter der Abt. Rheumatologie,
Med. Poliklinisches Institut der Universität, Härtelstraße 16–18, D-O-7010 Leipzig

Keel, P., Dr. med., Programmleiter NFP26B, Rheumatologische Universitätsklinik
Basel, Felix Platter-Spital, Burgfelderstraße 101, CH-4012 Basel

Kocher, R., Prof. Dr., Psychiatrische Universitätsklinik Basel
Wilhelm-Klein-Straße 27, CH-4025 Basel

Labhardt, F., Prof. Dr., Schmerzklinik Kirschgarten,
Hirschgässlein 30, CH-4010 Basel

Lautenschläger, J., Dr., Katharinenhospital
Kriegsbergstr. 60, D-W-7000 Stuttgart

Leichner-Hennig, R., Klinik Auerbach,
Heinrichstr. 4, D-W-6140 Bensheim

Frau Lettko, M., Ärztin und Diplompsychologin, Schmerztherapeutische Praxis,
Kaiser-Friedrich-Ring 22, D-W-6200 Wiesbaden

Mathies, H., Prof. Dr., Haselweg 4, D-W-8403 Bad Abbach

Mau, W., Dr., Abt. Rheumatologie der Medizinischen Hochschule Hannover,
Konstanty-Gutschow-Str. 8, D-W-3000 Hannover 61

Mennet, P., Dr., Chefarzt und Med. Dir. Solbadklinik Rheinfelden,
Salinenstraße 98, CH-4310 Rheinfelden

Menniger, H., Prof. Dr., Chefarzt der Med. Klinik I, Rheumazentrum Bad Abbach,
Postfach, D-W-8403 Bad Abbach

Miehlke, K., Prof. Dr. med., Deutsche Gesellschaft für Innere Medizin,
Humboldtstraße 14, D-W-6200 Wiesbaden

Monsch, A., Psychologe, Rheumatologische Universitätsklinik Basel,
Burgfelderstraße 101, CH-4012 Basel

Müller, B., Dr., Oberarzt, Rheumatologische Universitätsklinik Basel,
Burgfelderstraße 101, CH-4012 Basel

Müller, W., Prof. Dr. med. Dr. med. h. c., Vorsteher, Rheumatologische Universitätsklinik Basel, Burgfelderstraße 101, CH-4012 Basel und Leiter Hochrheininstitut für
Rheumaforschung und Rheumaprävention Bad Säckingen (D)/Rheinfelden (CH)

Neeck, G., Dr., Klinik für Rheumatologie, Physikalische Medizin und Balneologie der
Universität Giessen, Ludwigstraße 37–39, D-W-6350 Bad Nauheim

Pöldinger, W., Prof. Dr., Ärztl. Dir. der Psychiatrischen Universitätsklinik Basel,
Wilhelm-Klein-Str. 27, CH-4025 Basel

Pöllmann, L., PD Dr. Dr., Institut für Arbeitsphysiologie und Rehabilitationsforschung der Universität Marburg, Robert-Koch-Straße 7 a, D-W-3550 Marburg

Pongratz, D., Prof. Dr., Leitender Arzt, Friedrich-Bauer-Institut bei der Med. Klinik Innenstadt der Universität München, Ziemssenstr. 1 a, D-W-8000 München 2

Probst, J. Y., Dr., Rheumatologische Universitätsklinik Basel, Burgfelderstraße 101, CH-4012 Basel

Schmidt, K. L., Prof. Dr., Klinik für Rheumatologie, Physikalische Medizin und Balneologie der Justus-Liebig-Universität Giessen, Ludwigstraße 37–39, D-W-6350 Bad Nauheim

Schultze, J., Dr. med., Bockelstraße 92 C, D-W-7000 Stuttgart 75 (Heumaden), FRG

Stratz, Th., Dr., Leitender Arzt, Rheumaklinik Bad Säckingen, Bergseestraße 61, D-W-7880 Bad Säckingen

Truckenbrodt, H., Prof. Dr., Chefarzt, Rheumakinderklinik Garmisch-Partenkirchen, Gehfeldstraße 24, D-W-8100 Garmisch-Partenkirchen

Vetter, G., Dr., Ärztl. Dir. der Klinik Auerbach, Heinrichstraße 4, D-W-6140 Bensheim

Frau Weigmann, K., Ass.-Ärztin, Rheumaklinik Tegernsee der LVA Niederbayern-Oberpfalz, Seestraße 80, D-W-8180 Tegernsee

Weintraub, A., Dr., Innere Medizin und Rheumatologie, Werdstraße 34, CH-8004 Zürich

Wörth, W.-D., Dr., II. Med. Klinik und Poliklinik der Johannes Gutenberg-Universität Mainz, Langenbeckstraße 1, D-W-6500 Mainz

Wolfe, F., M.D., Clinical Professor of Medicine, University of Kansas School of Medicine-Wichita, Suite 230, 1035 N. Emporia, Wichita, KS 67214, USA

Yunus, M. B., Associate Professor of Medicine, Section of Rheumatology, College of Medicine at Peoria, Dep. of Medicine, UICOM-P, Box 1649, Peoria, Illinois 61656, USA

Zborowsky, A., Prof. Dr., Branch of Rheumatology Institute, 76 Zemliachka Str., Volgograd, 400138 USSR

Zimmermann, M., Prof. Dr., 2. Physiologisches Institut der Universität Heidelberg, Im Neuenheimer Feld 326, D-W-6900 Heidelberg

I. Teil

Klinik der generalisierten Tendomyopathie

Clinical Features of Fibromyalgia Syndrome

M. B. Yunus

Section of Rheumatology, College of Medicine at Peoria, Illinois, USA

Klinische Manifestationen der Fibromyalgie

Zusammenfassung: Neue kontrollierte Studien haben gezeigt, daß die Fibromyalgie ein genau umschriebenes Syndrom ist, das durch diffuse Schmerzen in der Skelettmuskulatur sowie Schmerzempfindlichkeit an typischen Stellen (schmerzhaften Druckpunkten) gekennzeichnet ist. Die meisten Patienten sind Frauen im Alter von 20 bis 60 Jahren. Sie beklagen sich nicht nur über generalisierte Schmerzen und Steifigkeit, sondern oft auch über Schwellungen in den Gelenken oder in gelenknahen Zonen, ohne daß eine Synovitis nachweisbar wäre. Die Schmerzen nehmen häufig bei kaltem oder feuchtem Wetter, bei Schlafstörungen, Streß, Inaktivität wie auch übermäßiger Aktivität zu. Oft treten auch weitere Symptome auf wie Ermüdung, Parästhesien, Kopfschmerzen und Darmreizungen. Gewisse Patienten sind ängstlich und depressiv, jedoch sind psychische Faktoren für das Gesamtbild der Fibromyalgie, die keine psychische Erkrankung darstellt, nicht bestimmend. Bei der körperlichen Untersuchung ergeben sich zahlreiche schmerzhafte Druckpunkte. Diese zeigen in Blindstudien eine zuverlässig hohe Übereinstimmung sowohl bei ein und demselben Untersucher als auch zwischen verschiedenen Untersuchern. Die übrigen Untersuchungsresultate sind normal mit Ausnahme von Begleiterscheinungen wie Arthrosen bei älteren Patienten. Die üblichen Labortests, darunter Blutsenkung und Muskelenzymbestimmungen, ergeben ebenfalls normale Befunde. Indessen zeigte sich bei EEG-Aufzeichnungen im Schlaf eine Beeinflussung der Deltawellen durch Alphawellen außerhalb der REM-Phase.

Eine Fibromyalgie läßt sich gewöhnlich aufgrund ihrer typischen Merkmale diagnostizieren. 1990 wurden von verschiedenen Behandlungszentren folgende Kriterien festgelegt: 1) Diffuse Schmerzen (axial und oberer sowie unterer Skelettabschnitt sowie links- und rechtsseitige Schmerzen), außerdem 2) Mäßige und stärkere Empfindlichkeit an 11 von 18 schmerzhaften Druckpunkten.

Definition and Classification of Fibromyalgia

Fibromyalgia is a form of nonarticular rheumatism characterized by widespread musculoskeletal aching and tenderness on palpation at characteristic sites, called tender points. Fibromyalgia may be qualified as *localized* when symptoms are limited to a few (e.g., one-four) contiguous anatomic sites, or *secondary* to an underlying condition, e.g., rheumatoid arthritis and hypothyroidism [1, 2]. Secondary fibromyalgia must be differentiated from *concomitant* fibromyalgia where another condition may be partly responsible for musculoskeletal pain and tenderness, but does not explain the total fibromyalgia picture. Osteoarthritis of the cervical spine or mild rheumatoid arthritis affecting a few joints in a patient with severe widespread musculoskeletal aching and multiple tender points are examples of concomitant fibromyalgia. Recent studies have, in fact, shown that there are no significant differences between fibromyalgia in the absence of a concomitant disease and concomitant fibromyalgia [3, 4]. Secondary fibromyalgia must be *causally* related to another condition. For example, a patient with severe rheumatoid arthritis or hypothyroidism may have widespread musculoskeletal aching and multiple tender points, satisfying the criteria for fibromyalgia [1, 4]. Such a patient would have secondary fibromyalgia *if* these fibromyalgia features would go away following the specific treatment of rheumatoid arthritis or hypothyroidism [2], without usual treatment of fibromyalgia [1]. Secondary fibromyalgia with such strict criteria [2] have not been reported in the literature, although we have documented such cases. Partial relief of symptoms and tender points would not qualify for secondary fibromyalgia. We have observed a number of fibromyalgia patients who also have hypothyroidism, but an adequate treatment of hypothyroidism made little difference in their pain or tender points, although fatigue improved to an extent; these are examples of concomitant fibromyalgia, and not secondary fibromyalgia.

In recent years, the term fibromyalgia has come to mean widespread aches and pains with multiple tender points, irrespective of the presence of a concomitant condition [1 − 4]. True secondary fibromyalgia, as defined above, should not be included in this category.

Terminology

Fibromyalgia has also been described under the term fibrositis, which was first used by Gowers [5] in relation to low-back pain without arthritis, with a hypothetical assumption that muscles and surrounding connective tissues are inflamed in such cases. However, pathological changes, either with edema or inflammatory cells have not been documented in fibromyalgia muscles (6), and it is very unlikely that such changes would occur at muscle-tendon junctions or sites of tendinous or ligamentous insertions.

A recent study of multiphase skeletal scintigraphy in fibromyalgia, using sensitive radiopharmaceuticals, failed to show hypervascularity or other abnormalities at tender point sites, including tendinous insertions [7]. Because of an objective lack of such pathological changes, terms such as fibrositis or tendomyopathy (as used in German-language literature) are inappropriate. Since pain is an integral part of fibromyalgia (algos = pain, ia = condition), it seems to be an appropriate term [1 − 4, 8] which further avoids any implication of etiology (such as inflammation) which is currently unknown. Terms such as myofascial pain (which has been used to describe localized pain) or psychogenic rheumatism should not be confused with fibromyalgia. Psychogenic rheumatism has no consistent pattern of symptoms and lacks objective, reproducible physical signs (such as tender points), and patients have an overt psychiatric problem. This term should particularly be avoided to describe fibromyalgia. Although a subgroup of fibromyalgia patients (about 30%) has a significant psychological problem [9], fibromyalgia features in general do not correlate with psychologic status [10], and fibromyalgia is not a psychiatric disorder.

Brief History of Fibromyalgia

Aches and pains in the muscles and joints have been described as muscular rheumatism in the European literature since the 17th century [11]. Gowers used the term fibrositis in an article on lumbago in 1904 [5], as mentioned above. However, it was not until the 1960s when the term fibrositis was used to describe a well-defined syndrome with *generalized* musculoskeletal aching, tender points at multiple sites, poor sleep and fatigue [12, 13]. Surprisingly, however, a controlled study of fibromyalgia evaluating the clinical characteristics of this syndrome by a formal protocol was not published until 1981 [8]. A good number of controlled studies on various aspects of fibromyalgia have since been published [4, 14].

Clinical Features of Fibromyalgia

This article will limit itself to clinical features only, whereas psychologic features, criteria, pathogenesis and management will be described by other authors in this volume. The clinical picture will include symptoms, physical findings, and laboratory tests, as well as differential diagnosis.

Age, Sex and Race

Fibromyalgia occurs predominantly in females, commonly between the ages of 40–50 years; only 5–20% of the patients are males [2, 4]. Fibromyalgia has been described among juveniles [15, 16] as well as the elderly [3]. Most fibromyalgia patients described in the literature are white Caucasians, because of practice and referral biases. The prevalence of fibromyalgia among other races is not known, but suspected to be similar to that among Caucasians.

Symptoms (Table 1)

The most common and characteristic symptoms of fibromyalgia are generalized pain, stiffness, fatigue, and poor sleep [1–4, 8, 12–19]. The *pain* is usually present in all four limbs, as well as the upper or lower back. Pain in three widespread areas (upper and lower segments, plus right and left sides, plus skeletal regions (cervical or thoracic or lumbar spine areas or anterior chest) will, however, satisfy the definition of widespread pain required

Table 1. Common clinical features of fibromyalgia syndrome as reported in several large series

	Yunus et al. [2] n = 113	Goldenberg [25] n = 118	Wolfe et al. [4] n = 293
Mean age (years)	40	43	49
% Females	94	87	89
Symptom duration (years)	6.9	5	NR[a]
Stiffness (%)	76	76	77
Fatigue (%)	85	92	81
Poor sleep (%)	62	80	75
Subjective swelling (%)	40	52	NR[a]
Numbness (%)	36	74	63

[a] NR = not reported.

in the multicenter criteria for classification of fibromyalgia [4]. More than half the patients volunteer to say that their pain is "all over", and this symptom has been found to be useful in differentiating fibromyalgia from other conditions [4, 17]. *Stiffness*, usually worse in the morning and the evening, is common, but unlike rheumatoid arthritis, morning stiffness does not correlate with severity of fibromyalgia as determined by degree of pain or number of tender points [2]. *Fatigue* is very common in fibromyalgia, but its cause remains unknown; it does not correlate with the psychologic status [2, 8, 10], and may be contributed by poor sleep, as well as by physical deconditioning. *Poor sleep*, also common in fibromyalgia, is characterized by frequent awakening, generally light sleep, and morning fatigue, of which morning fatigue is probably the most sensitive. In one of our studies [2], poor sleep was correlated with fatigue, as well as self-reported mental stress. A detailed clinical study of sleep in fibromyalgia is not available.

Common *sites of pain* and stiffness are neck, hands, trapezius muscle region, knees, lower back, upper back, arms, shoulder joint areas, elbows, hip region, ankles, and feet [2, 3, 18]. Other areas of reported pain or stiffness are temporomandibular joint (masseter muscle) area [19], anterior chest region (which may be confused with cardiac or pulmonary pain) [8, 20], metacarpophalangeal and proximal interphalangeal joint areas [3]. Patients with predominant back pain or stiffness may be confused with having mainly osteoarthritis or ankylosing spondylitis, but further questioning will reveal that the pain is widespread. Pain of many fibromyalgia patients may, however, be confined to one or two areas initially. Sciatica-type pain is not uncommon in fibromyalgia, but neurologic findings of root involvement are absent. Wolfe reports a high frequency (71%) of chest wall pain without being specific about its anterior or posterior location, and he also makes an interesting observation that the right side is more frequently involved than the left side [18]. We had earlier observed that some patients have predominantly or exclusively one-sided pain [8]. Currently proposed criteria [4] will exclude such unilateral cases, but a study of such patients may provide useful clues regarding a possible pathogenetic role of trauma, postural strain or overuse in causing or localizing pain in fibromyalgia. The frequency of involvement of various body locations by pain has varied somewhat between several published series [2, 3, 18, 21], but is probably explicable by the different methods of data collection, e.g., spontaneous description by patients, direct questioning by an interviewer according to a protocol that includes a list of body sites, or asking a patient to draw the affected locations on a mannequin [2].

Musculoskeletal symptoms are typically chronic, with an average symptom duration of 5−7 years. Since some fibromyalgia symptoms are transient and perhaps related to a temporary cause, such as post viral state or a brief period of nonrestorative sleep, fibromyalgia symptoms should be present for at least 3 months, particularly to qualify a patient for study [8, 17].

Fibromyalgia pain tends to be more severe in the morning and evening in a majority of patients, although there is no consistent pattern in about 30% of patients [3]. Several aggravating and relieving factors of pain have been recognized [2−4, 8, 22]. Similar to rheumatoid arthritis [2], fibromyalgia patients report worsening of their pain or stiffness by cold or humid weather, poor sleep, anxiety or stress, and overactivity, whereas partial relief is provided by local heat, massage, restful sleep, rest and stretching exercises [2−4]. Such modulating factors have limited diagnostic value [4, 17], but may be utilized in patient management.

Several additional symptoms are now recognized in fibromyalgia. These include a *swelling feeling* in soft tissues and *paresthesia* [1−4, 8, 23−25]. These symptoms are more common in fibromyalgia patients in comparison with normal controls [8] or patients with other forms of chronic pain, such as rheumatoid arthritis and localized

6

fibromyalgia [2, 4]. While a mild diffuse swelling of the fingers may occasionally be noted by an examiner, the swelling feeling is mostly subjective and commonly felt by the patients in hands, feet, articular and periarticular areas, as well as in some muscles, such as the trapezei [3]. *Paresthesia* or numbness has been described by us and others [2−4, 8, 23−25]. Typically present in extremities, patients often report such symptoms in contiguous areas like a referred sensation [3]. Neurological examination is invariably normal in such cases (unless a concomitant condition, such as neuropathy, is also present), as are nerve conduction velocity studies (our unpublished data). Carpal tunnel syndrome has been described among fibromyalgia patients [18, 19], but its true frequency as compared with appropriate controls is not known. Similar to the experience of Wolfe [18], carpal tunnel release provided only partial or no relief of paresthesia among a few of our patients who had such operations performed. These patients, on review, were found not to have clearly documented median nerve compression, either clinically or by nerve conduction velocity studies. Mechanisms of paresthesia or subjective swelling in fibromyalgia are unknown. They do not correlate with psychologic status [2, 10]. In view of the fact that total sites of swelling feeling and of paresthesia strongly correlate with total pain sites [2], one may speculate that these sensations are related to the overall pain perception and are perhaps intrinsic to fibromyalgia itself. Autonomic disturbance is suspected [1], but no data are available.

Associated Features

In recent years, several conditions have been reported to be more common among fibromyalgia patients than control groups, both pain-free normal population and those with another chronic pain problem, such as rheumatoid arthritis (Table 2). These include *chronic headaches, irritable bowel syndrome* [2−4, 19, 22, 24, 25], *primary dysmenorrhea* [2, 4], *hearing and vestibular dysfunction* [26], and *mitral valve prolapse* [27]. Pellegrino studied 48 fibromyalgia patients by echocardiography and found 36 (75%) of them to have mitral valve prolapse (MVP). Although no matched controls were included in this study, this frequency is thought to be highly significant, considering that the prevalence of MVP among the normal population is known to be about 5−17% [27]. Some fibromyalgia patients may also have *irritable bladder syndrome* [19], but well documented and controlled data are lacking. *Jaw muscle (temporomandibular) dysfunction* with local pain and tenderness has also been described in fibromyalgia [19, 28], tenderness in jaw muscles being more common in fibromyalgia than a control group [19]. A significant association of these other functional syndromes with fibromyalgia led

Table 2. Features or conditions significantly associated with fibromyalgia

Feature or condition	Frequency in fibromyalgia[a]
Functional headaches [2, 4, 8, 22, 24, 25]	55%
Irritable bowel syndrome [2, 4, 8, 22, 24, 25]	43%
Primary dysmenorrhea [2, 4]	43%
Hearing/vestibular dysfunction [26]	70%
Mitral valve prolapse [27]	75%

*Average figure given if more than one study shown in reference.

Yunus to propose that fibromyalgia forms a spectrum of several well recognized functional disorders having many overlapping features between them, and these syndromes may, in fact, share a common pathophysiologic mechanism(s) [1, 2, 8]. It was also carefully pointed out that functional syndromes should not be equated with "all psychological" or psychiatric problems [2].

Self-described *anxiety, stress* and *depression* have all been found to be significantly more common in fibromyalgia than rheumatoid arthritis patients [2], but assessment of these mental features by appropriate psychologic instruments, such as MMPI and Zung Depression Inventory (ZDI), suggest that only a subgroup of patients (about 30%) have a significant psychologic problem when seen in a referral center [9]. Chronic pain may also contribute to psychologic symptoms. Frequency of depression in fibromyalgia by ZDI was identical to that in rheumatoid arthritis (30%) in our study [29]. Moreover, fibromyalgia features, except the severity of pain, do not correlate with psychologic status [10]. From the currently available data [9, 10], it is clear that fibromyalgia is not a psychiatric disorder, but psychiatric problems may aggravate pain and perhaps instigate referral to a physician.

"Connective Tissue Disease Features"

Dinerman, et al., reported that *Raynaud's phenomenon* and *sicca syndrome* (with positive Schirmer's test) were present among 30% and 18%, respectively, of their 118 fibromyalgia patients. Additionally, a positive antinuclear antibody (ANA) test and low C3 were present in 14% and 7%, respectively [30]. Wolfe reported a frequency of 9% for Raynaud's phenomenon and 10% for sicca syndrome among his 81 fibromyalgia patients [18]. It is possible that patients described by the Boston group [30] have a mild concomitant connective tissue disease independent of fibromyalgia. Preliminary analysis of our consecutively seen 131 fibromyalgia patients and 80 normal controls with similar age and sex distribution showed that the frequency of positive ANA was not significantly different between patients and controls, although dry mouth (not attributed to a drug) was significantly more common in fibromyalgia. Patients with dry mouth did not have a positive Schirmer's test, nor was there a correlation between these features and positive ANA.

Physical Examination

The most significant finding related to fibromyalgia is the presence of multiple *tender points* (TPs), while neurological and joint examination is normal except the presence of concomitant and unrelated findings, such as osteoarthritis among older patients. Muscle weakness is absent under the usual physical examination. In practice, tender points should be palpated by moderate digital pressure at specific sites [4, 17]. The number of tender points present in a patient will depend on the definition of tender points, number of total sites examined, and digital force applied. We have defined tender points as expression of severe pain an palpation with objective sign of grimacing, withdrawal of the part being examined, or "the jump" sign [2, 3, 8, 17]. Thus defined, most fibromyalgia patients will have four or more tender points from a total of 14 or 18 specified sites [4, 17]. On the other hand, a larger number of tender points, e.g., 11 among 18 possible sites are present in 88% of clinically diagnosed fibromyalgia patients, if a tender point is defined as *mild* tenderness on palpation [4]. We use the forehead as a control site for helping patients to differentiate between mere pressure and mild tenderness.

Several studies have clearly shown that the number of tender points is significantly greater among fibromyalgia patients when compared with normal controls [8, 19] or other chronic pain patients [4, 17]. Additionally, tender points show both inter- and intraobserver consistency when studied in a blinded manner [31], suggesting the reliability of this physical finding in fibromyalgia. However, tender -point examination, performed either manually or by a dolorimeter [4, 22], is generally subject to multiple confounding factors. A total clinical picture including characteristic symptoms as well as tender points should, therefore, be considered in diagnosis of fibromyalgia in clinical practice [8, 17]. Although not reported in the literature, we have observed several patients with diffuse musculoskeletal aching who have few or no tender points (even when defined as mild pain on palpation), and yet have otherwise characteristic fibromyalgia features, including fatigue and many of the associated features. Psychologically, these patients do not seem to be different from others with many tender points. The number of tender points did not correlate with psychologic status in several of our studies [2, 8, 10]. We have described a spectrum with few pain sites and many tender points, and many pain sites and few tender points (Fig. 1), with no significant differences between the subgroups [2].

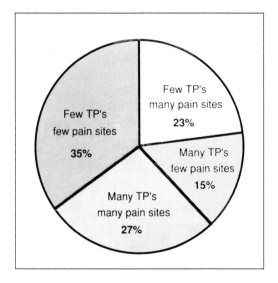

Fig. 1. Fibromyalgia patients have a varying combination of pain sites and tender points; only 27% have a "classic" picture of many pain sites with many tender points. (Reproduced with permission from [2])

Other physical findings may also be present in fibromyalgia (Table 3). These include cutaneous hyperemia following TP palpation or skin roll tenderness, and reticular discoloration, as found in controlled studies [2, 4, 17]. *Cutaneous hyperemia* usually occurs above the waist, such as trapezius, supraspinatous, and chest-wall regions, whereas *skin roll tenderness* (elicited by pinching a fold of skin by moderate grasping pressure) is a more generalized phenomenon. In the multicenter criteria study [4], as well as our own study [17], neither of these signs helped to discriminate fibromyalgia from other control groups, beyond the contribution of tender points. *Reticular discoloration* of skin, first described by Caro [32], was found to be present in only 15% in the multicenter study [4], as compared with 24% in the initial study [32].

Table 3. Physical findings in fibromyalgia as reported in controlled studies

Multiple tender points [2, 4, 8, 15, 17, 22, 24]
Skin fold tenderness [4, 17]
Cutaneous hyperemia [2, 4]
Reticular skin discoloration [4]

Laboratory Tests

Results of usual routine laboratory tests, e.g., complete blood count, erythrocyte sedimentation rate, chemistry profile (including muscle enzymes), rheumatoid factor, antinuclear antibody test, bone scan, and muscle biopsy are negative or normal in fibromyalgia as compared with pain-free healthy controls. Abnormal findings due to the concomitant presence of another unrelated condition (such as radiologic evidence of osteoarthritis in an elderly patient) may, of course, be present. However, results of controlled studies of sleep electroencephalogram, high-energy phosphate levels in muscle biopsy, and serum tryptophan levels have been reported to be abnormal [1, 14]. Discussion of these investigations is beyond the scope of this article.

Diagnosis and Differential Diagnosis

Fibromyalgia is easily diagnosed in most cases by characteristic symptoms and multiple tender points [4, 8, 17]. The American College of Rheumatology criteria with widespread musculoskeletal pain (as defined earlier) and presence of 11+ tender points (defined as mild or greater tenderness on moderate pressure) among 18 possible sites (bilateral suboccipital, anterior intertransverse space of C5–7, mid-trapezius, supraspinatus, second costochondral junction, lateral epicondyle, upper outer gluteal, greater trochanter, and medial fatty pad of the knees) are helpful. However, it should be noted that these criteria have been suggested for the purpose of classification only. In clinical practice,

Table 4. Presenting features of fibromyalgia with confounding diagnoses and key points of differentiation

Presenting features	Confounding diagnosis	Absent in fibromyalgia
Joint pain and subjective swelling	Arthritis	Objective joint swelling
Diffuse muscular aching and stiffness	Polymyalgia rheumatica	↑ESR, ↓Hb, weight loss
Muscle fatigue, weakness	Myopathy	Objective weakness, ↑muscle enzymes
Fatigue, sensitivity to cold, muscle pain	Hypothyroidism	↓T4, ↑TSH
Back pain/stiffness	Ankylosing spondylitis	Sacroiliitis
Sciatica-type pain	Disc herniation	Neurologic and radiologic findings
Paresthesia	Neuropathy	Neurologic signs, abnormal nerve conduction
Raynaud's phenomenon, sicca symptoms, positive ANA	Connective tissue disease (CTD)	Other features of CTD, including immunologic findings

many patients may not have 11 tender points, but may still have otherwise characteristic fibromyalgia features. Because of the protean manifestations, fibromyalgia may be confused with a variety of other conditions, including hypothyroidism (Table 4). Careful history taking, physical examination and appropriate laboratory tests will clarify the confusion in most cases. Concomitant presence of diseases should always be remembered. For example, we have encountered fibromyalgia patients who subsequently developed spinal stenosis or rheumatoid arthritis, and another patient with polymyalgia rheumatica and temporal arteritis subsequently developed fibromyalgia. As usual, the clinical acumen of a careful physician is most valuable!

In summary, fibromyalgia is a characteristic syndrome with protean manifestations and presentations (Tables 1, 2, 4). Widespread musculoskeletal aching, fatigue, poor sleep, and presence of many consistent tender points at specified sites are the hallmark of this common and painful rheumatologic entity.

References

1. Yunus MB (1988) Diagnosis, etiology and management of fibromyalgia syndrome: An update. Compr Ther 14:8−20
2. Yunus MB, Masi AT, Aldag JC (1989) A controlled study of primary fibromyalgia syndrome: Clinical features and association with other functional syndromes. J Rheumatol 16 (Suppl 19):62−71
3. Yunus MB, Holt GS, Masi AT, Aldag JC (1988) Fibromyalgia syndrome among the elderly: Comparison with younger patients. J Am Geriat Soc 36:987−995
4. Wolfe F, Smythe HA, Yunus MB et al. (1990) The American College of Rheumatology 1990 criteria for the classification of fibromyalgia. Arthritis Rheum 33:160−172
5. Gowers WR (1904) Lumbago: Its lessons and analogues. Br Med J 1:117−121
6. Yunus MB, Kalyan-Raman UP (1989) Muscle biopsy findings in primary fibromyalgia and other forms of nonarticular rheumatism. Rheum Dis Clin North America 15:115−134
7. Yunus MB, Berg BC, Masi AT (1989) Multiphase skeletal scintigraphy in primary fibromyalgia syndrome: A blinded study. J Rheumatol 1466−1468
8. Yunus MB, Masi AT, Calabro JJ et al. (1981) Primary fibromyalgia (fibrositis): Clinical study of 50 patients with matched normal controls. Semin Arthritis Rheum 11:151−171
9. Goldenberg DL (1989) Psychological symptoms and psychiatric diagnosis in patients with fibromyalgia. J Rheumatol 16 (Suppl 19):127−130
10. Yunus MB, Ahles TA, Aldag JC, Masi AT (1991) Clinical features in primary fibromyalgia: Relationship with psychologic status. Arthritis Rheum 34:15−21
11. Reynolds ME (1983) The development of the concept of fibrositis. J Hist Med Allied Sci 38:5−35
12. Trout EF (1968) Fribositis. J Am Geriat Soc 16:531−538
13. Smythe HA (1979) Non-articular rheumatism and psychogenic musculoskeletal syndromes. In: McCarty DJ, ed. Arthritis and Allied Conditions (9th ed). Lea & Febiger, Philadelphia, 881−891
14. Yunus MB (1989) Fibromyalgia syndrome: New research on an old maladay. Br Med J 298:474−475
15. Yunus MB, Masi AT (1985) Juvenile primary fibromyalgia syndrome. Arthritis Rheum 28:138−144
16. Calabro J (1986) Fibromyalgia in children. Am J Med 81 (Suppl 3A):57−59
17. Yunus MB, Masi AT, Aldag JC (1989) Preliminary criteria for primary fibromyalgia syndrome (PFS): Multivariate analysis of a consecutive series of PFS, other pain patients and normal subjects. Clin Exp Rheumatol 7:63−69
18. Wolfe F (1986) The clinical syndrome of fibrositis. Am J Med 81(3A):7−14
19. Müller W (1987) The fibrositis syndrome: Diagnosis, differential diagnosis and pathogenesis. Scand J Rheumatol (Suppl 65):40−53
20. Pellegrino MJ (1990) Atypical chest pain as an initial presentation of primary fibromyalgia. Arch Phys Med Rehabil 71:526−528
21. McCain GA, Scudds RA (1988) The concept of primary fibromyalgia (fibrositis): Clinical value, relation and significance to other chronic musculoskeletal pain syndromes. Pain 33:273−287

22. Campbell SM, Clark S, Tindall EA et al. (1983) Clinical characteristics of fibrositis. 1. A "blinded", controlled study of symptoms and tender points. Arthritis Rheum 26:817–824
23. Simms RW, Goldenberg DL (1988) Symptoms mimicking neurologic disorders in fibromyalgia syndrome. J Rheumatol 15:1271–1273
24. Bengtsson A, Henriksson KG, Jorfeldt L et al. (1986) Primary fibromyalgia: A clinical and laboratory study of 55 patients. Scand J Rheumatol 15:340–347
25. Goldenberg DL (1987) Fibromyalgia syndrome: An emerging but controversial condition. JAMA 257:2782–2787
26. Gester JC, Hadj-Dijilani A (1984) Hearing and vestibular abnormalities in primary fibrosis syndrome. J Rheumatol 11:679–680
27. Pellegrino MJ, VanFossen D, Gordon C et al. (1989) Prevalence of mitral valve prolapse in primary fibromyalgia: A pilot investigation. Arch Phys Med Rehabil 70:541–543
28. Erickson P-O, Lindman R, Stal P, Bengtsson A (1988) Symptoms and signs of mandibular dysfunction in primary fibromyalgia syndrome. Swed Dent J 12:141–149
29. Ahles TA, Yunus MB, Masi AT (1987) Is chronic pain a variant of depressive disease? The case of primary fibromyalgia syndrome. Pain 29:105–111
30. Dinerman H, Goldenberg DL, Felson DT et al. (1986) A prospective evaluation of 118 patients with fibromyalgia syndrome: Prevalence of Raynaud's phenomenon, sicca syndrome, ANAs, low complement and IG deposition at the dermal epidermal junction. J Rheumatol 13:368–373
31. Tunks E, Crook J, Norman G, Kalaher S (1988) Tender points in fibromyalgia. Pain 34:11–19
32. Caro XJ (1984) Immunofluorescent detection of IgG at the dermal-epidermal junction in patients with apparent primary fibrositis syndrome. Arthritis Rheum 27:1174–1179

Author's address:
Assoc. Prof. Dr. M.B. Yunus
Section of Rheumatology
University of Illinois
College of Medicine at Peoria
Dept. of Medicine, UICOM-P
Box 1649
Peoria, Illinois 61656
USA

Criteria for Fibromyalgia: The American College of Rheumatology 1990 Criteria for the Classification of Fibromyalgia

F. Wolfe

University of Kansas School of Medicine, Arthritis Center, Wichita, Kansas, USA

Kriterien für die Fibromyalgie: Amerikanisches Institut für Rheumatologie, 1990: Diagnostische Kriterien einer Fibromyalgie

Zusammenfassung: Die vom ACR 1990 festgelegten diagnostischen Kriterien der Fibromyalgie umschreiben diese Erkrankung de facto als ein Syndrom, das durch diffuse Schmerzen sowie durch zahlreiche schmerzhafte Druckpunkte gekennzeichnet ist. Vorherrschend sind Schmerzen in der axialen Skelettmuskulatur, und als maßgebende Symptome werden Müdigkeit, Steifigkeit sowie Schlafstörungen festgestellt. Eine Fibromyalgie läßt sich aufgrund einfacher Kriterien (diffuse Schmerzen und Vorliegen von 11 der insgesamt 18 schmerzhaften Druckpunkte) von ähnlichen Beschwerden in der Skelettmuskulatur unterscheiden. Zuverlässige Diagnosen sind ohne Berücksichtigung psychischer Merkmale und ohne Notwendigkeit von Labor- oder Röntgenuntersuchungen möglich. In diagnostischer Hinsicht weisen primäre und sekundäre bzw. begleitende Fibromyalgien keine Unterschiede auf. Deshalb kann und sollte eine Fibromyalgie auch bei Vorliegen anderer Erkrankungen der Skelettmuskulatur sowie bei Störungen außerhalb der Skelettmuskulatur diagnostiziert werden, d. h. sie stellt keine Ausschlußdiagnose dar. Die Diagnose ist einfach und absolut keine geheimnisvolle Angelegenheit: Sie erfordert lediglich anamnestische Daten sowie unkomplizierte körperliche Untersuchungsmethoden. Solche Untersuchungen sollten ebenso häufig vorgenommen werden wie Gelenkuntersuchungen.

> *After the final no there comes a yes,*
> *And on that yes the future world depends.*
> Wallace Stevens
> "The Well Dressed Man With A Beard"

The current fibromyalgia renaissance arose from a small revolution in thinking and observation that had its seeds in the work of a number of investigators throughout the century and its manifesto in the brief, seminal paper published by Smythe and Moldofsky in 1977 [1]. In that paper, "Two contributions to the understanding of the Fibrositis Syndrome", a set of criteria were proposed for diagnosis based on previous criteria suggested by Smythe (Table 1) [2]. These criteria, emphasizing tenderness, sleep disturbance, fatigue, and stiffness, formed the basis of all the other sets of criteria that would follow. But their signal contribution lay in the fact that they were quantitative and could be tested.

Within the next 10 years a multitude of new sets of criteria for fibromyalgia were proposed, an indication that something was wrong with the original Smythe and Moldofsky criteria [1, 2]. What seemed to be wrong was that they were too strict in requiring 12 tender points out of 14 examined, in requiring the simultaneous presence of sleep distur-

Table 1. Smythe's criteria for the diagnosis of fibrositis

Widespread aching for longer than 3 months
Local tenderness at 12 of the 14 specified sites
Skin-roll tenderness over the upper scapula region
Disturbed sleep with morning fatigue and stiffness
No abnormalities in erythrocyte sedimentation rate, serum glutamic-oxaloacetic transaminase, rheumatoid factor, fluorescent antinuclear antibody, muscle enzymes, or sacroiliac radiographs

---

bance, stiffness and fatigue, and in rigorously excluding all patients with abnormal laboratory and radiographic tests. They failed to make use of or to emphasize the clinical symptoms of the syndrome that were identified and placed into criteria by Yunus et al. [3]. But as news of the syndrome spread and we all struggled to improve the Smythe-Moldofsky criteria, there were a number of other problems as well. There were several critical concerns regarding the fibromyalgia concept. First, was the syndrome distinguishable as a discrete entity, or was it merely a term used to describe poorly understood musculoskeletal pain? Second, the criteria were described, tested, and endorsed (not validated) by believers: did they really work? What was the difference between local or regional conditions (sometimes called myofascial pain syndrome) and fibromyalgia? Finally, after all was said and done, wasn't fibromyalgia just a psychological disorder? I suspect that every investigator who has worked in the fibromyalgia area has at one time asked these questions of himself. As the Stevens quote above suggests, after the final "no" there comes a "yes". Our "yes" lay in the validation of the fibromyalgia criteria and syndrome.

What is fibromyalgia or, stated differently, what is the working construct of the syndrome? The participants in the American College of Rheumatology criteria study [4] were critically concerned with this question, for it was likely that different criteria would derive from a different definition. Some researchers had emphasized the psychological aspects of the syndrome [5–8], some the symptoms [3], some the tenderness [9], some the sleep aspects [1], some the overlap with myofascial pain [10], and some, the non-specific, ill-defined musculoskeletal pain [11]. To deal with the problem of definition the group decided on a de facto definition: the definition used by a consensus of workers in the field. Thus, it was decided to invite all investigators who had a known interest in fibromyalgia or had published in the field. By recruiting as large a group of investigators as possible and allowing them to diagnose fibromyalgia patients, we would, de facto, have identified fibromyalgia patients, and their clinical characteristics would define the syndrome. It has been argued that the criteria that derive from this definition are largely circular. So they must be. But one would expect that this "seed", the 1990 criteria and the implicit fibromyalgia definition, will evolve as more is learned about fibromyalgia and its etiology.

The second major concern with fibromyalgia criteria was with their reliability and validity. Previous criteria had either been devised by investigators without testing [1, 12–14] or were derived from unblinded studies [3, 15]. This would be expected in the early development of a clinical construct. But blinding was clearly necessary for believable criteria. The committee believed that if the examiner knew the diagnosis of the subject he might adjust the physical examination techniques or the interpretation of the symptom questions in accord to what he expected the findings and answers to be. To circumvent this problem, we used an independent blinded examiner, who performed the examination following diagnosis by the center principal investigator. We realized that it was

14

impossible in some instances to fully blind the examiner since clues as to the diagnosis could be obtained from the patient himself. But by using standard, written questions and requiring answers that did not rely on interpretation of the observer, we further removed the observer as a source of bias. We also used dolorimetry (pressure algometry) as well as digital tender-point examination. Therefore, if tender-points and symptoms might be in the mind of the diagnosing physician alone and not seen by the examiner then the criteria would lack both sensitivity and specificity. In fact, such criteria would do a poor job at separating patients and controls.

Two other methodological problems could influence the study results. If the diagnosing physician could pick the patients and controls who were "best" patients and controls, then controls would tend not to have features of fibromyalgia and patients would tend toward the classic features. Not only would this distort the clinical characteristics of the study sample, but it would increase the apparent sensitivity and specificity of any set of criteria. To avoid this, consecutive patients were used as study subjects. We expected, therefore, that the examiner would see, either as patients or controls, subjects that he would have difficulty in classifying.

We also required that control subjects have diagnoses that would represent a reasonable differential diagnosis for fibromyalgia. Finally, we included patients with other rheumatic disorders who might be characterized as having "secondary" or "concomitant" fibromyalgia, and used as controls consecutive patients with the same diagnosis, but without fibromyalgia. The net result of these measures and those in the paragraphs above was to make it as difficult a test of fibromyalgia criteria as possible.

Study Results

Tables 2 and 3 present the results of the American College of Rheumatology 1990 Criteria for the Classification of Fibromyalgia, and present useful information about patients and controls in this study [4]. Since the study did not find differences between primary and secondary-concomitant fibromyalgia, both sets of patients and controls have been combined in these tables. The two most commonly identified features of the syndrome were widespread pain (97.6%) and 11 of 18 tender points (90.1%) (Table 2). The tender-point count had the highest accuracy rating. These two items were joined to form the 1990 criteria (Table 4 and Fig. 1 [4]).

The study identified as very common features specific painful regions (posterior thorax, low back, and neck). The three key symptoms of the Smythe-Moldofsky criteria [1], stiffness, fatigue, and disturbed sleep were all found in 75% a or greater percent of patients. It is of interest, however, that the three criteria together, required in the Smythe-Moldofsky definition, were found in 56% of patients. Certain factors that "modulate" the severity of the syndrome were found in 70% or more of patients, modulation by cold, poor sleep, fatigue, and warmth.

It is also of interest that certain symptoms and physical findings that had been described with the syndrome were not frequently found. Sicca symptoms (35.8%), urinary urgency (26.3%), Raynaud's phenomenon (16.7%), reticular skin disturbance (14.6%), and the modulating feature noise (24.0%) were among these symptoms and physical findings.

The study also elucidated features of the tender-point examination. Digital tender point examination was more sensitive and specific than dolorimetry. This may be because dolorimetry is a more difficult technique and hence less reliable in those without exten-

Table 2. Comparison of sensitivity, specificity, and accuracy of individual criteria items in the 1990 study of criteria for the classification of fibromyalgia

Criterion	Fibromyalgia syndrome (n = 558)		
	Sensitivity	Specificity	Accuracy
Pain Symptoms			
Pain posterior thorax	72.3	75.5	73.9
15 + Painful sites	55.6	87.2	70.6
Neck pain	85.3	49.6	67.5
Low back pain	78.8	54.4	66.6
Widespread pain	97.6	30.9	65.9
Symptoms			
Sleep disturbance	74.6	73.1	73.8
"Pain all over"	67.0	80.9	73.6
Fatigue	81.4	60.8	71.7
Morning stiffness > 15 min	77.0	57.3	67.2
Anxiety	47.8	78.4	62.9
Headache	52.8	72.6	62.3
Prior depression	31.5	87.4	58.0
Irritable bowel syndrome	29.6	87.5	57.1
Sicca symptoms	35.8	77.0	55.4
Urinary urgency	26.3	84.5	54.2
Dysmenorrhea history	40.6	68.3	53.4
Raynaud's phenomenon	16.7	90.4	51.6
Modulating factors			
Noise	24.0	91.3	68.5
Cold	79.3	52.5	66.6
Poor sleep	76.0	53.4	65.2
Anxiety	69.0	57.8	63.7
Humidity	59.6	67.8	63.6
Stress	63.0	57.6	60.4
Fatigue	76.7	42.3	60.3
Weather change	66.1	53.8	60.3
Warmth	78.0	23.5	50.8
Tenderness			
11 of 18 tender points (current study)	90.1	77.7	84.2
12 of 14 tender points (Smythe & Moldofsky 1977)	64.7	89.0	76.3
4 kg dolorimetry (6 sites)	68.6	76.2	72.2
Other physical findings			
Skinfold tenderness (trapezius)	60.3	83.3	71.2
Reticular skin disturbance	14.6	94.5	52.4
Reactive hyperemia (trapezius)	49.8	30.9	40.4

Sensitivity or the true positive rate is the proportion of fibromyalgia patients positive for the criterion (here expressed as a percentage).
Specificity or the true negative rate is the proportion of controls negative for the criterion (here expressed as a percentage).
The *false-positive rate* expressed as a percentage is the percent of controls positive for the criterion or (100-specificity).
Accuracy is the sum of sensitivity plus specificity divided by 2.

Table 3. Comparison of sensitivity, specificity, and accuracy of combination criteria items in the 1990 study of criteria for the classification of fibromyalgia

Criterion	Fibromyalgia syndrome (n = 558)		
	Sensitivity	Specificity	Accuracy
Widespread pain *and* 11 of 18 TP	88.4	81.1	84.9
5 minor criteria (Yunus et al. 1981)	76.8	76.2	76.5
2 of sleep disturbance, fatigue, stiffness	81.3	61.1	72.2
2 minor criteria (Yunus et al. 1988)	94.5	50.4	72.1
Screening questionnaire (Campbell, Bennett, Clark 1983)	51.9	89.1	68.9
3 minor criteria (Yunus et al. 1981)	94.2	39.3	68.1
3 of sleep disturbance, fatigue, stiffness	56.0	82.4	67.9
3 minor criteria (Yunus et al. 1988)	85.7	49.6	67.7
1 of sleep disturbance, fatigue, stiffness	95.5	29.4	65.6

Sensitivity or the true positive rate is the proportion of fibromyalgia patients positive for the criterion (here expressed as a percentage).

Specificity or the true negative rate is the proportion of controls negative for the criterion (here expressed as a percentage).

The *false-positive rate* expressed as a percentage is the percent of controls positive for the criterion or (100 – specificity).

Accuracy is the sum of sensitivity plus specificity divided by 2.

Table 4. The 1990 criteria for the classification of firbomyalgia*

1. *History of widespread pain*
   Definition: Pain is considered widespread when all of the following are present: pain in the left side of the body, pain in the right side of the body, pain above the waist and pain below the waist. In addition, axial skeletal pain (cervical spine or anterior chest of thoracic spine or low back) must be present. In this definition shoulder and buttock pain is considered as pain for each involved side. "Low back" pain is considered lower segment pain

2. *Pain in 11 of 18 tender point sites on digital palpation*
   Definition: Pain, on digital palpation, must be present in at least 11 of the following 18 tender point sites:
   Occiput: bilateral, at the suboccipital muscle insertions
   Low cervical: bilateral, at the anterior aspects of the inter-transverse spaces at C5 – C7
   Trapezius: bilateral, at the midpoint of the upper border
   Supraspinatus: bilateral, at origins, above the scalpula spine near the medial border
   2nd rib: bilateral, at the second costochondral junctions, just lateral to the junctions on upper surfaces
   Lateral epicondyle: bilateral, 2 cm distal to the epicondyles
   Gluteal: bilateral, in upper outer quadrants of buttocks in anterior fold of muscle
   Greater trochanter: bilateral, posterior to the trochanteric prominence
   Knees: bilateral, at the medial fat pad proximal to the joint line
   Digital palpation should be performed with an approximate force of 4 kg
   For a tender point to be considered "positive" the subject must state that the palpation was painful. "Tender" is not to be considered painful

* For classification purposes patients will be said to have fibromyalgia if both criteria are satisfied. Widespread pain must have been present for at least 3 months. The presence of a second clinical disorder does not exclude the diagnosis of fibromyalgia.

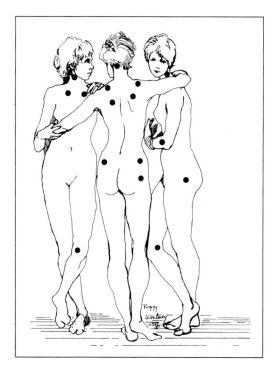

Fig. 1. The tender-point locations for the 1990 classification criteria for fibromyalgia ("The Three Graces", after Baron Jean-Baptiste Regnault, 1793, Louvre Museum, Paris)

sive experience. The committee felt that dolorimetry was not required for clinical use, but might be useful in a specific study setting or in a medical-legal setting.

We tested a number of methods of digital examination scoring. The following scoring system suggested by Russell [13] for grading the severity of tender points was used: 0 = no pain, 1 (mild) = complaint of pain without grimace, flinch or withdrawal. 2 (moderate) = pain + grimace or flinch. 3 (severe) = pain plus marked flinch or withdrawal. 4 (unbearable) = patient "untouchable" − withdraws without palpation. We used the following definitions. A grimace was a "facial expression". A flinch was defined as "a slight body movement". A marked flinch was defined as an "exaggerated body movement". We defined withdrawal as "moving the body part away from the examiner". "Tender" was not interpreted as pain. Only a statement of "pain" was accepted for scores greather than 0. "Mild or greater" tenderness, then, means any palpation score of "1" or greater. "Moderate or greater" is palpation tenderness of "2" or greater.

The most sensitive and specific method was "any pain" (not tenderness), and compiling tenderness scores decreased rather than increased sensitivity and specificity. An important fact came out of this study that had not been realized previously. The original criteria of Yunus et al. called for as few as three tender points [3], while criteria by other used as many as 17 tender points [16]. This discrepancy, which had raised, concerns that a different syndrome was being identified by different investigators, was explained by the fact that "mild or greater tenderness" was elicited much more frequently than "moderate or greater tenderness". In fact, when all 24 tender points used in the study were considered, six "moderate or greater" tender points had exactly the same sensitivity and specificity as 15 "mild or greater" tender points. Thus, the difference in tenderness between the criteria of Yunus et al. and the criteria of others was actually a technical rather than a substantive difference.

18

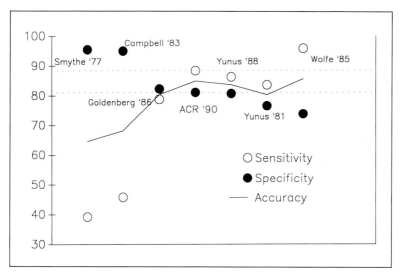

Fig. 2. Sensitivity and specificity of the American College of Rheumatology 1990 Criteria for the Classification of Fibromyalgia and previous criteria

From Tables 3 and 4 and Figure 2, it will be seen that other sets of symptoms are useful in the clinical diagnosis of fibromyalgia patients. Other criteria could have been constructed that would have worked almost as well, although the 1990 ACR criteria were best. The ACR criteria are classification criteria, designed to identify patients for clinical reports and studies. Classification criteria usually have high levels of specificity at the cost of some loss of sensitivity. Diagnostic criteria are generally more sensitive, at the cost of specificity. The 1990 criteria, however, have high sensitivity, so it is expected that they will be able to function well as clinical, diagnostic criteria.

One may encounter situations when the 1990 criteria are not satisfied, but the patient might have fibromyalgia. This usually occurs in the situation where the patient has many of the symptom characteristics of fibromyalgia, but does not satisfy the tender-point criteria. We have suggested that if 40–60% of the tender-point sites are positive [17] and the patient has at least three of the following symptoms: fatigue, sleep disturbance, anxiety, irritable bowel syndrome, headache or paresthesia, that a *clinical diagnosis* of fibromyalgia can be made [17]. Care should be given that the tender points do not occur at a single location (e.g., neck-shoulder girdle) where they may reflect local pathology rather than the generalized pain syndrome implied by the fibromyalgia construct.

The 1990 study most likely considered patients with well defined fibromyalgia. But almost nothing is known of the pre-diagnostic course of fibromyalgia. We do not know if multiple tender points arise de novo or spread from a few tender areas. In addition, nothing is known concerning the development of fibromyalgia symptoms. Therefore, the "achey" patient or the patient with many fibromyalgia symptoms, but few tender points, may or may not develop "classic" fibromyalgia in the future. One should recognize then that the 1990 ACR criteria will fail to identify such patients, and that clinical judgments and continued observations can be preferable.

Old Criteria and New

Figure 2 compares the various criteria sets that have been in use. The set derived from Campbell et al. [14] and Smythe and Moldofsky [1] are very specific. It is unlikely that any patient diagnosed or classified by these criteria was misdiagnosed. Therefore, study results based on these criteria are valid. But such criteria lack sensitivity, with approximately one third of fibromyalgia patients not being identified when these criteria are used. The two sets of criteria of Yunus [3, 15] and the set modified by Goldenberg clearly had acceptable levels of sensitivity. Wolfe's criteria [13] had the highest accuracy in classification and had very high sensitivity, but lacked the specificity of the 1990 criteria.

Primary, Secondary, and Concomitant Fibromyalgia

As originally described, most investigations dealt with what was called "primary" fibrositis or fibromyalgia. As defined, it generally mean fibromyalgia in a patient without another musculoskeletal (or other) medical condition that was either present incidentally or causally. Investigations dealt with the primary version of the syndrome because it was felt that the concomitant illness would mask, alter, or otherwise confound the fibromyalgia syndrome. In addition, there were a number of conditions that were presumed by some to be causally related to fibromyalgia, such as hypothyroidism or even rheumatoid arthritis. Therefore, treatment or alteration in the underlying disease might result in amelioration of the fibromyalgia syndrome. Thus, there was the notion that the secondary or concomitant syndrome might be different in its clinical characteristics, and historical and physical findings from the primary version. To test this hypothesis the 1990 study recruited and studied patients with both forms of the syndrome in order to explore potential differences. The sample size of 158 primary subjects and 135 secondary-concomitant subjects offered sufficient statistical power to explore such differences. For the items in Tables 2 and 3 primary- and secondary-concomitant subjects differed only in one item, irritable bowel syndrome, where the primary- and secondary-concomitant groups identified that symptom in 35.7 and 22.4% of cases, respectively (p = 0.019). Thus for the clinical features and diagnostic classifications characterisitcs of the syndrome, we could find no significant differences. The criteria committee suggested, therefore, that at the level of diagnosis and classification, the distinction between the two forms of the syndrome be abolished. This does not mean that the fibromyalgia patient with rheumatoid arthritis does not differ from the one without any co-existing disease. It suggests that fibromyalgia can and should be diagnosed independently in spite of concomitant disorders. That is, fibromyalgia is not a diagnosis of exclusion, but of inclusion.

The Meaning of the ACR Criteria Study

The problems with the construct of fibromyalgia noted above have been addressed by the new criteria study. First, a consensus definition of fibromyalgia has been devised, de facto, by fibromyalgia experts. Simply stated, fibromyalgia is a syndrome of widespread pain associated with widespread painful tenderness to palpation. Axial skeletal pain predominates. The core symptoms of fatigue, stiffness, and sleep disturbance, first suggested in criteria by Smythe and Moldofsky [1] have been verified. But the study also established that these three symptoms do not all have to be present in order to diagnosis fibromyalgia. Indeed, only 56% of patients with fibromyalgia had all of the symptoms. The criteria, by virtue of the widespread nature of the pain complaint and the diffuse physical tenderness, are likely to exclude regional myofascial pain syndromes with which they have often been confused. Of importance, fibromyalgia can be differentiated on the basis of simple criteria from patients with similar musculoskeletal disease. This point deserves emphasis. Many of the controls in this study had long standing painful musculoskeletal disorders, including low back and neck pain syndromes, and post-traumatic pain syndromes. Specificity of 81.1% in such a setting is striking.

Patients could be reliably diagnosed without reliance on psychological feature of the illness. In fact, questions regarding anxiety and depression poorly differentiated patients and controls (Table 2). Therefore, diagnosis of this syndrome should not ever be made on the basis of psychological characteristics.

Primary, secondary, or concomitant fibromyalgia do not differ from each other at the diagnostic level. Therefore, fibromyalgia is a rule-in-not a rule-out diagnosis.

Diagnosis is simple rather than arcane, requiring only listening to the patient and a simple physical examination. Laboratory test and radiographs are not required.

Diagnosing Fibromyalgia

The rheumatologist who sees the fibromyalgia patient, most likely sees a far different patient than exists in the community or who may have only once consulted the family practitioner [18, 19]. Patients in specialty clinics are selected out by virtue of chronicity, severity, and psychological characteristics. In such settings the psychological features of the patient often seem to predominate, and the observer may potentially identify fibromyalgia and perform the fibromyalgia examination only on patients with obvious psychological abnormality. The 1990 study has shown that unbiased diagnosis can be made, and that reliance on psychological characteristics is not required. But they do not guarantee that the examiner will perform an unbiased examination. The committee, however, had some suggestions that can help in performing an unbiased examination. Palpation should be standardized [4] and performed similarly on all patients. The end point of palpation is a statement by the patient that the examination was painful. In our study, we "believed" the patient, and we suggest that our criteria are useful only under similar circumstances. The examiner's job is to obtain data, not to interpret data. Widespread pain is identified by asking the patient if various regions have been causing him pain. This may require specific questioning. When patients do not satisfy the classification criteria and a clinical diagnosis is still considered, it is useful to use the methods for determining symptom presence that the 1990 study employed. Specifically, it is suggested that the form for the historical question: *never, seldom, often or usually, or always* be used, and that *often or usually* or *always* be scored as positive, and other replies as negative. Tenderness to palpation should not be present in a single region, and one should guard against the diagnosis in patients without lower segment tenderness.

The 1990 criteria, then, provide a reliable and valid method for the diagnosis of fibromyalgia, but in practice, care must be taken in the performance of the examination and in the identification of patients on whom the examination will be performed. The tender-point examination, given the prevalence of fibromyalgia, should be as much a part of the musculoskeletal examination as the joint examination.

References

1. Smythe HA, Moldofsky H (1977) Two contributions to understanding of the "fibrositis" syndrome. Bull Rheum Dis 28:928–931
2. Smythe HA (1972) The fibrositis syndrome (non-articular rheumatism). In: Hollander JL (ed) Arthritis and allied conditions. Lea and Febiger, Philadelphia, p 965–968
3. Yunus MB, Masi AT, Calabro JJ, Miller KA, Feigenbaum SL (1981) Primary fibromyalgia (fibrositis): clinical study of 50 patients with matched normal controls. Semin Arthritis Rheum 11:151–171
4. Wolfe F, Smythe HA, Yunus MB et al. (1990) The American College of Rheumatology 1990 Criteria for the Classification of Fibromyalgia: Report of the Multicenter Criteria Committee. Arthritis Rheum 33:160–172
5. Payne TC, Leavitt DC, Garron DC et al. (1982) Fibrositis and psychologic disturbance. Arthritis Rheum 25:213–217
6. Goldenberg DL (1986) Psychologic studies in fibrositis. Am J Med 81:67–70
7. Ahles TA, Yunus MB, Riley SD, Bradley JM, Masi AT (1984) Psychological factors associated with primary fibromyalgia syndrome. Arthritis Rheum 27:1101–1106
8. Wolfe F, Cathey MA, Kleinheksel SM et al. (1984) Psychological status in primary fibrositis and fibrositis associated with rheumatoid arthritis. J Rheumatol 11:500–506
9. Wolfe F, Cathey MA (1983) Prevalence of primary and secondary fibrositis. J Rheumatol 10:965–968
10. Simons DG (1986) Fibrositis/fibromyalgia: a form of myofascial trigger points?. Am J Med 81:93–98
11. Hadler NM (1986) A critical reappraisal of the fibrositis concept. Am J Med 81:26–30
12. Goldenberg DL, Felson DT, Dinerman H (1986) A randomized, controlled trial of amitriptyline and naproxen in the treatment of patients with fibromyalgia. Arthritis Rheum 29:1371–1377
13. Wolfe F, Hawley DJ, Cathey MA, Caro X, Russell IJ (1985) Fibrositis: symptom frequency and criteria for diagnosis. An evaluation of 291 rheumatic disease patients and 58 normal individuals. J Rheumatol 12:1159–1163
14. Campbell SM, Clark S, Tindall EA, Forehand ME, Bennett RM (1983) Clinical characteristics of fibrositis. I. A "blinded", controlled study of symptoms and tender points. Arthritis Rheum 26:817–824

Author's address:
Frederick Wolfe, MD
Clinical Professor of Medicine
University of Kansas School of Medicine – Wichita
Director, Arthritis Center
Suite 230, 1035 N Emporia
Wichtita, KS 67214

Primäre Fibromyalgie: Klinische Analyse von 24 Fällen

A. B. Zborowski, A. R. Babaewa, B. F. Martemjanow und N. A. Fofanowa

Filiale des Institutes für Rheumatologie der Akademie der medizinischen Wissenschaften der UdSSR, Wolgograd

Primary Fibromyalgia: Clinical Analysis of 24 Patients

Summary: Primary Fibromyalgia (PF) was diagnosed in 24 out of 314 patients suffering from muscular pain. 83% of PF patients were women (mean age 38 years), mean duration of the disorder was 3 years. All patients complained of painful muscular stiffness. Most of patients (96%) also complained of poor sleep and chronic headache; anxiety and depression were noted in 79%, paresthesias and numbness in 67%, irritable bowel symptoms in 50%, Raynaud-like syndrome in 29%, and livedo reticularis in 13% of PF patients. Laboratory tests were normal in all PF patients. The diagnosis of PF syndrome should based on main clinical signs such as chronic muscular pain, psychological abnormities, and identification of specific tender points.

Während der letzten Jahre ist das Interesse an der Untersuchung des Syndroms der primären Fibromyalgie stark gestiegen. Das liegt sowohl an der recht hohen Verbreitung dieser Krankheit, als auch daran, daß die pathogenetischen Mechanismen ihrer Entwicklung nach wie vor ungeklärt sind. Wesenszug dieser Krankheit ist das Vorhandensein einer Anzahl subjektiver Beschwerden bei äußerst spärlichen objektiven Befunden.

In der vorliegenden Arbeit analysieren wir klinische Krankheitsbilder und die Resultate einiger Laboruntersuchungen von an primärer Fibromyalgie (pF) Erkrankten mit dem Ziel, die Aussagekraft einzelner klinischer Erscheinungen und Laboruntersuchungen in der Diagnostik dieser Krankheit einschätzen zu können.

Wir untersuchten 314 Patienten. Es handelt sich um Angestellte in einem Maschinenbaugebiet, die über Muskelschmerzen und Schmerzen in periarthralen Geweben klagten. Die Diagnose pF stellten wir in Übereinstimmung mit den Kriterien von Yunus. Für die richtige Stellung der Diagnose pF und den Ausschluß anderer Krankheiten, die von chronischen Knochen-Muskel-Schmerzen begleitet werden, wurden eine gründliche Anamneseerhebung, die physikalische Untersuchung mit Suche nach Schmerzpunkten, instrumentelle Untersuchungsmethoden und Laboruntersuchungen genutzt. Im Ergebnis der Untersuchung wurde die Diagnose Syndrom pF bei 24 Patienten gestellt. Die überwiegende Mehrheit der Patienten waren Frauen (n = 20/83%). Das Alter der Patienten lag zwischen 24 und 56 Jahren, das mittlere Alter betrug $38 \pm 2,67$ Jahren. Die Krankheitsdauer war unterschiedlich, von 6 Monaten bis zu 8 Jahren; die mittlere Krankheitsdauer betrug $2,99 \pm 0,5$ Jahre.

Bei der Analyse der Berufstätigkeit der Patienten stellte sich heraus, daß die Mehrzahl in Ingenieurberufen und der Verwaltung tätig ist (19 Patienten/79,2%). Vier Patienten brachten den Beginn der Krankheit mit einer durchlebten Streßsituation und 2 Patienten mit einer respiratorischen Infektion in Verbindung; die übrigen Patienten konnten keinen Faktor als möglichen „Grund" für die Krankheit benennen. Alle Patienten klagten über

Schmerzen in mindestens 4 anatomischen Regionen, die mindestens 3 Monate anhielten. Die Schmerzen waren mit dem Empfinden der Schwellung der Weichteile, dem Gefühl der Trägheit und der schnellen Ermüdung der Muskeln verbunden.

Bei 22 Personen (91,7%) verstärkten sich die Schmerzen nach psychoemotionalen oder physischen Belastungen. 18 Personen (75%) verbanden die Verschlechterung des Selbstbefindens mit Wetterveränderungen. Neben Knochen- und Muskelschmerzen äußerten alle Patienten der pF verschiedene Beschwerden neurotischen Charakters. Bei der überwältigenden Mehrheit der Patienten (n = 23/96%) wurden Schlafstörungen (Einschlafstörungen, Durchschlafstörungen, Zerschlagenheit nach dem Schlaf) geäußert. Häufige Kopfschmerzen belästigten 19 Personen (79%). Die gleiche Anzahl von Patienten fühlten sich emotional verstimmt, es wurden erregte und depressive Zustände bemerkt. 16 Personen (67%) klagten über Parästhesien. Bei 7 Patienten (29%) wurden Raynaud-ähnliche Symptome bemerkt. Funktionelle Störungen des Magen-Darm-Traktes äußerten sich bei 12 Patienten (50%). Bei 3 Patienten wurden Livedo reticularis auf der Haut bemerkt.

Alle Patienten äußerten Palpationsschmerzen in verschiedenen Körperregionen. Die Zahl der schmerzhaften Punkte variierte von 4−9, mit einer mittleren Anzahl von $5{,}75 \pm 0{,}35$. Meistens waren die Schmerzpunkte auf dem Schultergürtel (M. trapezius, M. supraspinatus, und der lateralen Fläche der Schulter) lokalisiert, etwas seltener auf dem M. glutaeus und der lateralen Region der Hüfte. Bei einem Drittel der pF-Patienten waren die Schmerzpunkte am distalen Ende der Gliedmaßen lokalisiert.

Folgende Laboruntersuchungen wurden bei allen Patienten mit pF durchgeführt: allgemeines Blutbild, Immunoglobuline der Klassen A, G, M nach Manchini, die Anzahl der zirkulierenden Immunkomplexe nach Haskova, der Titer des Rheumafaktors nach den Methoden Waaler-Rose und der Latexagglutination und die Aktivität der Kreatinkinase nach der Rosalki-Methode.

Die Ergebnisse der aufgeführten Laboruntersuchungen lagen bei allen Patienten im Normalbereich.

Folglich weist die Analyse subjektiver und objektiver Zeichen des Syndroms der pF, wie auch die Resultate laborchemischer Untersuchungen, darauf hin, daß die klinischen Symptome wie chronischer Muskelschmerz in Zusammenhang mit astheno-neurotischem Syndrom und Areale mit Palpationsschmerz primär bedeutsam für die Diagnosestellung der pF sind. Laboruntersuchungen, einschließlich der immunologischen Proben, haben sich als nicht informativ erwiesen. Gleichzeitig schließen die negativen Labortests nicht das Vorhandensein subtiler immunologischer und biochemischer Veränderungen aus, für deren Erfassung allerdings nach neueren sensibleren Methoden gesucht werden muß. Wir beobachteten ein Überwiegen von Patienten mit vorwiegend geistiger beruflicher Tätigkeit, die mit hohen psychischen Belastungen verbunden ist. Dies weist auf die Bedeutung des psychoemotionalen Faktors in der Genese dieser Krankheit hin.

Für die Verfasser:
Prof. Dr. Zborowsky
Branch of Rheumatology Institute
76 Zemliachka Str.

USSR-400138 Volgograd
U.S.S.R.

Die Terminologie der „Generalisierten Tendomyopathie"

H. Mathies

Innere Medizin und Rheumatologie, Bad Abbach

The Terminology of "Generalized Tendomyopathy"

Summary: The disease "generalized tendomyopathy" had has been called by many names in the past. Not infrequently this disease is equated with the superior collective term "soft tissue rheumatism", which seems too inclusive, considering the numerous diseases of soft tissues. "Fibrositis" or "fibrositis syndrome" suggest only a primary inflammatory disease; "fibromyalgia", in the literal sense, suggests pain of the muscle fibers, "algia" is more appropriately replaced by "pathy" because of the arrangement used in classifications. Furthermore, the afflicted structures should enter into the designation of the disease. In this respect, the term "myotendopathy" or "tendomyopathy" is recommended. It has to be discussed if the adjective "generalized" should be replaced by "polytopical" (or "multilocular") because the clinical picture is never really generalized. For many years, we have called this clinical picture "polytopic insertion tendopathy" to characterize the predominant localization of pain. The present author accepts the term "tendomyopathy", but personally prefers "polytope (or multilocular) Tendomyopathy" rather than "generalized". That the term "Syndrome" seems to be eliminated is a welcome fact; because this disease is not a syndrome in the truest sense of the original Greek.

Zu Beginn möchte ich die Frage diskutieren, ob man das hier zu besprechende Krankheitsbild überhaupt in eine idiopathische bzw. primäre und eine sekundäre Form untergliedern und diesen noch eine psychogene Form gegenüberstellen kann, wie es in manchen Kriterien und Klassifikationen erfolgt. Mir erscheint das sehr fraglich, und ich weiß mich hier einig mit mehreren Experten auf diesem Gebiet.

In allen Beschreibungen und Symptomenaufstellungen und auch in den klinischen Beobachtungen – auch der sog. sekundären Krankheitsbilder – finden wir „psychische Veränderungen", „vegetative" und „funktionelle" Symptome, wenn auch in unterschiedlicher Ausprägung. Es ist wohl nur der Anteil der psychischen und somatischen Komponenten unterschiedlich, wobei die Übergänge fließend und sichere Abgrenzungen nicht möglich sind. Es gibt Krankheitsbilder, in denen eine somatische Erkrankung oder oft auch ein Trauma auf eine psychische Prädisposition trifft, und andere, bei denen der psychische Faktor als Leitfaktor ganz im Vordergrund steht, so daß eine somatische auslösende Komponente gar nicht offensichtlich wird. So führen sie zu mehr somatopsychischen oder mehr psychosomatischen Bildern, nur mit unterschiedlicher Gewichtung.

Die Bezeichnung dieser Erkrankung hat sich im Laufe der Zeit gewandelt und ist auch in den einzelnen Sprachbereichen verschieden. Im angloamerikanischen Sprachraum wurde sie ursprünglich „Fibrositis" genannt; eine irreführende Bezeichnung, denn um eine primär entzündliche Erkrankung handelt es sich nicht. Das hat man wohl auch nie angenommen; es handelte sich vielmehr um eine sprachliche Inkorrektheit, was dann auch durch eine terminologische Korrektur berücksichtigt wurde. Es entstand der Terminus Fibromyalgie bzw. Fibromyalgiesyndrom, der in den USA noch heute üblich ist. Diese Bezeichnung hat sich bei uns nicht halten oder allgemein durchsetzen können. Wörtlich übersetzt heißt sie „Fasermuskelschmerz"; eine nicht sehr glückliche Bezeichnung, wenn man damit auch die Bedeutung von Fasergewebe und Muskulatur deutlich machen wollte. Ein Syndrom im Sinne eines Fibromyalgiesyndroms ist die Fibromyalgie sicher nicht. Nach dem aus dem Griechischen stammenden Wort läuft bei einem Syndrom eine heterogene Symptomatik zusammen ab, wie z. B. beim Reiter-Syndrom die Prozesse an den Gelenken, an den Augen, an den Harnwegen und an der Haut. Man sollte sprachlich nicht Syndrom mit z. B. einem Symptomenkomplex verwechseln. Eine Polytopie der gleichen Erscheinung rechtfertigt nicht den Terminus „Syndrom" und die Begleiterscheinungen der Fibromyalgie sind meist nur Symptome der psychosomatischen bzw. somatopsychischen Komponente.

Wenn ich auf die terminologische Entwicklung der Bezeichnungen für dieses Krankheitsbild in meinem eigenen medizinischen Leben zurückblicke, so wird daraus die frühere Mißachtung des Krankheitswertes dieser Erkrankung deutlich. So wurden Ende der 40er Jahre an der Universitätsklinik in Mainz solche Fälle noch als „Gallina spastica" (Krampfhenne) bezeichnet, was gelegentlich sogar in Krankenblättern auftauchte. Später in der Münchener Klinik in den 60er Jahren war eine bayerische Nomenklatur geläufig. Es hieß das „Ois-ziagt-Syndrom" (OZS), weil die Patienten auf die Frage nach ihren Beschwerden in der Regel mit „ois ziagt" (alles zieht) antworteten. Man schämt sich heute eingestehen zu müssen, daß man früher die Patienten so wenig ernstgenommen hat, daß man diese Bezeichnung als mehr oder weniger offizielle Diagnose gebraucht hat, ohne sich über die Hintergründe ernsthafte Gedanken zu machen. In unserer Klinik im Rheumazentrum Bad Abbach (bei Regensburg), so wir uns sehr eingehend mit diesem Krankheitsbild beschäftigt haben, haben wir dann im Jahre 1972 die Bezeichnung „polytope Insertionstendopathie" eingeführt (statt „polytop" haben wir gelegentlich auch „multilokulär" gesagt). Damit haben wir einmal die Polytopie als typisches Erscheinungsbild fixieren wollen und zum anderen die „-algie" durch „-pathie" ersetzt. Die „-pathie" ist in Klassifikationen für die rheumatischen Erkrankungen üblich, die primär weder entzündlich noch degenerativ sind, sondern im weiteren Verlauf höchstens entzündliche oder degenerative Begleit- oder Folgeerscheinungen aufweisen können. Ganz glücklich ist diese Definition insofern nicht, als Pathie Krankheit bedeutet und somit eigentlich auch die „-itiden" und die „-osen" umfaßt, die man jedoch als ätiopathogenetisch besonders gelagerte Erkrankungen vom Gesamtbegriff nomenklatorisch abgetrennt hat. Daß trotzdem oft Krankheitsbilder inkorrekt als „-itiden" oder „-osen" statt „-pathien" bezeichnet werden, ist nur am Rande zu vermerken.

Mit dem Terminus „polytope Insertionstendopathie" haben wir nicht nur die Polytopie, sondern auch die ganz im Vordergrund stehende Druckschmerzsymptomatik an Sehnenansätzen peripher und/oder am Achsenorgan deutlich machen wollen. Ob damit alle beteiligten Strukturen genügend berücksichtigt waren, was in einer Krankheitsbezeichnung der Fall sein sollte, wenn man die Ätiologie nicht kennt, blieb natürlich offen. Wir wissen auch heute noch wenig über die Ätiopathogenese und die Pathophysiologie dieser Erkrankung. Es ist sehr fraglich, ob es sich nur und primär um eine psychogene Muskelverspannung und die Folge einer Irritation an den Sehneninsertionen handelt, oder inwieweit Vorgänge an den Sehneninsertionen am Anfang stehen. Zusätzlich werden zentrale und biochemische Vorgänge diskutiert, die zu einer Schmerzmodulation führen.

Jedenfalls sind Muskeln und Sehnen (einschließlich ihrer Insertionen) am Krankheitsbild beteiligt, und diese sollten in der Terminologie berücksichtigt werden. So gesehen war es zu begrüßen, daß die Bezeichnung „Tendomyopathie" in der deutschsprachigen

Nomentklatur Fuß gefaßt hat, wobei man darüber diskutieren kann, ob „Myotendopathie" oder „Tendomyopathie" besser wäre. In beiden Fällen wären die Sehneninsertionen als wesentliche Schmerzpunkte in den Sehnen enthalten. Offen bleibt, ob die Muskeln oder die Sehnen in der Krankheitsentstehung im Vordergrund stehen. Danach sollte sich die Nomenklatur richten.

Zu unterscheiden ist natürlich zwischen den lokalisierten, meist mechanisch-hyperkinetischen Tenodmyopathien (oder Myotendopathien) und den polytopen Tendomyopathien (oder Myotendopathien). Das sind natürlich streng zu trennende Krankheitsbilder.

Müller hat 1976 den Terminus „generalisierte Tendomyopathie" geprägt. Mir wäre die „polytope Tendomyopathie" (oder Myotendopathie) lieber gewesen. Ich hätte gern unsere „Insertionstendopathie" aufgegeben, kann mich aber mit der „generalisierten..." nur schwer anfreunden, denn generalisiert ist die Erkrankung nicht. Man weiß gar nicht genau, wieviele Schmerzpunkte es geben kann. Lautenschläger hat 56 festgehalten, Müller hat sie für die Diagnostik auf 24 reduziert, und nennt eine Diagnose bereits für gesichert, wenn davon nur die Hälfte gefunden wird. So gesehen, kann von einem generalisierten Bild nicht die Rede sein, und man hätte sich auf eine „polytope Tendomyopathie" sicher einigen können, und wenn eine Abkürzung dafür gefunden werden muß, da Abkürzungen modern sind, wäre eine PTM statt GTM sicher auch möglich. Wenn wir uns aber bewußt sind, daß die „generalisierte Tendomyopathie" eben nicht generalisiert ist oder sein muß, muß man diesen Terminus mit dieser Einschränkung auch benutzen dürfen. Aber es bleibt: „polytop" wäre mir lieber.

Ich darf ein Wort von Jesserer zitieren: „Man benützt lieber die Zahnbürste eines Kollegen als seine Nomenklatur". Vielleicht sollte man mal die Zahnbürste tauschen.

Literatur

1. Glowners Sir WR (1904) A lecture on lumbago: its lessons and analogues. Br Med J 1:117–121
2. Hench PK (1977) Nonarticular rheumatism. In: Katz WA (ed) Rheumatic diseases, diagnosis and management. Lippincott, Philadelphia
3. Mathies H (1975) Beitrag zur Klinik psychosomatischer Schmerzsyndrome des Bewegungsapparates, in: Psyche und Rheuma: Psychosomatische Schmerzsyndrome des Bewegungsapparates. Schwabe/Eular Publ., Basel, S 166–168
4. Mathies H (1980) Anamnese- und Befunderhebung bei psychisch bedingten rheumatischen Beschwerden. Aktuell Rheumatol 5:201–205
5. Müller W, Lautenschläger J (1990) Die generalisierte Tendomyopathie (GTM). Z Rheumatol 49:11–29

Anschrift des Verfassers:
Prof. Dr. H. Mathies
Haselweg 4
8403 Bad Abbach

Der Verlauf der primären generalisierten Tendomyopathie (GTM)

W. Müller

Rheumatologische Universitätsklinik Basel und Hochrhein-Institut für Rheumaforschung und Rheumaprävention, Bad Säckingen (BRD)/Rheinfelden (CH)

The Progression of Fibromyalgia

Summary: Fibromyalgia is a disorder characterized by diffuse pain which usually begins localized at a single site, mostly as early as around an age of 37 years, and develops into generalized pain over the following month or years. Often, organic factors are responsible for the first symptoms of the disease.

The clinical picture with generalized pain is achieved after an average of 7.2 years. The generalisation of pain in men is earlier than in women, and in foreign-workers earlier than in the native Swiss population. In most cases, fibromyalgia is accompanied by vegetative and functional symptoms which can lead to surgery.

It seems that psychological and psychosocial factors are responsible for the generalization of the disease. Therefore, resolution of the conflicting problems can, in some cases, lead to reconstitution. Alternation in the disease course of fibromyalgia with variety in the intensity of pain is seen; episodes are often triggered by psychosocial problems. Beyond the age of 60 years spontaneous remission is often observed, however, the full clinical picture may also occur in advanced age.

Während die klinische Symptomatologie wie auch die diagnostischen Kriterien der generalisierten Tendomyopathie (GTM) heute weitgehend präzisiert sind (Übersicht vgl. [12]), liegen über den Verlauf dieser Erkrankung nur sehr wenige Fakten vor.

Wenn man die Frage nach Beginn und Verlauf der generalisierten Tendomyopathie exakt beantworten will, sind sicher eingehende prospektive Studien erforderlich, die sich über lange Zeiträume erstrecken müssen. Da ein solches Unterfangen nur schwer und nur im Verlaufe von Jahren realisierbar ist, haben wir gemeinsam mit Egli [2] versucht, z. T. durch retrospektive Befragungen, Klarheit über den Beginn des Krankheitsbildes zu gewinnen.

Bei der Befragung von 50 Patienten mit einer seit mindestens einem Jahr bestehenden primären Form der generalisierten Tendomyopathie über den Verlauf ihrer Erkrankung zeigt sich, daß sich nur bei 2% akut ein generalisiertes Schmerzsyndrom, d. h. Schmerzen in mindestens drei Körperregionen, entwickelt hatte. Bei Auswertung von 153 Patienten unseres Krankengutes lag diese Zahl bei 4,2%. Die Abb. 1 zeigt schematisch den Krankheitsverlauf eines entsprechenden Falls. Das generalisierte Schmerzsyndrom kann aber auch mit langsam zunehmenden Schmerzen beginnen, wie der in Abb. 2 dargestellte Verlauf bei einem Patienten zeigt, bei dem es erst durch ein Trauma zur Steigerung der Schmerzintensität gekommen war.

In der überwiegenden Mehrzahl der gemeinsam mit Egli [2] näher untersuchten 50 Patienten mit GTM begann die Erkrankung monolokulär durchschnittlich im 37. Lebens-

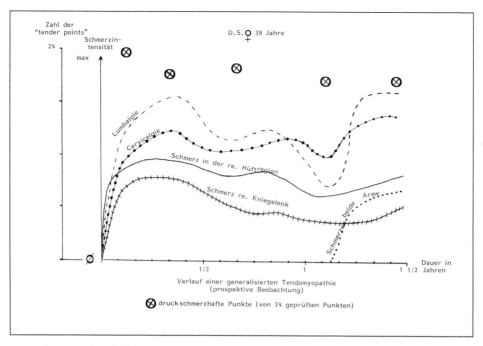

Abb. 1. Akuter Beginn einer generalisierten Tendomyopathie

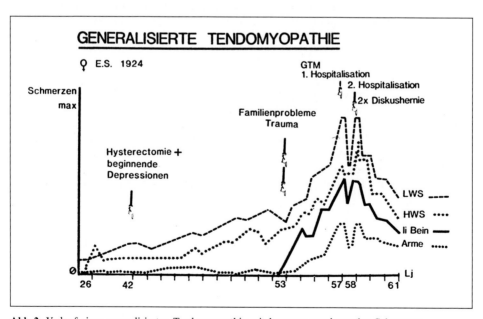

Abb. 2. Verlauf einer generalisierten Tendomyopathie mit langsam zunehmenden Schmerzen

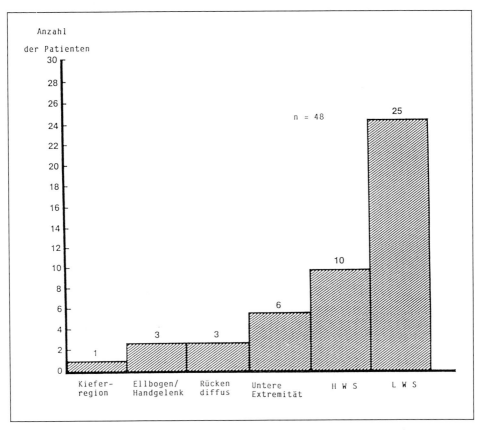

Abb. 3. Primäre Lokalisation der Schmerzen bei späterer generalisierter Tendomyopathie

jahr, davon bei 82% der Patienten mit langsam zunehmenden, bei 18% mit akuten Schmerzen. Hier ergeben sich Differenzen zu unseren früheren Untersuchungen [13], bei denen wir in über der Hälfte der Patienten einen akuten monolokulären Schmerzbeginn feststellen konnten. Bei der überwiegenden Mehrzahl der Patienten waren es Lumbalgien oder Zervikalgien, bei einem wesentlich kleineren Teil auch Schmerzzustände in den Extremitäten bzw. den peripheren Gelenken oder im Kiefer-Gesichts-Bereich, die den Krankheitsbeginn markierten (Abb. 3). In diesem Zusammenhang sei aber darauf hingewiesen, daß auch 40% unserer „gesunden" Kontrollpersonen anamnestisch monolokuläre Schmerzsyndrome vor allem in der Schulter-Nacken-Region angaben, die jedoch meist nur kurz anhielten. Ähnliche Beobachtungen machten Campbell et al. [1].

Ursächlich kommen für die genannten, auf eine Region des Bewegungsapparates begrenzten Schmerzen alle die Faktoren in Frage, die weichteilrheumatische Erkrankungen auslösen können [9, 10] (Abb. 4). Primär sind dies wahrscheinlich oft organische Faktoren, fanden wir doch bei 88% unserer Patienten, dagegen nur bei 44% der Kontrollgruppe Fehlhaltungen und Fehlformen der Wirbelsäule, oft allerdings nur in geringer Ausprägung. Ähnliche Korrelationen konnte Gallati [3] in unserer Klinik bei Röntgenuntersuchungen der Wirbelsäule nachweisen. Inwieweit Zusatzfaktoren, wie z. B. Streßzustände, zur Manifestation des monolokulären Schmerzsyndroms beigetragen haben, ließ sich nicht exakt eruieren.

31

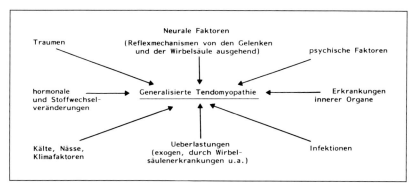

Abb. 4. Faktoren, die als auslösende Momente der monolokulären Schmerzzustände bei der generalisierten Tendomyopathie in Frage kommen

Tabelle 1. Klinisch festgestellte Fehlhaltungen und Fehlformen der Wirbelsäule bei generalisierter Tendomyopathie und einem gesunden Vergleichskollektiv

	Patienten		Kontroll-Personen		Signifikanz
	n	%	n	%	
– pathologische Lordosen	15	30	4	8	p = 0,0095
– pathologische Kyphosen	16	32	7	14	p = 0,0559
– Skoliosen	29	58	17	34	p = 0,0268
– Beckenschiefstand	24	48	8	16	p = 0,0011

Die weitere Entwicklung des Krankheitsbildes nach der Manifestation eines monolokulären Schmerzsyndroms ist sehr unterschiedlich. Bei der Analyse von 172 Fällen [13] konnten z. T. über lange Zeit persistierende, in der Intensität meist aber wechselnde monolokuläre Schmerzzustände beobachtet werden, bis nach Monaten und Jahren mit einer z. T. schubförmigen Verschlimmerung eine Zweitmanifestation auftrat oder sich eine klassische generalisierte Tendomyopathie entwickelte. Soweit der Schmerz in einer Rückenregion lokalisiert war, dehnte er sich zunächst vorwiegend auf eine andere Rückenpartie aus, vor allem von der Lumbal- auf die Zervikalregion bzw. von der Zervikal- auf die Lumbalregion, bevor sich Schmerzen auch in den Extremitäten und/oder im Kieferbereich einstellten.

In nahezu der Hälfte der Fälle waren zunächst keine permanenten Schmerzen vorhanden, vielmehr entwickelte sich das Krankheitsbild mit unregelmäßig auftretenden, z. T. nur kurzfristig, meist aber länger andauernden Schmerzschüben unterschiedlicher Intensität mit zeitlich wechselnden schmerzfreien Intervallen von Monaten und sogar Jahren, wie sie besonders in der ersten Krankheitsperiode beobachtet wurden [13] (Tabelle 2). Dominierend waren auch während der Schübe Lumbalgien und Zervikalgien mit allmählicher Ausbreitung auf andere, z. T. genau lokalisierte Körperregionen. Während des Krankheitsverlaufes nahm die Dauer der einzelnen Schmerzschübe meist zu, bis schließlich permanente Schmerzen in verschiedenen Körperregionen vorhanden waren, wie sie das Bild der generalisierten Tendomyopathie charakterisieren. Die Schmerzlokalisation bei der voll entwickelten GTM ist aus Tabelle 3 ersichtlich, wobei die Beobachtungen verschiedener Autoren berücksichtigt wurden. Mit der Generalisation kam es meist zu einer

Tabelle 2. Entwicklung des Schmerzsyndroms bei generalisierter Tendomyopathie

Krankheitsentwicklung der generalisierten Tendomyopathie (n = 172)

Schmerzen:	
dauernd	53%
intermittierend	47%
Wenn intermittierend, Dauer der Schmerzperioden:	
bis 2 Wochen	20%
bis 4 Wochen	20%
länger	60%
Schmerzfreie Intervalle:	
bis 4 Wochen	46%
bis 6 Wochen	39%
länger	15%

Tabelle 3. Schmerzlokalisation bei generalisierter Tendomyopathie (in %, bei paarigen Regionen eine oder beide Seiten)

Region	Wolfe (1985)	Yunus (1981)	Eigene Befunde (1987)
Kieferregion			35,5
Nacken	93	34	85
Brustwand	71		25
Schulter	90	54	76,5
Ellenbogen	62	24	70
Handgelenk	51	14	
Hände	78	52	70,5*
LWS	94	66	93,5
Hüfte	81	38	72
Knie	75	66	73,5
Sprunggelenk	54	11	59**
Fuß	70	18	

* Hände und Handgelenk wurden zusammen erfaßt.
** Einschließlich Unterschenkel und Fuß.

allgemeinen Intensivierung der Beschwerden. In Abb. 5 sind die verschiedenen Schmerzverläufe schematisch dargestellt.

Das Vollbild der generalisierten Tendomyopathie entwickelte sich durchschnittlich etwa 7 Jahre nach der Erstmanifestation monolokulärer Schmerzzustände. Bei Männern, bei denen dieses Krankheitsbild wesentlich seltener als bei Frauen beobachtet wird (Abb. 6), erfolgte diese Entwicklung signifikant rascher als bei Frauen (Tabelle 4). Dies mag ein Grund dafür sein, daß in unserem Krankengut von 867 Patienten mit generalisierter Tendomyopathie die Männer durchschnittlich etwas jünger als die Frauen sind (Abb. 7). Interessanterweise entwickelte sich das Generalisationsstadium mit den typischen Symptomen der generalisierten Tendomyopathie bei Gastarbeitern nach Auftreten der Erstsymptome hochsignifikant rascher als bei Schweizer Bürgern (Tabelle 4).

Die neben dem Spontanschmerz in verschiedenen Körperregionen als zweites Hauptkriterium der Diagnose der generalisierten Tendomyopathie geltende erhöhte Druck-

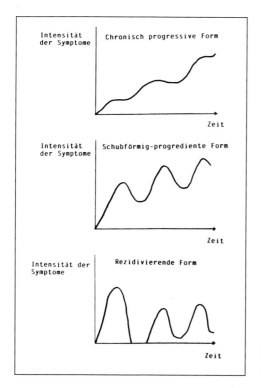

Abb. 5. Schematische Darstellung des Krankheitsverlaufes der generalisierten Tendomyopathie

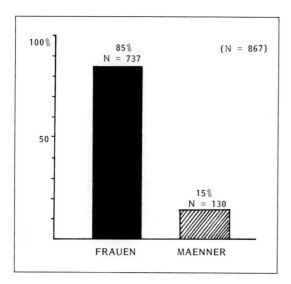

Abb. 6. Geschlechtsverhältnis bei generalisierter Tendomyopathie in unserem Krankengut

schmerzhaftigkeit typischer Druckpunkte konnte nur bei Einzelfällen über längere Zeiträume überprüft werden. Im Stadium der monolokulären Schmerzzustände war die erhöhte Druckschmerzhaftigkeit meist nur lokalisiert nachweisbar, allerdings wurde auch bei diesen Fällen die von uns als Kriterium der generalisierten Tendomyopathie angesehene erhöhte Druckempfindlichkeit an mindestens der Hälfte der typischen GTM-Punkte

Tabelle 4. Dauer der Erkrankung bis zur Entwicklung des Vollbildes der generalisierten Tendomyopathie

Gesamt:	7,2 Jahre	
Männer:	3,9 Jahre	} p = 0,0073
Frauen:	8,1 Jahre	
Schweizer Bürger:	11,7 Jahre	} p = 0,001
Gastarbeiter/innen:	4,1 Jahre	

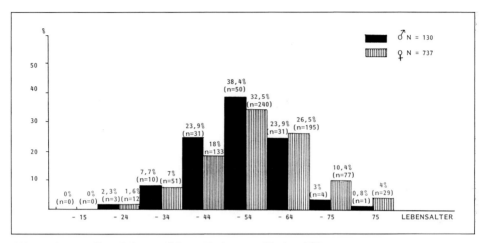

Abb. 7. Altersverteilung bei generalisierter Tendomyopathie (n = 867)

nicht selten schon bei lokalisierten Schmerzsyndromen erreicht oder überschritten. Dies entspricht Beobachtungen von Wolfe et al. [22], die ebenfalls bei lokalisierten rheumatischen Erkrankungen, wie dem Lumbalsyndrom und der Gonarthrose, gelegentlich die meisten der geprüften Punkte erhöht druckschmerzhaft fanden.

Die für das vollentwickelte Krankheitsbild der generalisierten Tendomyopathie charakteristischen Begleitsymptome, wie Steifigkeit und rasche Ermüdbarkeit, fehlen im monolokulären Initialstadium der Erkrankung meist völlig. Demgegenüber können funktionelle Störungen und vegetative Symptome, die ebenfalls das Krankheitsbild der generalisierten Tendomyopathie kennzeichnen – sie kommen bei dieser Erkrankung hochsignifikant häufiger als in der Normalbevölkerung vor [12] (Abb. 8 und 9) – anamnestisch oft schon vor oder mit Auftreten der ersten Symptome im Bewegungsapparat vorkommen. Dies gilt für alle funktionellen Störungen wie Schlafstörungen, Kopfschmerzen, Globusgefühl, funktionelle Herz- und Atembeschwerden, abdominelle Beschwerden, einschl. des Colon irritabile, Dysmenorrhoe und Dysurien, wie auch für die anamnestisch erfaßbaren vegetativen Symptome, wie kalte Akren, Mundtrockenheit oder orthostatische Störungen. Die Ausprägung der genannten funktionellen Symptome ist z. T. sogar vor Manifestation der Schmerzen im Bewegungsapparat größer als dies nach Vollentwicklung der generalisierten Tendomyopathie der Fall ist, wenn Schmerzen im lokomotorischen System das Krankheitsbild dominieren.

Über den Zeitpunkt des Auftretens psychopathologischer Veränderungen, wie Neurosen und depressive Verstimmungszustände, können keine exakten Aussagen gemacht werden, dies ist nur durch eingehende prospektive Studien möglich. Immerhin scheinen nach

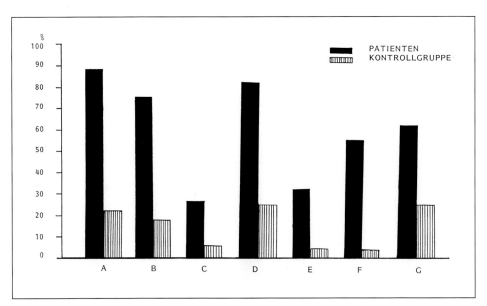

Abb. 8. Funktionelle Störungen bei der generalisierten Tendomyopathie (n = 50) und einem gesunden Vergleichskollektiv (n = 50)

A, Schlafstörungen (p ⩽ 0,0001); B, Kopfschmerzen (p ⩽ 0,0001); C, Migräne (p = 0,0122); D, Gastoint. Beschwerden (p ⩽ 0,0001); E, Dysurie (p = 0,0004); F, Funktion. Atembeschwerden (p ⩽ 0,0001); G, Menstruationsstörungen (p = 0,0010)

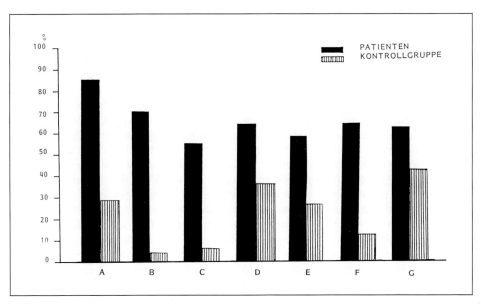

Abb. 9. Vegetative Symptome bei der generalisierten Tendomyopathie (n = 50) und einem gesunden Vergleichskollektiv (n = 50)

A, Kalte Akren (p ⩽ 0,0001); B, Hyperhidrosis (p ⩽ 0,0001); C, Trockener Mund (p ⩽ 0,0001); D, Dermographismus (p = 0,009); E, Tremor (p = 0,0022); F, Orthostatische Probleme (p ⩽ 0,0001); G, Respiratorische Arrhythmie (p = 0,109)

36

Tabelle 5. Häufigkeit operativer Eingriffe bei 50 Patienten mit generalisierter Tendomyopathie und einer Kontrollgruppe von 50 Gesunden

Art des Eingriffes	Häufigkeit		Signifikanz
	Patient	Kontrollperson	
Augenoperationen	0	1	
HNO: − Tonsillektomien	25	13	
− andere	19	5	
Thyreoidea/Parathyreoidea	3	1	
Orthopädisch-chirurgische Eingriffe	47	19	$p = 0,0001$
Diskushernien − Operationen	4	1	
Karpaltunnelsyndrom	6	0	$p = 0,027$
Thoraxchirurgie	3	0	
Abdominelle Chirurgie	42	11	$p = 0,0001$
Rektale Operationen	8	0	
Gynäkologie: − Hysterektomien	17	7	$p = 0,034$
− andere	31	8	$p = 0,0022$
Urologische Eingriffe	3	0	
Gefäßchirurgische Eingriffe	5	0	

Aussagen der Patienten entsprechende Symptome z. T. der Krankheit vorauszugehen; bei einem Teil der Patienten entwickeln sich jedoch insbesondere depressive Zustände erst während der Erkrankung − wahrscheinlich infolge der dauernden Schmerzen.

Das Auftreten verschiedenster funktioneller Störungen vor und während der Entwicklung der generalisierten Tendomyopathie macht es verständlich, daß entsprechende Patienten unterschiedlichsten diagnostischen und therapeutischen Prozeduren unterworfen werden, zumal das Krankheitsbild allgemein noch wenig bekannt ist. Während vor Auftreten der muskuloskeletalen Schmerzzustände abdominelle und gynäkologische Eingriffe wie Appendektomien, Nephropexien, Hysterektomien u. a. überwiegen, sind es nach deren Manifestation vor allem chirurgisch-orthopädische Operationen, denen die Patienten unterworfen werden. In einem Teil der Fälle hängen diese Operationen allerdings direkt mit der GTM zusammen, wie dies bei der Operation des Karpaltunnelsyndroms der Fall ist, das sich im Verlauf der GTM häufig entwickelt [14]. Gegenüber einer Kontrollgruppe werden abdominelle, gynäkologische und orthopädische Eingriffe signifikant häufiger als bei einer Kontrollgruppe vorgenommen (Tabelle 5). Die Zahl aller Operationen ist bei den Patienten mit 4,2 gegenüber 1,3 hochsignifikant ($p < 0,001$) höher als bei der Kontrollgruppe. Welches Ausmaß solche Operationen annehmen können, sei anhand eines Beispiels demonstriert (Abb. 10):

Bei der zum Zeitpunkt der Beobachtung 26jährigen Patientin hatten sich bereits im 6. Lebensjahr Rückenschmerzen entwickelt, die zu verschiedenen Interventionen, zur Verordnung eines Milwaukee-Korsetts und sogar zu einer ausgedehnten Spondylodese der Brustwirbelsäule und einer Diskushernienoperation geführt hatten, ohne daß hierdurch das Krankheitsbild beeinflußt werden konnte. Bereits mit 25 Jahren wurde diese Patientin invalidisiert und kam ein Jahr später mit dem Vollbild der generalisierten Tendomyopathie zu uns.

Als Ursache der Generalisation der Schmerzzustände im Bewegungsapparat kommen unterschiedliche Faktoren in Frage. Die Patienten machen hierfür vor allem körperliche Überlastungen sowie familiäre und berufliche Probleme verantwortlich. Danach folgen klimatische Faktoren, die allerdings meist nur eine akzentuierende Wirkung haben

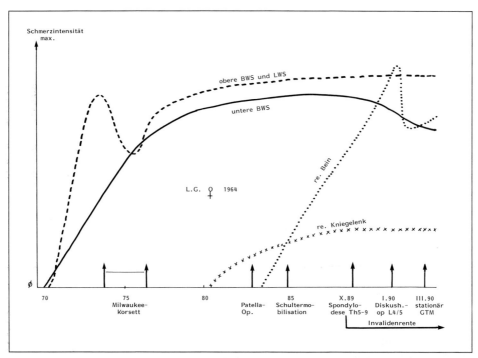

Abb. 10. Verlauf einer generalisierten Tendomyopathie mit verschiedenen Operationen

[8, 24], wobei diese Faktoren bei der Kontrollgruppe einen signifikant geringeren Einfluß haben (p = 0,0004). Auch Infektionen und Schwangerschaften werden ursächlich für die Generalisation verantwortlich gemacht. In 18% unserer näher untersuchten 50 Patienten wurden Traumen als auslösende oder akzentuierende Faktoren der generalisierten Tendomyopathie genannt, wobei sich natürlich die Frage erhebt, ob man traumatisch hervorgerufene generalisierte Tendomyopathien noch als primär bezeichnen kann. Ein möglicherweise durch Unfall akzentuierter Krankheitsverlauf ist in Abb. 2 dargestellt.

Bei der Untersuchung der zeitlichen Etappen des Krankheitsverlaufes auf soziologische Unterschiede und psychosoziale Probleme zeigte sich, daß es – wie bereits betont – bei Gastarbeitern signifikant schneller zur Generalisation der Beschwerden als bei Einheimischen und Eingebürgerten kommt, wahrscheinlich bedingt durch psychosoziale Faktoren mit Entwurzelungssyndromen. Bei einem Vergleich der kindheitsanamnestischen Daten der Patienten und der Kontrollgruppe fiel auf, daß nur der Verlust eines Elternteils in der frühen Kindheit bei Patienten mit generalisierter Tendomyopathie signifikant häufiger als bei der Kontrollgruppe vorkam, während bezüglich langjähriger Trennungen vom Elternhaus, einer problematischen häuslichen Situation, einem autoritären Vater oder einer autoritären Mutter und einer Broken-home-Situation zwischen den beiden Gruppen keine signifikanten Unterschiede nachweisbar waren [2].

Unter den belastenden häuslichen Verhältnissen waren es Eheprobleme, die die beiden Gruppen signifikant unterschieden. Obwohl die Scheidung eindrucksmäßig oft am Anfang der Entwicklung einer generalisierten Tendomyopathie steht, ergaben sich hier bei Untersuchung einer allerdings relativ kleinen Gruppe von GTM-Patienten keine signifikanten Unterschiede zur Kontrollgruppe, ebensowenig bezüglich der Kinderlosigkeit, finanzieller Probleme oder einer unbefriedigenden häuslichen Situation. Demgegenüber waren unbefriedigende berufliche Probleme bei der GTM-Gruppe wiederum signifikant häufiger als bei der Kontrollgruppe zu beobachten. Hierbei mögen auch Überlastungen eine Rolle spielen, denn die Hälfte unserer Patientinnen mußte nach der Eheschließung neben ihrer häuslichen Arbeit, einschließlich der Kindererziehung noch eine zusätzliche externe Arbeit annehmen, die sicher zur Überlastung geführt hat.

Insgesamt kann angenommen werden, daß vor allem psychische bzw. psychosoziale Momente für die Generalisation der Erkrankung verantwortlich zu machen sind, denn wie schon Hell et al. [4] an unserer Klinik feststellten, fanden wir auch in späteren Untersuchungen bei näheren Befragungen bei der Mehrzahl unserer Patienten tiefgreifende psychische Belastungen, Trennungserlebnisse und Beziehungsschwierigkeiten. Bei 20 unserer 50 näher untersuchten Patienten kam es während der Zeit starker psychischer Belastungen zur Erstmanifestation oder zur allgemeinen Schmerzverstärkung der GTM. Bei 9 der genannten Patienten schien der Tod einer nahen Bezugsperson den Krankheitsverlauf zu beeinflussen. Ob hier auch die bei solchen Ereignissen oft auftretenden Schlafstörungen für die Manifestation der muskuloskeletalen Schmerzen verantwortlich sind, wie sie von Smythe [17], Moldofsky et al. [7] sowie Campbell et al. [1] für das Auftreten der GTM verantwortlich gemacht werden (Störungen der Non-REM-Phase des Schlafes), ließ sich in unserer Studie nicht klären.

Für den Einfluß psychischer Faktoren auf die Manifestation des Krankheitsbildes spricht auch, daß von psychiatrischer Seite bei 90% von 171 Patienten unseres Krankengutes neurotische Störungen gefunden und auch Depressionen und depressive Entwicklungen hier gehäuft beobachtet werden [13, 15], die sich z.T. allerdings vielleicht auch reaktiv bei dauernden monolokulären Schmerzen entwickeln und dann die Generalisation mitdeterminieren. Für die Bedeutung psychischer Faktoren bei der Entwicklung des Krankheitsbildes spricht auch die Tatsache, daß sich Patienten mit generalisierter Tendomyopathie signifikant häufiger als gesunde Kontrollpersonen als depressiv, gereizt und überfordert ansahen (Tabelle 6).

Die psychische Determination der GTM tritt besonders in Einzelbeobachtungen klar in Erscheinung, wie dies anhand eines exemplarischen Falles geschildert werden soll (Abb. 11):

Bei einer jetzt 36jährigen Patientin entwickelte sich das Krankheitsbild, nach vorausgegangenen Lumbalgien während der Schulzeit, die auf eine leichte Skoliose zurückgeführt wurden, im Anschluß an die Hochzeit. Nach rund 8jähriger Krankheitsdauer, während der zahnärztliche, rheumatologische und psychiatrische Behandlungen durchgeführt wurden, kam es wenige Monate nach der Geburt des ersten Kindes zum Abklingen der Erkrankung, die auch in den folgenden Jahren anhielt. Eingehende Befragungen der Patientin ergaben, daß in der Ehe eine sofort nach der Hochzeit beginnende Dominanz der Schwiegermutter herrschte, der sich der Mann unterwarf. Mit der Geburt des ersten Kindes machte die Patientin der Schwiegermutter klar, daß sie eine weitere Einmischung in ihre Ehe nicht dulde, worauf sich die Schwiegermutter zurückzog und die Beschwerden abklangen.

Tabelle 6. Eigenschätzung der Patienten mit generalisierter Tendomyopathie und der Kontrollpersonen (n = 50)

	Anzahl Patienten	Anzahl Kontrollpersonen	p-Wert
Ängstlich	8 (16%)	4 (8%)	0,36
Depressiv	15 (30%)	5 (10%)	0,023
Gereizt, gespannt, unruhig	15 (30%)	4 (8%)	0,0095
Überfordert	10 (20%)	2 (4%)	0,028

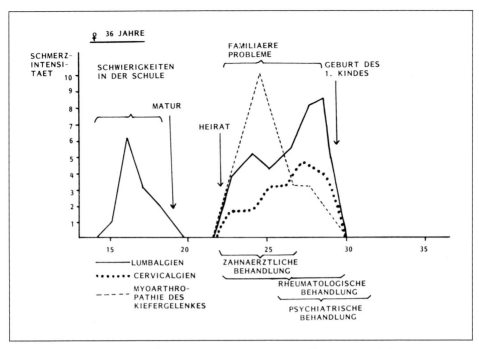

Abb. 11. Entstehung und Verlauf einer generalisierten Tendomyopathie in Abhängigkeit von psychosozialen Faktoren

Wie der geschilderte Fall zeigt, kann es auch nach Manifestation des Vollbildes der GTM zu einem völligen Abklingen der Beschwerden nach einer Konfliktlösung kommen. Bei langjährigen Beobachtungen des Krankheitsbildes kann man wechselartige Verläufe erkennen. Einerseits kommen Schmerzsyndrome mit weitgehend konstanter Schmerzintensität vor, häufiger werden jedoch Schmerzen wechselnder Intensität mit schubförmigem Verlauf beobachtet, wobei die Schübe nicht selten durch psychosoziale Probleme ausgelöst oder mitausgelöst werden. Kommt es zum Abklingen von Schmerzen in 1 oder 2 Körperregionen, so erfüllen die Patienten im Krankheitsverlauf nicht allzuselten temporär nicht mehr die beiden Hauptkriterien der GTM-Schmerzen in 3–4 Körperregionen und erhöhte Druckschmerzhaftigkeit von mindestens der Hälfte der geprüften Druckpunkte. In Abb. 12 ist ein solcher Krankheitsverlauf dargestellt, bei dem es spontan zu einer Teilremission der Erkrankung über einen Zeitraum von nahezu einem Jahr gekommen war. Solche Teilremissionen können – meist allerdings nur über einen sehr begrenzten Zeitraum – durch die Therapie erzielt werden. In Abb. 13a und b ist die Lokalisation der Schmerzen bei einer Patientin mit GTM vor und 2 Wochen nach einer 14tägigen Infusionsbehandlung mit Antidepressiva angegeben. In diesem Fall war allerdings das Krankheitsbild auch von einer Depression beherrscht.

Vollständige Remissionen sind – wie auch Kraft et al. [5] und Smythe [18] nachgewiesen haben – im Verlauf der GTM relativ selten. Zu einer solchen völligen Remission ist eine Sistierung der Schmerzzustände und eine Reduktion der schmerzhaften Punkte auf unter die Hälfte der geprüften Punkte zu verlangen. Gleichzeitig sollten funktionelle Störungen und vegetative Symptome signifikant zurückgehen.

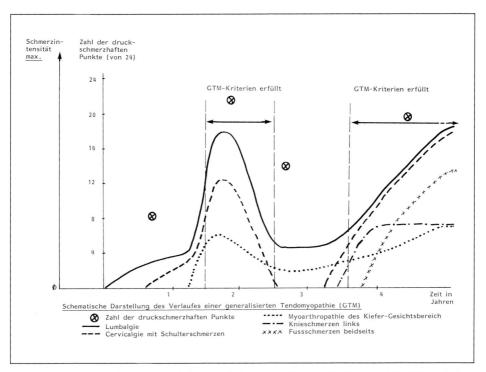

Abb. 12. Spontanremission im Krankheitsverlauf einer generalisierten Tendomyopathie. Während eines Zeitraums von ca. einem Jahr war ein Hauptkriterium der Erkrankung – Schmerzen in mindestens 3 Körperregionen – nicht erfüllt

Nach jahrelangem Bestehen kann die GTM spontan allmählich abklingen, wie wir dies vor allem bei Patienten jenseits des 60. Lebensjahres festgestellt haben. Bei 13 von 19 Patienten, d. h. 68% der Patienten mit GTM, die zu Beginn der Behandlung ein Durchschnittsalter von 57,1 Jahren aufwiesen, waren die Symptome nach 10- bis 12jähriger Beobachtungszeit teilweise oder völlig abgeklungen, dagegen nur bei 5 von 20 Patienten, d. h. bei 25%, die zu Beginn der Beobachtung durchschnittlich 42,1 Jahre alt waren. Inwieweit dies auf Rentenwünsche bei den Patienten jüngeren Alters zurückzuführen ist, bleibt ungeklärt. Jenseits des 70. Lebensjahres sind die Beschwerden bei den meisten Patienten abgeklungen oder wesentlich geringer, allerdings gibt ein Teil der Patienten an, sich an die Schmerzen „gewöhnt" zu haben. Auch die Druckschmerzhaftigkeit der Druckpunkte läßt im höheren Alter meist nach, desgleichen können weniger funktionelle Störungen und vegetative Symptome in dieser Altersstufe beobachtet werden. Es muß jedoch betont werden, daß auch in hohem Alter noch Vollbilder der GTM vorkommen können.

Die jahrelange Persistenz des typischen Krankheitsbildes der GTM macht die Prognose dieser Erkrankung besonders bezüglich der Arbeitsfähigkeit problematisch. Oft müssen die Patienten wegen ihrer Erkrankung vor allem im Lebensalter ab 40 – 55 Jahren invalidisiert werden, falls es nicht gelingt, durch Konfliktlösungen oder andere Therapieformen eine Besserung der Erkrankung zu erreichen, denn ein Spontanabklingen der Erkrankung ist im arbeitsfähigen Alter – wie bereits betont – relativ selten.

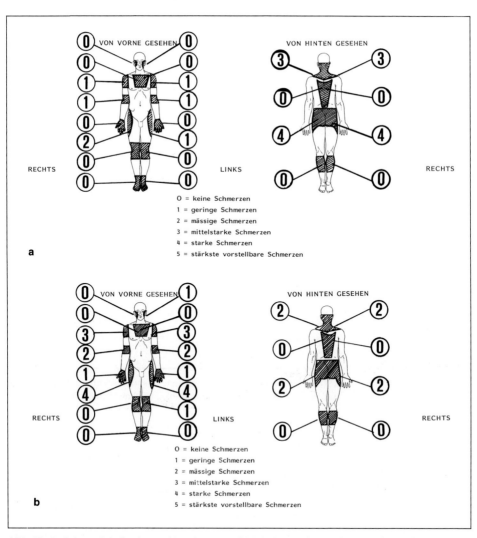

Abb. 13a, b. Schmerzlokalisation und -stärke vor und 2 Wochen nach 14tägiger Infusionsbehandlung mit Ludiomil und Anafranil (**a** vor Behandlung, **b** nach Behandlung)

Literatur

1. Campbell SL, Clark S, Tindall EA, Forehand ME, Bennett RM (1983) Clinical characteristics of fibrositis. I.A. "Blinded", Controlled study of symptoms and tender points. Arthritis Rheum 26:817–824
2. Egli R (1986) Der Verlauf der generalisierten Tendomyopathie und seine Beeinflussung durch exogene und endogene Faktoren. Inauguraldissertation, Basel
3. Gallati M (1990) Radiologische Veränderungen der Lendenwirbelsäule bei generalisierter Tendomyopathie. Inauguraldissertation, Basel
4. Hell D, Balmer R, Battegay R, Labhardt F, Müller W (1982) Weichteilrheumatismus und Persönlichkeit: Eine kontrollierte Studie. Schweiz Rundsch Med Praxis 24:1014–1021

5. Kraft GH, Johnson EW, LaBau MM (1968) The fibrositis syndrome. Arch Phys Med Rehabil 49:155–162
6. Labhardt F, Müller W (1976) Psychosomatische Aspekte rheumatischer, insbesondere weichteilrheumatischer Erkrankungen. Schweiz Med Wochenschr 106:51
7. Moldofsky H, Scarisbrick P, England R, Smythe H (1975) Musculoskeletal symptoms and non-REM sleep disturbance in patients with "fibrositis syndrome" and healthy subjects. Psychosom Med 4:341–351
8. Müller W (1971) Der „Weichteilrheumatismus": Begriffsbestimmung, Epidemiologie, Ätiopathogenese und Therapie als Überblick. In: Fortbildungskurse Rheumatologie, Bd 1: Der Weichteilrheumatismus. Karger, Basel, S 1–17
9. Müller W (1976) Der Begriff des Weichteilrheumatismus. Verh Dtsch Ges Inn Med 82:593–598
10. Müller W (1977) Der Weichteilrheumatismus. Notabene medici 7:18
11. Müller W (1987) The fibrositis syndrome: diagnosis, differential diagnosis and pathogenesis. Scand J Rheumatol (Suppl) 65:40–53
12. Müller W, Lautenschläger J (1990) Die generalisierte Tendomyopathie: Teil 1: Klinik, Verlauf und Differentialdiagnose; Teil 2: Pathogenese und Therapie. Z Rheumatol 49:11–21/22–29
13. Müller W, Perini C, Battegay R, Labhardt F (1981) Die generalisierte Tendomyopathie. Intern Welt 7:23/268–33/277
14. Müller W, Schilling F (1982) Differentialdiagnose rheumatischer Erkrankungen, 2. Aufl. Aesopus, Basel, Wiesbaden
15. Perini C, Battegay R, Müller W, Labhardt F, Bühler F (1982) Vergleichende testpsychologische Untersuchungen bei verschiedenen rheumatischen Erkrankungen und der Hypertonie. Z Rheumatol 41:80–88
16. Smythe HA (1981) Fibrositis and other diffuse musculo-skeletal syndromes. In: Textbook of Rheumatology, vol 1. Saunders, Philadelphia, pp 485–493
17. Smythe HA (1972) Non-articular rheumatism and the fibrositis syndrome. In: Hollander JL (ed) Arthritis and Allied Conditions, 8th edn. Lea & Febiger, Philadelphia, pp 874–884
18. Smythe HA (1979) Non-articular rheumatism and psychogenic musculoskeletal syndromes. In: McCarty DJ (ed) Arthritis and allied conditions, 9th edn. Lea & Febiger, Philadelphia, pp 881–891
19. Weintraub A (1983) Psychorheumatologie. Karger, Basel, S 33–35
20. Wolfe F (1986) Development of criteria for the diagnosis of fibrositis. Am J Med 81 (Suppl 3A):99–104
21. Wolfe F, Cathey MA, Kleinheksel SM, Amos SP, Hoffmann RG, Young DJ, Hawley DJ (1984) Psychological status in primary fibrositis and fibrositis associated with rheumatoid arthritis. J Rheumatol 11:814–818
22. Wolfe F, Hawley DJ, Cathey MA, Caro X, Russel IJ (1985) Fibrositis: Symptom frequency and criteria for diagnosis. An evaluation of 291 rheumatic disease patients and 58 normal individuals. J Rheumatol 12:1159–1163
23. Wyttenbach A (1986) Das klinische Bild der generalisierten Tendomyopathie. Inauguraldissertation, Basel
24. Yunus M, Masi AT, Calabro JJ, Miller KA, Feigenbaum SL (1981) Primary fibromyalgia (fibrositis): clinical study of 50 patients with matched normal controls. Sem Arthritis Rheum 11:151–171

Anschrift des Verfassers:
Prof. Dr. Dr. h. c. W. Müller
Rheumatologische Universitätsklinik Basel
Burgefelderstraße 101
CH-4012 Basel

Die generalisierte Tendomyopathie beim Kind und Jugendlichen

H. Truckenbrodt und R. Häfner

Rheumakinderklinik Garmisch-Partenkirchen

Fibromyalgia in Childhood

Summary: Generalized tendomyopathy (fibromyalgia) may already begin in childhood. Symptoms appear similar to fibromyalgia in adults.

The affected children complain of symmetric joint and muscle pain, as well as subjective swelling of periarticular structures. Investigation reveals multiple tender points which are mainly localized at sites of tendon insertions. Additional features concern vegetative complaints such as headache, abdominal pain, or sleep disturbance. The symptoms are influenced by external and internal stress factors.

Differential diagnosis in children mainly comprises reactive arthritis or early stages of juvenile chronic arthritis.

Noch vor mehreren Jahren waren wir der Überzeugung, daß es weichteilrheumatische Krankheitsbilder beim Kind nicht gibt. Nichtsdestoweniger wurden uns immer wieder Kinder vorgestellt mit sich gleichenden Gelenk- und Muskelbeschwerden, die wir diagnostisch nicht richtig einordnen konnten. Die Veröffentlichung von Yunus u. Masi [3] über das juvenile Fibromyalgiesyndrom brachte dann die Bestätigung, daß es sich tatsächlich um ein umschriebenes Krankheitsbild handelt, das eben doch schon beim Kind und Jugendlichen beginnen kann.

Wir haben zwischenzeitlich in unserer Rheumakinderklinik 20 Patienten mit einer generalisierten Tendomyopathie beobachtet. Die meisten waren schon bei mehreren Ärzten vorgestellt worden und hatten verschiedene nichtsteroidale Antirheumatika eingenommen, ohne daß es zu einer wesentlichen Besserung gekommen wäre. Sie wurden schließlich unter der Verdachtsdiagnose einer juvenilen chronischen Arthritis in unsere Spezialklinik überwiesen.

Bei unseren 20 Patienten handelte es sich um 19 Mädchen und 1 Jungen. Die meisten erkrankten um die Zeit der Pubertät zwischen dem 12. und 16. Lebensjahr. Aber auch ein früher Krankheitsbeginn bei den 7- bis 8jährigen wurde beobachtet (Abb. 1).

Symptome des Bewegungsapparats

Als führendes Krankheitszeichen klagten alle Kinder über starke Gelenk- und Muskelschmerzen. Sie waren oft verbunden mit einer vor allem morgendlichen Steifigkeit in den betroffenen Gelenken. Die Symptomatik erinnerte somit an die Morgensteifigkeit bei der chronischen Arthritis. Betroffen waren bei allen Kindern die Kniegelenke, häufig auch Handgelenke, Finger, Füße und Wirbelsäule (Abb. 2). Muskelschmerzen bestanden vor allem in der Oberschenkelmuskulatur, seltener an den Armen.

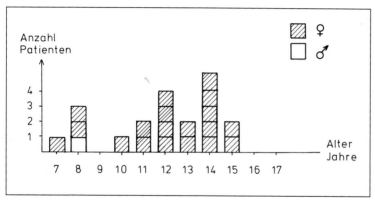

Abb. 1. Alters- und Geschlechtsverteilung bei 20 Kindern mit generalisierter Tendomyopathie

KÖRPERREGION		Anz. Pat.
KIEFER		1
SCHULTERN/OBERARME		6
ELLBOGEN UNTERARME		12
HANDGELENKE		17
FINGER		16
HÜFTEN/OBERSCHENKEL		12
KNIE		20
FÜSSE		14
HWS		4
BWS		12
LWS		12
KREUZBEIN/ISG		4

Abb. 2. Lokalisation von spontanen Gelenk- bzw. Muskelschmerzen bei 20 Kindern mit generalisierter Tendomyopathie

Als sehr charakteristisches Symptom klagten 19 Kinder über stark subjektiv empfundene Schwellungszustände, überwiegend im Bereich der Finger- und Kniegelenke. Die kaum sichtbaren Schwellungen waren teilweise objektivierbar durch zuvor passende Fingerringe, die dann nicht mehr über die geschwollenen Finger geschoben werden konnten. Gelegentlich zeigte sich bei asymmetrischem Kniegelenkbefall auch eine leichte Differenz in der Umfangsmessung. Im Gegensatz zur Synovitis bei der chronischen Arthritis handelte es sich hier um periartikuläre Weichteilschwellungen.

12 der Kinder klagten auch zeitweise über Taubheitsgefühl oder Parästhesien, wiederum bevorzugt in den Händen bzw. im Kniebereich. Bei 6 Kindern fanden wir meist druckschmerzhafte subkutane Noduli, die im Zusammenhang mit den ersten Gelenksymptomen aufgetreten waren und konstant über Monate bis Jahre bestehenblieben.

Bei allen Kindern bestanden die für die generalisierte Tendomyopathie typischen druckschmerzhaften Punkte im Bereich der Muskeln und Sehnenansätze. Sie waren bevorzugt im Schulter-Nackenbereich, an der Wirbelsäule, am Beckenkamm, am Ellenbogen sowie am Pes anserinus des Kniegelenkes lokalisiert.

Allgemeinsymptome

Neben den Gelenkbeschwerden gaben fast alle Kinder zusätzlich Allgemeinsymptome an. Sie klagten über eine ausgesprochene Müdigkeit, trotz ausreichendem Schlaf, hatten häufig Kopf- oder Bauchschmerzen und teilweise Schlafstörungen, wobei sowohl Einschlaf- als auch Durchschlafprobleme bestanden. Alle Kinder gaben an, daß sie sich durch ihre Beschwerden im Alltag deutlich beeinträchtigt fühlen.

Die verschiedenen Symptome und ihre Häufigkeit bei unseren 20 Patienten sind in Tabelle 1 zusammengefaßt.

Tabelle 1. Symptomatik von 20 Kindern mit generalisierter Tendomyopathie

	Anz. Pat.
A. *Beschwerden Bewegungsapparat*	
Gelenk-, Muskelschmerzen	20
Steifigkeit	12
Subjektive Schwellungen	19
Taubheitsgefühl	12
B. *Befunde Bewegungsapparat*	
Schmerzhafte Druckpunkte	20
Subkutane Knötchen	6
C. *Allgemeine Symptome*	
Unausgeruhtsein, ständige Müdigkeit	14
Rezidivierende Kopfschmerzen	14
Rezidivierende Bauchschmerzen	12
Schlafstörungen	9

Beeinflussende Faktoren

Sowohl die Gelenk- als auch die Allgemeinsymptomatik zeigten eine deutliche Abhängigkeit von äußeren Einflüssen. So gaben die meisten Kinder eine Verschlechterung bei Kälte und feuchtem Wetter an. Wärme und Trockenheit wurden als angenehm empfunden. Bei 11 Kindern verschlechterte sich die Symptomatik unter psychischer Belastung. Leichte körperliche Aktivität besserte bei 5 Kindern das Beschwerdebild, 8 klagten jedoch schon darunter über zunehmende Schmerzen. Eine stärkere körperliche Belastung wurde von fast allen Kindern als äußerst unangenehm empfunden.

Diagnose und Differentialdiagnose

Die Diagnose einer generalisierten Tendomyopathie muß klinisch gestellt werden [1, 2]. Bildgebende Verfahren und Laborbefunde sind unauffällig. Der Verdacht ergibt sich bei anhaltenden multilokulären Gelenk- und Muskelschmerzen, insbesondere wenn gleichzeitig die typischen druckschmerzhaften Punkte vorhanden sind. Als charakteristisch erweisen sich stark subjektiv empfundene Schwellungszustände. Fast immer besteht auch eine vegetative Symptomatik. Bei den meisten Kindern und Jugendlichen werden die Beschwerden verstärkt durch Kälte, psychische und körperliche Belastung.

Auffallenderweise begann die Erkrankung bei 6 unserer Kinder in direktem Zusammenhang mit einer schweren Infektion unter dem Bild eines reaktiven Geschehens. Nach Abklingen der akuten Symptomatik und Normalisierung der Entzündungsparameter blieb über Jahre das Bild der generalisierten Tendomyopathie.

Post-parainfektiöse Arthritis bzw. Arthralgien stellen gleichzeitig eine der wichtigsten Differentialdiagnosen dar. Wie das Beispiel unserer 6 Patienten zeigt, muß für die Diagnose oft der Verlauf abgewartet werden. Als weitere wichtige Differentialdiagnose muß beim Kind an eine juvenile chronische Arthritis gedacht werden. Hier kann insbesondere die Subgruppe der HLA-B27-assoziierten Oligoarthritis zu Verwechslungen führen. Dieses Krankheitsbild kann ebenfalls über Monate und Jahre mit Arthralgien einhergehen, bevor sich eine Arthritis manifestiert. Gleichzeitig sind die bei dieser Erkrankung vorkommenden Entzündungen an den Sehnenansätzen von den schmerzhaften Druckpunkten bei der generalisierten Tendomyopathie kaum zu unterscheiden. Ein Unterschied ergibt sich am ehesten aus der Anzahl: bei der Oligoarthritis sind meist nur wenige Stellen, überwiegend die Fersen betroffen, während bei der generalisierten Tendomyopathie fast immer zehn und mehr druckschmerzhafte Punkte bestehen.

Differentialdiagnostisch muß beim Kind weiterhin das Hypermobilitätssyndrom ausgeschlossen werden, das ebenfalls mit passageren Gelenkschmerzen und gelegentlich Schwellungen einhergehen kann. In der Tat zeigten einige unserer Patienten eine deutliche Hypermobilität. Die Abgrenzung erfolgt durch die Druckpunkte und Allgemeinsymptomatik, die beim Hypermobilitätssyndrom fehlen.

Weiterhin müssen ähnlich wie bei Erwachsenen ein Rheumatismus palindromicus, beginnende Kollagenosen, posttraumatische Beschwerden und selten auch maligne Erkrankungen differentialdiagnostisch in Erwägung gezogen werden.

Literatur

1. Müller W, Perini C, Battegay R, Labhardt F (1981) Die generalisierte Tendomyopathie (generalisiertes Fibrositis-Syndrom). Internist Welt 7:268–277
2. Truckenbrodt H, Häfner R (1987) Juveniles Fibromyalgie-Syndrom. In: Albrecht HJ (Hrsg) Colloquia rheumatologica 40. Werk-Verlag Dr. E. Banaschewski, München-Gräfelfing
3. Yunus MB, Masi AT (1985) Juvenile primary fibromyalgia syndrome. A clinical study of thirty-three patients and matched normal controls. Arthr Rheum 28:138

Für die Verfasser:
Prof. Dr. H. Truckenbrodt
Rheumakinderklinik Garmisch-Partenkirchen
Gehfelderstraße 24
8100 Garmisch-Partenkirchen

Die Prognose der generalisierten Tendomyopathie unter besonderer Berücksichtigung von Krankschreibung und Invalidität

A. Weintraub

Innere Medizin und Rheumatologie, Zürich

Motto: „Die Diagnose stimmt zwar, dem Patienten fehlt jedoch etwas ganz anderes"

Robert Koch [5]

Prognosis of Fibromyalgia under Special Considerations of Diagnosis and Rehabilitation

Summary: The prognosis in fibromyalgia is compromised by diagnostic and therapeutic misconceptions. Since the phenomenological and existential significance of this functional psychorheumatic disease is not properly understood, research, diagnostics and therapy are focused exclusively on symptoms and functional disturbances. Although these represent integrative processes within a wider pathological context, they are erroneously considered to be causal, a misconception that can lead to serious therapeutic errors and all the medicosocial implications entailed.

The prognosis depends to a large extent on the spread of the disease, which can largely determine its future course and, if motivation is poor, prevent rehabilitation of the patient. To avoid iatrogenic chronification of the disease, an early interdisciplinary approach is urgently recommended. If this is neglected, the patient may be permanently handicapped, as was demonstrated by the findings of a study.

Diagnostische und therapeutische Mißverständnisse

In seiner Zusammenfassung des Symposiums „Krankschreibung, Behandlung und Berentung psychorheumatischer Schmerzzustände", veranstaltet von der Gesellschaft für Psychosomatik in der Rheumatologie im Jahre 1985, schreibt Mathies [6]:
„Eine für die dauernde Arbeitsunfähigkeit und das Rentenbegehren entscheidende Phase der Krankheit ist ihre Chronifizierung, zu der neben der Persönlichkeitsstruktur des Patienten auch das Fehlverhalten des Arztes bezüglich diagnostischer und therapeutischer Bemühungen, Zeit- und Umweltfaktoren, Verhältnisse am Arbeitsplatz etc. beitragen".
In der klinischen Trias von Beck u. Frank [1] (Abb. 1) sind drei Punkte umrissen, welche die Grundlage der ungünstigen Prognose der GTM bilden. Je länger der Patient seine Beschwerden perseveriert und je fruchtloser die diagnostischen und therapeutischen Bemühungen des Arztes sind, desto stärker ist dieser frustriert, verärgert und ungeduldig. Dazu kommt, daß diese Kranken wesentlich weniger ärztliche Empathie aufkommen lassen als organische Schmerzpatienten.

49

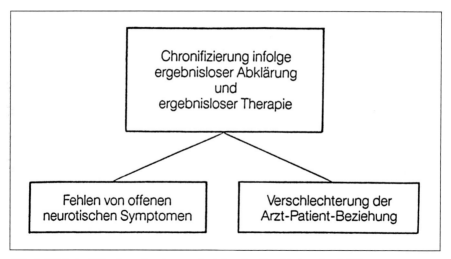

Abb. 1. Klinische Trias therapieresistenter funktioneller Krankheiten (nach [1])

„Der Patient spürt aus der Reaktion seines Arztes, daß dieser ihm die Schmerzen nicht glaubt, sie nicht für wirklich, sondern für eingebildet hält. So fühlt sich der Patient nicht verstanden oder nicht ernst genommen, denn für ihn sind die Schmerzen eine unbezweifelbare Realität. (...) Die Unterstellung einer psychischen Bedingtheit von Schmerzen umgibt den Patienten wie eine Aura, er wird verstehend oder mitleidig belächelt, das Pflegepersonal, die Umgebung, die Familie betrachten ihn tatsächlich wie einen psychiatrischen Patienten. Die Ablehnung dieser Einordnung in den Bereich der Psychiatrie durch Schmerzpatienten ist oft so rigoros, daß sie jedem weiteren Behandlungsversuch verschlossen sind. Und so kann ein wesentlicher Schritt im Chronifizierungsvorgang eines Schmerzzustandes geschehen sein" [13].

Der Frage, ob eine spezifische Persönlichkeitsstruktur für die GTM verantwortlich sei, ist Keel [3,4] nachgegangen. Er verneint sie in wesentlichen Punkten, konnte aber zeigen, daß „Patienten, die nicht auf unser Behandlungsprogramm ansprachen, Zeichen einer depressiv-psychosomatischen Fehlentwicklung aufwiesen und daß diese eher das Produkt als die Ursache dieses chronischen Leidens ist. Dies ist besonders der Fall bei Krankheiten mit unklarer Ursache. Patienten mit schlechter Prognose haben weniger Vertrauen in die sie betreuenden Ärzte und fühlen sich von diesen mit ihrer Krankheit nicht angenommen".

Da es also keine besonderen Persönlichkeitsmerkmale zu geben scheint, sollten sie vom Arzt weder dauernd gesucht noch in den Patienten hineinprojiziert werden.

Der primäre und sekundäre Krankheitsgewinn

Obwohl von unterschiedlicher Wertung, spielt der primäre und sekundäre Krankheitsgewinn eine große Rolle in der Prognose der GTM. Im *primären Krankheitsgewinn* werden meist unbewußte Konflikte neutralisiert. In Partnerkonflikten z. B. kann die Schmerzkrankheit eines Partners zur Aufrechterhaltung des inneren Gleichgewichts beitragen. „Wo zuvor neurotische Verhaltens- und Bezugsformen vorherrschten, tritt jetzt in der

Dyade Ruhe und ‚Normalisierung' der Beziehung ein. Das Paar schränkt sich ein auf die Welt der Krankheit" [12].

Durch den sekundären Krankheitsgewinn in Form von neuen Beziehungsmöglichkeiten oder durch neue Existenzgrundlagen wird die Prognose der GTM entscheidend beeinflußt. Das psychosomatische chronifizierte Leiden dient als Krücke für die gefährdete Psyche, der Mensch erreicht eine gewisse Konfliktfreiheit, eine psychische Entlastung. Indem der Patient gepflegt und gehegt wird, findet gleichzeitig eine Regression statt, aus welcher viele keinen Ausweg mehr finden. Wenn zusätzlich die materielle Einbuße durch Krankentagegeld oder Renten aufgefangen wird, ist der Krankheitsgewinn vollständig. Es scheint für viele dieser Patienten leichter zu sein, Schmerzen zu ertragen als auf den Krankheitsgewinn zu verzichten. Diese Situation wird sicher dann gefördert, wenn der Patient, wie in vielen derartigen Fällen, in einem wenig zufriedenstellenden Beruf oder in unglücklichen Familienverhältnissen lebt, aus welchen nur das chronische Leiden einen Ausweg verspricht, sei es durch vermehrte menschliche Zuwendung, die er erfährt, oder durch den Ausbruch aus dem lästigen Beruf.

Dadurch erklären sich auch die Schwierigkeiten der *Krankschreibung* von GTM-Patienten, die noch dadurch kompliziert wird, daß nicht selten zu Beginn der Schmerzkrankheit eine organische Erkrankung oder ein Trauma Anlaß zur Krankschreibung gegeben hatten. Es entsteht der Eindruck eines Knicks in der Lebenslinie.

Große Unsicherheiten ergeben sich aus dem Problem der Unterscheidung zwischen Simulation und Aggravation und der Unmöglichkeit, einen Schmerz in seiner ganzen Dimension zu beweisen. Während die reine Simulation einen Betrug darstellt, hat die Aggravation eindeutig Krankheitswert; denn ein psychisch ausgeglichener und in seiner Lebenssituation zufriedener Mensch aggraviert nicht. Hierbei sind die bio-psycho-sozialen Umstände ganz besonders zu berücksichtigen.

In diesem Zusammenhang stellt sich die Frage, ob eine Berentung tatsächlich die Situation des Patienten verbessert [11]. Auf der Suche nach einer Antwort stößt man mehr auf Vorurteile und Hypothesen als auf einwandfreie Untersuchungen (ausführliche Literaturangaben beim Verfasser).

Interessant sind die Ergebnisse einer Untersuchung von Vadasz [8] aus dem Jahre 1984. Die Zeit zwischen dem Auftreten der ersten Beschwerden bis zur Berentung war bei den Südländern nur halb so lang wie bei den Schweizern. Sie setzten also ihren Rentenwunsch viel rascher durch. Sie blieben jedoch nach dem Erhalt der Rente fast alle in der Schweiz, trotz verschlechterter finanzieller Situation, kehrten also nicht in die Heimat zurück, um dort z. B. eine neue Existenz aufzubauen. Es ging weder den Südländern noch den Schweizern nach Erlangung der Rente eindeutig besser.

In der gleichen Arbeit wird das Alter als wichtiger prognostischer Faktor betont; je älter der Patient, desto ungünstiger die Aussichten auf eine Rehabilitation in den Arbeitsprozeß. Dagegen scheint es erwiesen zu sein, daß mit dem Auftreten von organischen Alterskrankheiten die GTM-Beschwerden weitgehend zurückgehen.

Wege zur besseren Prognose?

Wie weit die Prognose der GTM verbessert werden kann, ist ungewiß. Dennoch dürften Wege offenstehen, um wenigstens der iatrogenen Chronifizierung zu begegnen. Nach einer Arbeitsunfähigkeit von 3 – 4 Monaten, nach einer exakten somatischen Abklärung, rheumatologisch und interdisziplinär, und nach einer Therapieresistenz von ebenso langer Dauer sollten sich vor jeder weiteren Maßnahme die ärztlichen Gewissensfragen stellen:

- Dient sie primär dem Patienten oder dem Arzt?
- Erwartet der Arzt wirklich neue Informationen?

Ganz besonders ist die Verschlechterung der Arzt-Patient-Beziehung infolge gegenseitiger Frustration wahrzunehmen. Sie stellt einen wichtigen Hinweis auf das Vorliegen einer psychorheumatischen Erkrankung dar (Abb. 1).

Spätestens zu diesem Zeitpunkt sind eine erweiterte biographische Anamnese zu erheben und eine psychosomatische Schmerzanalyse durchzuführen.

Erweiterte biographische Anamnese:

- Zeitliche Beziehung zu einer Konfliktsituation oder einem belastenden Lebensereignis („life event")
- Belastende Familienanamnese
- Andere funktionelle bzw. psychovegetative Störungen
- Therapieunabhängige schmerzfreie Intervalle
- Art und Wirkung früherer Behandlungen
- Stellenwert und Bedeutung der Krankheit im Leben des Patienten?

Psychorheumatische Schmerzanalyse:

– Lokalisation	para- oder interskapulär Nacken und Kreuz, oft gleichzeitig, inkonstante Panalgesie
– Schmerzschilderung	„wahnsinnig", „unerträglich", „furchtbar" inadäquate Mimik
– Verschwinden	bei Ablenkung, in Freizeit und Ferien beim Zursprachekommen des Konflikts, eines „life events": „Der Schmerz wird durch Tränen abgelöst"
– Psychovegetative Symptome	Dermographismus, Hyperhydrosis der Hände und Füße, funktionelle Magen-, Darm- oder Herzbeschwerden
– Nichtansprechen auf	Antirheumatika, klassische Schmerztherapie, physikalische Therapie
– Ansprechen auf	therapeutischen Dialog, Psychopharmaka, Myorelaxanzien, körperorientierte Psychotherapie, autogenes Training.

Die interdisziplinäre Zusammenarbeit

Es bedeutet mit Bestimmtheit eine Überschätzung ärztlicher Kompetenz, innerpsychische und psychosoziale Probleme oder Familien- und Arbeitskonflikte lösen zu wollen

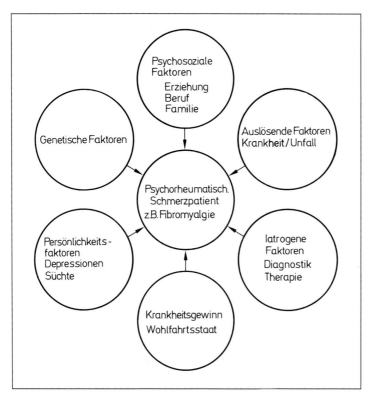

Abb. 2. Chronifizierende Faktoren

Tabelle 1. Interdisziplinäre Schmerzsprechstunde

Wo:	Rheumatologische Poliklinik
Wer:	Rheumatologe
	Psychiater oder Psychologe
	Sozialarbeiter
Wann:	Innerhalb max. 3 – 4 Monaten der Therapieresistenz und Arbeitsunfähigkeit

(Abb. 2). Vielleicht gelingt dies dem Arzt in einzelnen, nicht allzu schweren Fällen. Im allgemeinen lassen zeitliche, ökonomische und psychologische Grenzen dies nicht zu. Eine interdisziplinäre Zusammenarbeit mit zuständigen Fachkräften drängt sich auf, wobei dem Faktor Zeit eine entscheidende Rolle zukommt, um eine iatrogene Chronifizierung zu verhindern bzw. die Prognose günstiger zu gestalten.

Dem niedergelassenen Arzt sollte eine interdisziplinäre Schmerzsprechstunde (Tabelle 1) zur Verfügung stehen, die in Anlehnung an eine orthopädische oder rheumatologische Klinik oder Poliklinik von einem Orthopäden oder Rheumatologen, einem Psychiater oder Psychologen, und von einem Sozialmediziner oder Sozialarbeiter zu besetzen wäre. Auf diese Weise könnten frühzeitig die Weichen gestellt werden für das weitere diagnostische oder therapeutische Vorgehen. Voraussetzung allerdings wäre die rechtzeitige Erkennung der psychosomatischen Natur der Erkrankung einerseits und die Zuweisung des

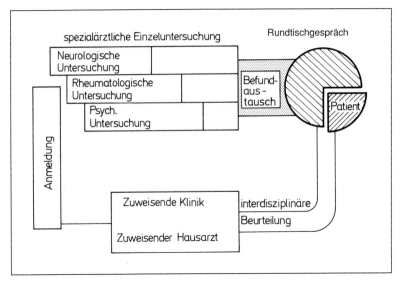

Abb. 3. Schmerzkolloquium

Patienten in nützlicher Frist andererseits, d. h. innerhalb maximal 3−4 Monaten der Therapieresistenz und der Arbeitsunfähigkeit.

An vielen Orten, z. B. auch an der Universitäts-Rheumaklinik Zürich, besteht seit einiger Zeit die Einrichtung des *Schmerzkolloquiums* (Abb. 3). Sie ist von großer sozialmedizinischer Bedeutung, jedoch abhängig von der Mitarbeit der zuweisenden Ärzte. Diese ist aus verschiedenen Gründen nicht gewährleistet. Der niedergelassene Arzt lebt weitgehend von funktionellen bzw. psychosomatischen Schmerzpatienten. Der Konflikt zwischen ärztlichen Eigeninteressen und ärztlicher Ethik darf nicht außer Acht gelassen werden [7]. Niemand sägt gerne am Ast, auf welchem er sitzt. Diese Tatsache beeinflußt die Prognose der Fibromyalgie in ungünstigem Sinne.

Rehabilitation oder Habilitation?

Wie aus Untersuchungen von 27 Berentungen fibromyalgischer Patienten hervorgeht [9], ist die Prognose dieser Erkrankung quo ad vitam gut, jedoch schlecht quo ad rehabilitationem. Erfahrungsgemäß kommen die Patienten schließlich doch zur Berentung, meist allerdings nach langen und kostspieligen Umwegen. Vielleicht könnte sich dies bei besserer Kenntnis der Fibromyalgie in Zukunft ändern?

Möglicherweise wäre ein ärztliches Umdenken angebracht, indem anstelle der Rehabilitation im tradierten Sinne eine „Habilitation" angenommen werden könnte, d. h. ein Belassen oder Einsetzen des seelisch-körperlichen Kranken in einer Daseinsform, die nach allgemein gültigen Normen der Gesellschaft als asozial erscheint [10].

Die Nichtrehabilitierbarkeit wäre als eine Form der *„Selbstheilung" psychischen Krankseins** zu verstehen und anzunehmen, was auch dazu führen würde, die endlose Begutachtungsspirale zu unterbrechen.

---

* Beck D (1981) Die Krankheit als Selbstheilung (Insel, Frankfurt a. M.)

54

Anhang

27 Fälle von generalisierter Tendomyopathie, welche in den Jahren 1984 – 1986 bei der Invalidenversicherung des Kantons Zürich zur Berentung kamen, wurden nach bestimmten Kriterien nachuntersucht. Anhand der IV-Akten konnte festgestellt werden, daß sich mehr Ausländer als Schweizer und doppelt so viele Frauen wie Männer darunter befanden (Tabelle 2). Das Durchschnittsalter betrug bei Männern 49, bei Frauen 46 Jahre (Tabelle 3). Bis zur Anmeldung bei der Invalidenversicherung vergingen bei Männern und Frauen durchschnittlich 5 Jahre der Arbeitsunfähigkeit. Der Zeitraum bis zur Berentung betrug zwischen 4 und 6 Jahren (Tabelle 4). In 10 von 27 Fällen fand sich als initiales Ereignis eine Erkrankung oder ein Unfall ohne ausschlaggebende körperliche Folgen (Tabelle 5). Die Anzahl der somatischen Diagnosen erhöhte sich mit den Jahren der Arbeitsunfähigkeit durch die verschiedenen Abklärungen und Begutachtungen und lag im Durchschnitt bei über 5 pro Versicherten. Am häufigsten wurde die Diagnose Depression oder neurotische Entwicklung (Somatisation, Konversion) angeführt. Bei Frauen waren die psychiatrischen Mehrfachdiagnosen häufiger, z. B. neurotische Entwicklung mit hysteriformen Zügen oder chronisch-depressive Entwicklung mit hysteriformem Einschlag (Tabelle 6). Nur bei einem von 27 GTM-Patienten wurde die Rente verweigert.

Trotz dieser ungünstigen Verlaufsprognose soll nicht vergessen werden, was Goldenberg [2] ausführt: „Die Therapie der Fibromyalgie führt kaum zu einer Heilung. Die mei-

Tabelle 2. Nationalität (n = 27)

	Männer	Frauen
Schweizer	2	5
Ausländer	6	14

Tabelle 3. Alter (n = 27)

Männer	49 Jahre
Frauen	46 Jahre

Tabelle 4. Dauer der Arbeitsunfähigkeit (n = 27)

Bis zur *Anmeldung* bei der Invalidenversicherung	
Männer	Frauen
5 (1 – 14)	5 (1 – 23) Jahre
Bis zur *Berentung* durch die Invalidenversicherung	
4,6 (1 – 14)	6 (1 – 17) Jahre

Tabelle 5. Initiales Ereignis (Unfall oder Krankheit) (n = 27)

Ja	10
Nein	17

Tabelle 6. Anzahl somatischer und psychiatrischer Diagnosen
(n = 27)

	Männer	Frauen
Anzahl somatischer Diagnosen	5,2	5,5
Anzahl psychiatrischer Diagnosen		
keine	0	2
Depression	2	15
Neurosen (Somatisation, Konversion)	2	13
Aggravation (Querulation)	2	2
Hysterie	0	3
Hypochondrie	4	1
Durchschnitt	1,25	2,1

sten Patienten bleiben chronisch symptomatisch. Trotzdem ist für den Patienten in den weitaus meisten Fällen sehr hilfreich, wenn er in bezug auf die Diagnose beruhigt und beraten wird und eine angemessene medikamentöse und physikalische Therapie erhält." Hinzuzufügen wäre allerdings auch eine psychologische Führung.

Literatur

1. Beck D, Frank Y (1979) Der therapieresistente psychosomatisch Kranke und sein Arzt. Folia Psychopract 2:
2. Goldenberg DL (1987) Das Fibromyalgie-Syndrom. JAMA Schweiz 6:375
3. Keel PJ (1975) Schmerz in der Rheumatologie. DIA-GM 7:70
4. Keel PJ (1987) Generalisierte Tendomyopathie: Psychologisches Profil einer Patientengruppe im Verlauf einer integrierten Behandlung. Z Rheumatol 46:322
5. Koch Robert, zit in: Schelling WA (1990) Wege des Menschen zu sich selbst. Neue Zürcher Zeitung 143:26
6. Mathies H (1988) Das Problem der Arbeitsunfähigkeit und Berentung bei psychogenen rheumatischen Erkrankungen. Z Rheumatol 47:366
7. Pellegrino ED (1986) Medizinische Ethik. JAMA 256:2122
8. Vadasz F (1984) Funktionelle Beschwerden südländischer Gastarbeiter. Ein Beitrag zum Problem der „psychogenen" Invalidität bzw. Renten-Neurose. Schweiz Rundsch Med Prax 73(12):375
9. Weintraub A (1988) Die generalisierte Tendomyopathie. Aktuel Rheumatol 13(6):256
10. Weintraub A (1988) Rehabilitation oder Habilitation des psychorheumatischen Schmerzpatienten. In: Zielke M et al. (Hrsg) Die Entzauberung des Zauberberges. Therapeutische Strategie und soziale Wirklichkeit. Verlag modernes lernen, Dortmund
11. Wengle HP (1985) Prävention der Invalidisierung: Die Rolle des Arztes. Schweiz Rundsch Med Prax 74(38):1020
12. Willi J (1978) Die Zweierbeziehung. Rowohlt, Reinbek
13. Zimmermann M (1988) Chronischer Schmerz und Psyche. Schmerz 2:117

Anschrift des Verfassers:
Dr. A. Weintraub
Innere Medizin und Rheumatologie
Werdstraße 34
CH-8004 Zürich

Epidemiologie und Kosten der generalisierten Tendomyopathie (GTM)

R. Bruppacher* und M. Geiger**

*Sozial- und Präventivmedizin, Universität Basel/Schweiz, **Rheumatologische Universitätsklinik, Felix Platter-Spital Basel/Schweiz

Epidemiology and Socio-Economic Impact of Fibromyalgia

Summary: The economic burden of the treatment of rheumatic disease has been calculated at around 0.5% of the gross national product (GNP) for Western European countries. To this, we have to add another 1−1.5% for indirect costs, e.g., loss of working time and disability payments. It can be estimated that between 15 and 30% of this burden can be attributed to fibromyalgia (generalized tendomyopathy: GTM). The major economic problem with fibromyalgia, however, is not the treatment and rehabilitation as such, but the many usually unjustified and unsuccessful medical-diagnostic and therapeutic interventions before the diagnosis of fibromyalgia is established. This is clearly reflected in increased medical consultation and hospitalization charges.

We compared 25 female patients diagnosed as having fibromyalgia (GTM) with 25 age-matched patients with lumbago. The GTM patients had three times as many previous hospitalizations and twice as many previous operations on the musculoskeletal system. It is interesting to note that a considerable proportion of these hospitalizations and operations took place before the appearance of the first symptoms of GTM.

Wir versuchen im folgenden kurz Stellung zu nehmen zu der Frage: Wie bedeutend ist die GTM als Kostenverursacher im Gesundheitswesen?

Dabei gehen wir aus von der Häufigkeit und den Kosten der direkt der GTM zugeschriebenen Krankheitsfälle und versuchen, einen in der Literatur und auch in alltäglichen Erfahrungen gewonnenen Eindruck anhand einer Stichprobenuntersuchung an der Rheumatologischen Universitätsklinik Basel zu untermauern. Er bezieht sich auf die Bedeutung der GTM als Ausdruck eines nicht nur auf die Diagnose Weichteilrheumatismus beschränkten, sondern sehr viel weitergehenden Krankheitsphänomens, das auch unter anderer Etikette einen hohen Stellenwert in sozialmedizinischer und gesundheitsökonomischer Hinsicht einnimmt.

Häufigkeit von Rheuma und GTM

Rheumatische Affektionen zählen wegen ihrer Häufigkeit und ihren langfristigen Folgen zu den bedeutendsten sozialmedizinischen Problemen in der industrialisierten Welt. Dennoch gibt es über die Inzidenz und Prävalenz kaum einheitliche und verläßliche Daten. Der Grund dafür liegt ebensosehr in den Diskrepanzen von Stichprobenauswahlen und Fassungskriterien in den publizierten Untersuchungen, wie in den durchaus existierenden

57

Unterschieden zwischen Bevölkerungsgruppen und Ländern. (Moser u. Ackermann von der Abteilung für Sozial- und Präventivmedizin der Universität Basel [6] haben vor einigen Jahren die Daten für die Schweiz und die angrenzenden Länder zusammengestellt.)

In verstärktem Maße gilt dies für die unter der Etikette „Weichteilrheumatismus" zusammengefaßten Krankheiten und damit auch für die generalisierte Tendomyopathie (GTM), die meist als Krankheitsbild nicht speziell erfaßt wird. Eine löbliche Ausnahme bilden die Untersuchungen von Jacobsson et al. in Malmö [5]. Sie fanden bei 50- bis 70jährigen Einwohnern eine Prävalenz von Fibromyalgie (definiert nach den Kriterien von Yunus [8]) von mehr als 6 Wochen Dauer in den vergangenen 12 Monaten von 1%, vergleichbar mit rheumatoider oder chronischer Arthritis (0,7 bzw. 1,1%).

Direkt zugeschriebene Kosten

Die durch Rheuma verursachten Kosten werden für die Schweiz in einer Arbeit von Pedroni u. Zweifel [4] von der Pharmainformation Basel auf etwa 0,4% des Bruttosozialproduktes (BSP) für die Behandlung und auf etwa 1,2% BSP für indirekte Kosten (Renten und Einkommensverluste) berechnet. Die Schätzungen basieren auf früheren Untersuchungen von Edwards [2] und werden mit Berechnungen für Schweden und Deutschland verglichen, die für direkte Kosten praktisch übereinstimmen, bei den indirekten Kosten naturgemäß stärker differieren. Auch hier läßt sich der auf GTM entfallende Anteil nur grob schätzen. Er dürfte etwa 15–20% betragen.

Kostenfolgen unter anderer Etikette

Alle diese Berechnungen beziehen sich nur auf die den betreffenden Diagnosen direkt zugeschriebenen Kosten. Wie beispielsweise Cathey et al. [1] festgestellt haben, weisen aber gerade GTM-Patienten eine wesentlich größere Beanspruchung von medizinischen Dienstleistungen auf, die unter anderen Diagnosen abgerechnet werden; dies nicht nur im Vergleich zur allgemeinen Bevölkerung, sondern auch in bezug auf frühere Spitalaufenthalte im Vergleich zu anderen rheumatischen Krankheiten. Eine naheliegende Erklärung liegt dabei in der erhöhten Schmerzempfindlichkeit und in einer häufig unklaren und viele Organe betreffenden Symptomatik bei diesen Patienten − Symptome, die der Diagnose vorangehen.

Stichprobenuntersuchung in Basel

Wir haben versucht, dieses Phänomen anhand der Krankengeschichten an der Rheumatologischen Universitäts-Poliklinik Basel im Rahmen einer Stichprobenuntersuchung nachzuprüfen. Dazu verglichen wir 25 Patientinnen mit GTM-Diagnose mit ebensovielen altersgepaarten Patientinnen, die mindestens seit einem halben Jahr mit „einfachen Lumbalgien" unsere Poliklinik aufsuchten. Angesichts der Probleme der Zuverlässigkeit anamnestischer Erhebungen beschränkten wir uns auf Hospitalisierungen und operative Eingriffe. Die Resultate dieser Untersuchungen sehen Sie zusammengefaßt in den Tabellen 1–4 sowie Abb. 1.

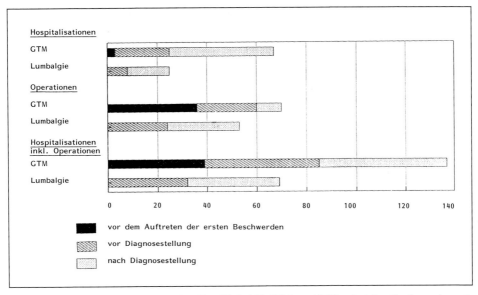

Abb. 1. Hospitalisierungen und operative Eingriffe bei 25 GTM- und 25 Lumbalgiepatientinnen (s. auch Text)

Das Alter beim Auftreten der ersten Beschwerden bei Patientinnen mit GTM exklusive Lumbalgie variierte von 14–58 Jahren, der Zentralwert lag bei 35 Jahren. Die Diagnose wurde wesentlich später gestellt, nämlich im Alter von 28–59 Jahren, der Zentralwert lag hier bei 42 Jahren. Zum Zeitpunkt der Studie waren die Patientinnen 28–62 Jahre alt, der Zentralwert lag bei 46 Jahren (Tabelle 1).

Tabelle 1. 25 Patientinnen mit GTM sowie 25 mit Lumbago

	Von	Bis	Median
GTM			
Alter bei Auftreten der ersten Beschwerden	14	58	35
Alter bei Diagnosestellung	28	59	42
Alter bei Studienerfassung	28	62	46
Lumbago			
Alter bei Auftreten der ersten Beschwerden	20	59	36
Alter bei Studienerfassung	28	62	46

Die Patientinnen mit Lumbago wiesen gemäß der Studienanlage dieselben Alterswerte auf. Das Auftreten erster Beschwerden schwankte zwischen 22 und 59 Jahren, der Zentralwert betrug 36 Jahre.

Wir haben also bei den Lumbagopatientinnen ein überblickbares Zehnjahre-Intervall, während dem es zu keiner Generalisierung kam. Wir glauben deshalb, daß wir zwei verschiedene Patientinnengruppen untersuchen.

Betrachten wir die Anzahl der Hospitalisierungen, so können wir bei der GTM drei Zeitabschnitte unterscheiden (Tabelle 2): vor dem Auftreten der ersten Beschwerden (in Anbetracht der Auswahl der Kontrollgruppe wie gesagt exklusive Lumbalgien), bis zur Diagnosestellung der GTM, seit der Diagnose. Bei den Lumbalgien entsprechen die Zeiträume vor den ersten Beschwerden praktisch dem Zeitraum vor der Diagnosestellung (Tabelle 2).

Tabelle 2. Die 3 Zeitabschnitte bei der GTM und bei Lumbago

	Vor dem Auftreten der ersten Beschwerden	Bis zur Diagnosestellung	Seit der Diagnosestellung
GTM			
Hospitalisationen	3	22	42
Operationen	36	24	10
Hospitalisationen inkl. Operationen	39	46	52
Lumbago			
Hospitalisationen		8	17
Operationen		24	20
Hospitalisationen inkl. Operationen		32	37

Bei den Hospitalisierungen ergibt sich ein Überschuß von 67 gegenüber 25, d.h. 2,7 gegenüber 1,0 pro Patientin, bei Operationen ein solcher von 70 gegenüber 44, d.h. 2,8 gegenüber 1,8. Das gibt ein Total von rund 137 gegenüber 69, d.h. 5,5 gegenüber 2,9 pro Person für die altersgepaarten Patientinnen. Wie die Tabelle 2 zeigt, erfolgen die meisten Hospitalisationen nach der Diagnose GTM und sind häufig der Krankheit zuzuschreiben. Operative Eingriffe dagegen sind häufiger in der Kontrollgruppe seit der Diagnose, und es fällt doch auf, wieviele Hospitalisationen und operative Eingriffe zwischen dem Auftreten der ersten Beschwerden und der Diagnosestellung einer generalisierten Tendomyopathie erfolgen. Graphisch dargestellt, ergibt sich das Gesagte aus der Abb. 1.

Die Details über Hospitalisationen und Operationen sind aus den Tabellen 3 und 4 zu ersehen.

Auch hier finden sich beträchtliche Unterschiede immer zugunsten der GTM-Patientinnen.

Tabelle 3. Operationen

	GTM			Lumbago	
	Vor Auftreten der ersten Beschwerden	Vor Diagnose-stellung	Nach Diagnose-stellung	Vor Diagnose-stellung	Nach Diagnose-stellung
Tonsillektomie < 15	7			6	
Tonsillektomie ≥ 15	6			4	
Appendektomie < 15	3			1	
Appendektomie ≥ 15	1			1	
Hysterektomie	4	3	1	2	2
Karpaltunnelsyndrom		4	4	1	2
Diskushernie		5			7
Andere	15	12	5	9	9
Total	36	24	10	24	20

60

Tabelle 4. Hospitalisationen

	GTM			Lumbago	
	Vor Auftreten der ersten Beschwerden	Vor Diagnose-stellung	Nach Diagnose-stellung	Vor Diagnose-stellung	Nach Diagnose-stellung
GTM	–	–	41	–	–
Andere rheumatische Erkrankungen	–	9	–	–	15
Andere (ohne Operationen)	3	13	1	8	2
Total	3	22	42	8	17

Zusammenfassend läßt sich sagen, daß unsere eigenen Daten die in der Literatur geäußerte Vermutung einer wesentlich häufigeren Inanspruchnahme gerade von Klinikleistungen durch Patientinnen, die eine GTM bzw. eine Fibromyalgie aufweisen, bestätigt werden. Es wurde als Kontrollgruppe bewußt eine Gruppe von Patientinnen ausgewählt, die sich evtl. mit dem Krankheitsbild der GTM überschneidet, was solche Unterschiede eher verringern dürfte. Es ist uns andererseits klar, daß das spezielle Interesse, das wir an der Rheumatologischen Universitätsklinik in Basel für die generalisierte Tendomyopathie bekunden, zu einer gewissen Verzerrung der Dokumentation geführt haben könnte. Wir haben uns deshalb auf objektive und relativ leicht erinnerbare Tatsachen bei unserem Vergleich beschränkt.

Die eingangs erwähnten und ziemlich beträchtlichen Kosten, die durch dieses Krankheitsbild entstehen, dürften also in den offiziellen Analysen nur unzulänglich erfaßt sein. Die Erklärung dafür könnte darin liegen, daß Patientinnen und Patienten mit generalisierter Tendomyopathie eine speziell behandlungsträchtige Population darstellen, d. h. daß die GTM nur Ausdruck einer viel weitergreifenden Prädisposition darstellt. Es könnte natürlich auch sein, daß das umrissene Krankheitsbild der GTM in unserem Gesundheitswesen nur unzulänglich erkannt und dementsprechend häufig fehlbehandelt wird. Klar dürfte sein, daß die GTM ein Problem darstellt, das auch in epidemiologischer, sozialmedizinischer und ökonomischer Hinsicht eine intensivere wissenschaftliche Bearbeitung verdient.

Literatur

1. Cathey MA, Wolfe F, Kleinheksel SM, Hawlay DJ (1986) Socioeconomic impact of fibrositis. Am J Med 81:78−84
2. Edwards O (1981) Maladies rhumatismales en Suisse. Quelques aspects économiques. Peter Lang, Bern
3. Henke KD (1983) Die direkten und indirekten Kosten von Krankheiten in der Bundesrepublik Deutschland im Jahre 1980. Beitrag zum 11. Kolloquium „Gesundheitsökonomie" der Robert-Bosch-Stiftung GmbH vom 16. bis 19. März
4. Hertzman P (1979) De reumatiska sjukdomarnas samhällsekonomiska konsekvenser. IHE, Lund
5. Jacobsson L, Lindgärde F, Manthorpe R (1989) The commonest rheumatic complaints of over six weeks' duration in a twelve-month period in a defined Swedish population. Scand J Rheumatol 18:353−360

6. Moser HP, Ackermann U (1986) Die Epidemiologie rheumatischer Erkrankungen in der Schweiz und angrenzenden Ländern. Edition Roche, Basel
7. Pedroni G, Zweifel P (1986) Die sozialen Kosten von Rheuma in der Schweiz. Studien zur Gesundheitsökonomie Nr. 9, Pharmainformation Basel
8. Yunus M, Masi AT, Calabio JJ (1981) Primary fibromyalgia (fibrositis). Semin Arthritis Rheum 11:151−171

Für die Verfasser:
Prof. Dr. R. Bruppacher
Abt. für Sozial- und Präventionsmedizin
der Universität Basel
Steinengraben 49
CH-4051 Basel

Gedanken zur Dokumentation bei der generalisierten Tendomyopathie (GTM)

N. Dettmer und M. Chrostek

Forschungsinstitut für Rehabilitationsmedizin an den Waldburg-Zeil-Kliniken (Leiter: PD Dr. N. Dettmer)

Considerations for Documenting Fibromyalgia

Summary: Today, the ability of data-processing systems to store and evaluate data is nearly unlimited. Of course, the accompanying problem is data collection, which must coincise with routine hospital practice. Consequently, evaluation and treatments should be documented for each individual disease or sub-group. In daily hospital practice exhaustive data collection is usually impossible.

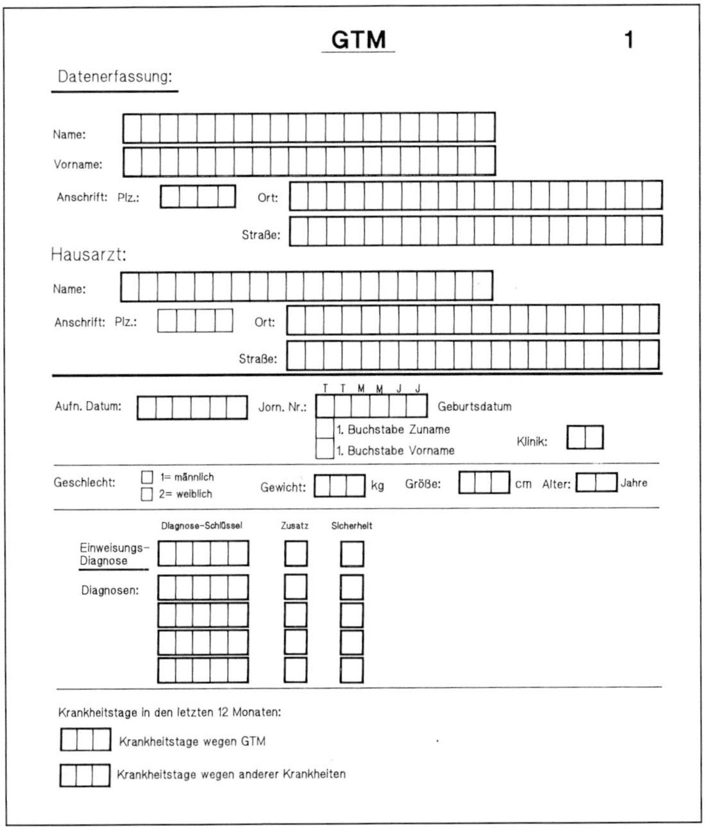

GTM 1

Datenerfassung:

Name:

Vorname:

Anschrift: Plz.: Ort:

Straße:

Hausarzt:

Name:

Anschrift: Plz.: Ort:

Straße:

Aufn. Datum: Jorn. Nr.: T T M M J J Geburtsdatum

1. Buchstabe Zuname

1. Buchstabe Vorname

Klinik:

Geschlecht: 1= männlich 2= weiblich Gewicht: kg Größe: cm Alter: Jahre

Diagnose-Schlüssel Zusatz Sicherheit

Einweisungs-Diagnose

Diagnosen:

Krankheitstage in den letzten 12 Monaten:

Krankheitstage wegen GTM

Krankheitstage wegen anderer Krankheiten

Abb. 1

Data on function of spine and joints, health status, and, in this case, symptoms of Autonomic Nerve Disease should be added to documentation of rheumatic disease. The time of the first appearance of each symptom should also be recorded.

A recommended formula for detailed data acquisition is presented here.

In Zusammenarbeit mit Herrn Müller vom Hochrhein-Institut für Rheumaforschung in Säckingen haben wir uns über die Dokumentation anamnestischer und Befunderhebungsdaten bei der generalisierten Tendomyopathie, im weiteren kurz GTM genannt, beschäftigt. Das vorläufige Ergebnis dieser Überlegungen soll hier kurz vorgestellt werden, wobei der vorliegende Dokumentationsentwurf noch keinerlei Anspruch auf Endgültigkeit erhebt. Es ist zunächst vorgesehen, diesen Entwurf in einer Pilotstudie bei etwa 30–40 Patienten zu erproben, um die Frage zu prüfen, ob manche Fragenkomplexe noch erweitert werden müssen, ob andere Komplexe zu ändern sind, ob manche Fragen auch relevant sind.

GTM **3**

Befund:

Druckpunkte:

Druckpunkt	Dolorimetrie rechts	Dolorimetrie links	Stärke rechts: negativ	fraglich	positiv	Stärke links: negativ	fraglich	positiv
1. M. masseter am Angulus mandibulae								
2. Knochen-Knorpelgrenze 2. Rippe								
3. Lange Bizepssehne								
4. Epicondylus radialis								
5. Daumensehne								
6. Trochanter major								
7. Pes anserinus								
8. Malleolus medialis								
9. Os occipitale								
10. M. trapezius								
11. Crista iliaca								
12. M. erector trunci								
Kontollpunkte								
Stirn Mitte								
Oberschenkel vorn Mitte								
Oberschenkel hinten Mitte								
Unterschenkel Mitte Wade								
Glutealregion								

Labor:
BSG
CRP

	nicht gemacht	normal	pathol. Befund
EKG			
Lungenfunktion			
Nervenleitgeschwindigkeit (bei CTS)			
Endoskopie			
Ultraschall			
Szintigraphie			
Thermographie			

	ja	nein
Dermographismus		
respiratorische Arrhythmie		
Migräne		

Abb. 2

Wir sind uns darüber klar, daß manche durchaus wissenswerte Angaben, etwa über die psychische Gesamtsituation, Angaben über durchgemachte Krankheiten, deren möglichen Einfluß auf die GTM und auch etliche funktionelle Parameter des Patienten, in unserem bisherigen Entwurf etwas zu kurz gekommen sind. Hier wird möglicherweise in gewissem Umfang nachgebessert werden müssen. Bei der Anlage unseres Dokumentationsbogens sind wir aber von folgenden Überlegungen ausgegangen: Es gibt sehr viele Dokumentationsvorschläge in der Medizin, die sicher sehr viel perfektionistischer, vielleicht wissenschaftlicher, angelegt sind als unser Vorschlag. Bisher haben wir aber die Feststellung gemacht, daß von derartigen Vorschlägen in der Praxis nicht so weit Gebrauch gemacht wurde, daß es zu wirklich greifbaren Ergebnissen geführt hat. Das liegt aus unserer Sicht daran, daß man zwar heute im Grunde alle verfügbaren Befunde und Parameter abspeichern und auch verarbeiten kann, daß es aber in der Praxis, auch in der klinischen Praxis, in den meisten Fällen nicht möglich sein wird, voluminöse, buchähnliche Fragebögen pro Patient exakt auszufüllen, denn dazu steht im normalen Klinikbetrieb zu wenig Zeit zur Verfügung, außer man beschäftigt für diese Aufgaben Doktoran-

GTM **4**

Befund:

Wirbelsäulenfehlstellung

HWS	ja	nein	BWS	ja	nein	LWS	ja	nein
Skoliose			Skoliose			Skoliose		
Hyperlordosierung			Hyperlordosierung			Hyperlordosierung		
Kyphosierung			Kyphosierung			Kyphosierung		
Steilstellung			Steilstellung			Steilstellung		

Beckenschiefstand ☐ ja ☐ nein

SSBH nach Menninger ☐ ja ☐ nein

SI-Gelenke

	rechts	links
Anomalie		
Arthrose		
Arthritis		

Röntgen

			Wirbelkörperdeformität	Osteochondrose	Spondylose	Spondylarthrose	Lockerungsvorgänge	Knickbildung	Fehlstellungen	Andere
HWS ☐ ja ☐ nein	☐ Skoliose ☐ Hyperlordosierung ☐ Kyphosierung ☐ Steilstellung ☐ Osteoporse	1. WK								
		2. WK								
		3. WK								
		4. WK								
		5. WK								
		6. WK								
		7. WK								
BWS ☐ ja ☐ nein	☐ Skoliose ☐ Hyperlordosierung ☐ Kyphosierung ☐ Steilstellung ☐ Osteoporse	1. WK								
		2. WK								
		3. WK								
		4. WK								
		5. WK								
		6. WK								
		7. WK								
		8. WK								
		9. WK								
		10. WK								
		11. WK								
		12. WK								
LWS ☐ ja ☐ nein	☐ Skoliose ☐ Hyperlordosierung ☐ Kyphosierung ☐ Steilstellung ☐ Osteoporse	1. WK								
		2. WK								
		3. WK								
		4. WK								
		5. WK								

Abb. 3

den oder spezielle für diesen Zweck eingesetzte Fachkräfte zusätzlich zum eigentlichen Klinikpersonal.

Wir hoffen, daß wir mit dem vorliegenden Dokumentationsvorschlag multizentrisch und auf breiter Front eine Vielzahl von Patientendaten sammeln können, von denen wir meinen, daß sie im Endeffekt doch zu aussagefähigeren Ergebnissen führen als die Auswertung weniger, voluminöser, aber schlecht oder gar nicht ausgefüllter Dokumentationsversuche.

Vorstellung des Dokumentationsvorschlags

Der Kopfbogen der Dokumentation (Abb. 1) erfaßt auf der ersten halben Seite die persönlichen Daten, dann Angaben über Geschlecht, Gewicht, Größe und Alter sowie über die Einweisungsdiagnose, die zur Einweisung in die Klinik geführt hat und vier weitere

Beschwerden	Erstes Auftreten						Stärke		
	nicht vorhanden	< 3 Monate	3–6 Monate	6–12 Monate	Anzahl der Jahre	nicht mehr vorhanden	gering	mäßig	stark
Vermind. Leistungsf./Mattigkeit									
kalte Hände oder Füße									
trockener Mund									
Neigung zum Schwitzen									
Kreislaufstörungen									
Zittern der Hände									
Einschlafstörungen									
Durchschlafstörungen									
Kloß im Hals-Gefühl									
Kopfschmerzen									
Atemnot									
Gefühlsstörungen (Arme/Hände)									
Gefühlsstörungen (Beine)									
Schwellungen (Arme/Hände)									
Schwellungen (Beine)									
Herzbeschwerden (Stolpern/Jagen)									
Beschwerden beim Wasserlassen									
Unregelmäßige Regelblutung									
Schmerzen bei der Regel									
Allergien									
Magen–Darm:									
Schluckbeschwerden									
Völlegefühl									
Schmerzen im Oberbauch									
Durchfall									
Verstopfung									
Speisenunverträglichkeit									

GTM   5

Anamnese:
vom Patienten auszufüllen
Jorn.Nr.:
Allgemeinbefinden:
Überlegen Sie ob irgendeine der jetzt aufgeführten Störungen bei Ihnen aufgetreten sind, wann Sie sie erstmalig bemerkt haben und ob sie noch bestehen.

Abb. 4

Diagnosen mit Zusatz und Sicherheitsangabe, der die von der Kranken- und Rentenversicherung angegebenen Diagnoseschlüssel enthält. Hier ist vorgesehen, die in den Kliniken ausgefüllten Fragebögen unter Abdeckung der ersten halben Seite, nämlich der Personalangaben zu kopieren, und an die zentrale EDV-Erfassungsstelle, in diesem Falle unser Institut, einzusenden.

Hier ist gleich die Bemerkung zu machen, daß die gesamte Krankheitsanamnese unter Einschluß von operativen Eingriffen bei chronischen Erkrankungen, Stoffwechselerkrankungen etc. im vorliegenden Entwurf nicht erfaßt wurde, sie geht lediglich als Hinweis aus den Angaben der Diagnosen auf der ersten Seite hervor. Hier wird es womöglich notwendig werden, unter Hinzuziehung der Krankenblätter im Einzelfalle Ergänzungen einzuholen, die evtl. ja auch für die weitere Ausgestaltung der Dokumentation herangezogen werden müssen.

Neben der Ausfüllung dieses Kopfbogens obliegt dem behandelnden Arzt in der Klinik lediglich noch die weitere Ausfüllung von drei Bögen: Anamnesebogen mit Familienstand, Schulabschluß und näheren Angaben über berufliche Tätigkeit (ohne Abb.), Befunderhebung speziell für die GTM (Abb. 2) neben den für die GTM typischen Druckpunkten und der Angabe von Kontrollpunkten mit evtl. verfügbarer Messung der Dolori-

Abb. 5

metrie, Angaben zu evtl. Hinweisen für entzündliche Prozesse und die Durchführung von diagnostischen Maßnahmen. Letzte vom Arzt auszufüllende Angabe ist der Befund an der Wirbelsäule (Abb. 3). Alle weiteren Angaben sind vom Patienten zu machen. Dabei steht zunächst im Vordergrund die Fragestellung nach evtl. vorhandenen vegetativen Symptomen (Abb. 4) sowie deren erstmaligem Auftreten und Stärke. Es folgen dann Dokumentationsbögen über die Angabe grober Schmerzqualifikation sowie Angaben über erstes Auftreten und Ort der Beschwerden bei Einbeziehung der von Müller für die GTM vorgesehenen Schmerzschemata (Abb. 5 u. 6).

Es folgen Fragen nach Lebensproblemen sowie nach Medikamenten und deren Wirkung auf die Krankheit (Abb. 7 u. 8). Dann wird um Angaben über die Wirkung von physikalisch-therapeutischen Maßnahmen gebeten. Schließlich wird dem Patienten eine Auswahl von vier Schmerzkurven vorgestellt, die beschrieben werden und um Angabe darüber gebeten, welche dieser Kurven am ehesten auf den Patienten zutrifft.

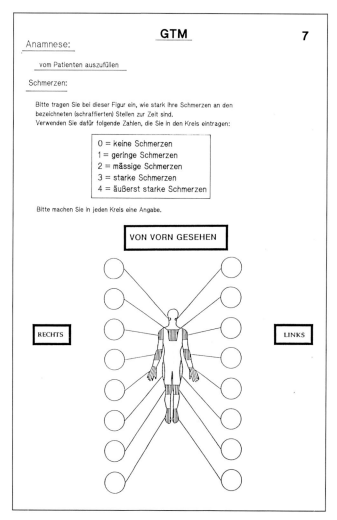

Abb. 6

GTM   **11**

Anamnese:

vom Patienten auszufüllen

Wenn Sie darüber nachdenken, wie Sie dem Leben gegenüberstehen, oder Ihr Leben meistern, inwieweit stimmen Sie folgenden Aussagen zu?

(Antwortskala: stimme voll und ganz zu / stimme eher zu / stimme eher nicht zu / stimme überhaupt nicht zu)

Ich werde mit einigen meiner Probleme nicht fertig............................
Ich fühle mich in meinem Leben gelegentlich hin und her geworfen.....
Ich habe wenig Kontrolle über Dinge, die ich erlebe............................
Was ich mir vornehme, kann ich auch erreichen............................
Oft fühle ich mich meinen Problemen ausgeliefert............................
Meine Zukunft hängt hauptsächlich von mir selber ab......................
An vielen Dingen, die mir im Leben wichtig sind, kann ich wenig ändern

Bitte geben Sie an, durch welche Ursachen Ihre Krankheit ausgelöst bzw. Ihre Beschwerden wesentlich verschlimmert worden sein könnten.

Wie häufig nehmen Sie folgende Medikamente ein? | Helfen sie Ihnen mit Ihren Beschwerden fertig zu werden?

(Häufigkeit: täglich / mehrmals wöchentlich / mehrmals monatlich / selten / nie)
(Hilfe: ja / weiss nicht / nein)

Schlafmittel............................
stimmungsbeeinflussende Mittel/ Beruhigungsmittel............................
Schmerzmittel............................
Rheumamittel............................
Vitaminpräparate............................
homöopathische Mittel............................
Naturheilmittel............................

Abb. 7

Schlußbemerkungen

Wir sind uns einerseits darüber klar, daß unser Dokumentationsversuch keine globale Erfassung aller möglicherweise dokumentierbaren Fakten-Parameter und Befunde erlaubt. Auf der anderen Seite sind wir aber davon überzeugt, daß wir bei konsequenter Anwendung dieses Bogens bei Patienten mit GTM in unseren Kliniken relativ rasch zu einer brauchbaren Datensammlung kommen werden, die uns auf jeden Fall erlauben wird, gewisse Trends bei der Diagnostik, speziell auch bei der Frühdiagnostik dieser Krankheit auszuloten und darüber hinaus auch die Brauchbarkeit therapeutischer Verfahren prüfen zu können. Hier wird allerdings noch eine zusammen mit dem Hochrhein-Institut und den anderen beteiligten Kollegen zu diskutierende Ergänzung der Dokumentation in bezug auf Krankheitsverläufe notwendig sein. Es ist vorgesehen, die Diskussion nach Abschluß der Pilotphase vorzunehmen, um dann auf breiterer Front die Dokumentation weiterzuführen.

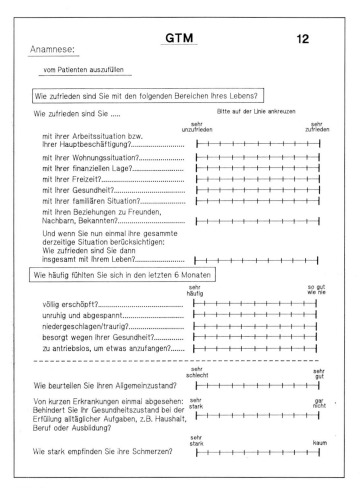

Abb. 8

Da ja ohne Zweifel die GTM eine von psychischen Faktoren weitgehend mitbestimmte Erkrankung ist, hier also eine Verzahnung von psychischer Situation und Befunden am Bewegungsapparat bzw. vegetativer Symptomatologie vorliegt, wird unser Hauptaugenmerk in Zukunft wohl darauf gerichtet sein, unsere Dokumentation in bezug auf die Erfassung im Befund am Bewegungsapparat, psychische Gesamtsituation und vegetativer Symptomatologie weiter zu ergänzen, was der Mitarbeit unserer psychologisch, psychiatrisch und psychosomatisch geschulten Kollegen bedarf. Hier liegt noch viel Arbeit vor uns. Aber eines dürfen wir nicht tun: den Dokumentationsbogen so mit Detailfragen anzureichern, daß er nicht mehr oder nur noch mit Hausnummern ausgefüllt wird, also seine Erfassung unmöglich wird.

Für die Verfasser:
PD Dr. N. Dettmer
Forschungsinstitut für Rehabilitationsmedizin
an den Waldburg-Zeil-Kliniken
Riedstraße
7972 Isny-Neutrauchburg

II. Teil

Bedeutung und Wertigkeit
verschiedener Untersuchungsmethoden
bei der generalisierten Tendomyopathie

Die Anamnese beim Fibromyalgiesyndrom (FMS)

G. Vetter

Klinik Auerbach, Bensheim

The case history in Fibromyalgia Syndrome

Summary: Similar to other medical disciplines in rheumatology and especially in the FMS the case history is the base of diagnosis and of a good doctor-patient relationship.

A comprehensive interview is very important in FMS, especially when there is a lack of objective findings. When patients are not given the opportunity to discuss their complaints, they will consult several doctors in an attempt to gain an understanding of their disease.

The doctor should conduct the patient interview in a personal atmosphere, the seated beside, rather than in front of the patient. Further, the interviewer must listen attentively toward a better understanding of the particular autoplastic disease.

After giving a thorough description of complaints, the patient should be encouraged to talk about his life and social history, family status, experiences in early childhood, educational level, occupation, and job conditions often have pathogenic influences. Also, very important are frequency and length of work absence due to disability, details about medical examinations and subsequent courses of treatment. Especially important is information about drug therapy, its efficacy, side-effects, and compliance.

Furthermore, the doctor should determine and examine the pain, autonomic reactions, sleep disturbances, and other modulating factors. A good aid in obtaining a complete picture of the patients' disease is a self-report questionnaire; the answer given can then be scored, comparable with other findings, and they then will have good predictive value.

Finally, the doctor must pay careful attention to the patients' non-verbal communication.

Die Anamnese ist die breite Grundlage der diagnostischen Pyramide in der gesamten klinischen Medizin. Sie vermittelt 80% der notwendigen Informationen bei 80% aller Krankheitsbilder oder Befindlichkeitsstörungen.

Durch die Überbewertung der Technik wird sie zunehmend vernachlässigt, ganz im Sinne der heutigen „sprachlosen Medizin". Viele der heutigen Mediziner haben keinen rechten Begriff mehr von der „Kunst der Anamnese", wie sie die Alten übten.

Der Sinn der Bemühungen ist die Offenlegung aller individuellen Sachverhalte von Herkunft, Entwicklung, Gegenwartsstand, Ansichten und Aussichten.

Die Erhebung der Vorgeschichte ist also keine Ausfragung, auch kein Interview, keine Exploration und auch kein Couchgespräch.

Sie ist ein verstehendes Gespräch, und sie begründet das Arzt-Patienten-Verhältnis. Sie findet nicht nur in einer Sitzung statt, sondern sie wird bei jedem Kontakt fortgeführt, verfeinert, vertieft. Erst wenn sich ein Vertrauensverhältnis entwickelt hat, können auch vertrauliche Gespräche stattfinden. Zunächst aber müssen Daten gesammelt werden, die den bisherigen Lauf der Dinge — das ist der Lebenslauf und der Krankheitsverlauf —

dokumentieren. Es ist gut, wenn man sich eine planmäßige Vorgehensweise angewöhnt, wie sie etwa G. L. Engel und R. Adler in ihrer psychologisch orientierten Anamnese angegeben haben.

Nach Schaffung einer günstigen Situation, d. h. einer entspannten und beruhigenden Atmosphäre, kommt das Gespräch in Gang, das mit Vorstellung und Begrüßung beginnt. Dann soll der Patient spontan seine Beschwerden schildern, wobei er seine ganze „Landkarte" darstellen kann.

Nach diesem Überblick soll der Arzt versuchen, die Thematik auf das jetzige Leiden zu konzentrieren, wobei zeitliches Auftreten, Qualität, Intensität, Lokalisation und Ausstrahlung, Begleiterscheinungen, modulierende Faktoren und Umstände der Hauptbeschwerden erörtert werden sollen.

Dann sollten die persönliche Anamnese und schließlich die Familienanamnese erkundet werden. Besonders wichtig ist die psychische Entwicklung mit Elternhaus und Schule sowie der Findung von Leitbildern.

Interessant in dieser Hinsicht ist die Tatsache, die Pincus u. Callahan [5] gefunden haben, daß nämlich Dauer und Qualität der formalen Ausbildung und Erziehung ein sehr wichtiger prognostischer Faktor bei allen chronischen Krankheiten sind.

Die Darstellung der beruflichen Situation und der sozialen Probleme kann im fließenden Übergang stattfinden.

Wenn bisher die primäre Spontaneität des Patienten gewaltet hat, so kann jetzt in einer Systemanalyse noch – wie man heute sagt – nachgebessert werden, man kann gezielte Fragen stellen und man wird daraus zu hören versuchen, welche offenen, verdeckten oder versteckten Pläne oder Zukunftsperspektiven der Patient hat.

Bei jeder Art der menschlichen Kommunikation müssen einige psychologische Grundtatsachen beachtet werden:

Da sie zunächst das Gesetz der bevorzugten Ausdrucksfelder, das gleichzeitig für den Beobachteten als auch für den Beobachter gilt. Hier gibt es beispielsweise den akustischen und eidetischen Typ, d. h. der eine sieht, der andere hört besser oder mehr, so wie Goethe von sich selbst bezeugt: „Das Auge war vor allem das Organ, mit dem ich die Welt faßte".

Der Eidetiker hat zweifelsfrei einen großen Bonus auch in der zwanglosen Erfassung nonverbaler Ausdrucksmöglichkeiten.

Sie sind beim Fibromyalgiesyndrom wahrscheinlich besonders wichtig, weil solche Patienten häufig ihre Beschwerden auch demonstrativ – so mit Fingerzeigen – darstellen. Dies geschieht aber nicht in der Absicht zu übertreiben, sondern den Arzt eindringlich auf den Schmerz hinzuweisen. Das kann manchmal von Sozialmedizinern falsch verstanden werden, wenn sie richtig, aber leicht ironisch, von Verdeutlichung der Beschwerden sprechen.

Hier muß auch ein Wort gesagt werden zur Alexithymie, die ja bei solchen Patienten überdurchschnittlich häufig vorkommen soll. Gemeint ist damit der Mangel von Menschen, sich über ihre inneren Zustände zu äußern. Das ist nicht etwa ein schamhaftes Verbergen, sondern es ist die Unfähigkeit Empfindungen und Gefühle mitteilen zu können, so daß der Gesprächspartner den falschen Eindruck haben kann, daß eine Gefühlsarmut vorliegt, was aber tatsächlich nicht der Fall ist. Hier liegt also eine verbale Kommunikationsstörung vor.

Es gibt auch das Zustandsbild der „pensée operatoire". Hier ist die Vita activa zugunsten der Vita contemplativa derart eingeengt, daß der Betroffene sich nicht als Akteur, sondern als Zuschauer seiner eigenen Lebensszenerie empfindet.

Eine weitere wichtige Tatsache ist, daß es verschiedene Typen, Artungen oder Stile der Persönlichkeit gibt, die von verschiedenen Autoren in unterschiedliche Schemata gebracht wurden, so z. B. früher von Kurt Schneider [6] als sog. psychopathische Persönlichkeiten oder von Hellpach aus mehr genetischer Sicht Persönlichkeitsartungen genannt. Eine jüngere Systematik stammt von G. L. Engel, der sie mit Persönlichkeitsstile bezeichnet.

Der anamnestizierende Arzt muß sich bewußt sein, daß auch er einen Typ darstellt, und so könnten Verstehensschwierigkeiten auftreten, wenn z. B. eine mütterlich-nährende Persönlichkeit mit einer querulatorisch-paranoiden Persönlichkeit zusammentrifft.

Besonderer Erwähnung bedarf noch die „pain prone personality", und es gibt Hinweise dafür, daß die Leidensbereitschaft sich aus der frühkindlichen Entwicklung herleitet. Diese Menschen haben häufig im Elternhaus Spannungen ertragen oder deren Entladung hinnehmen müssen, woraus sich eine Schmerzbereitschaft etabliert hat. Diese Menschen neigen auch häufig zur Überkompensation, die sie zu Hobbys wie Fallschirmspringen, Tieftauchen und Autorennen − auch im Alltag − führen.

Grundsätzlich aber muß die Feststellung getroffen werden, daß das Fibromyalgiesyndrom keine Neurose im engeren Sinne, insbesondere auch keine sog. Konversionsneurose darstellt, so daß der Beitrag der Tiefenpsychologie zu unserem Thema über Aspekte hinaus vernachlässigt werden kann.

Von besonderer Bedeutung ist aber das Schlafverhalten, da ja der zerhackte, nichterholsame Schlaf ein typisches Merkmal des FMS ist und einige Autoren hierin sogar eine pathogenetische Bedeutung sehen. Deswegen muß erfragt werden, ob der Schlaf erholsam ist, was ja mit der Schlafdauer nichts zu tun hat. Die Schwankungsbreite dessen, was als normal bezeichnet werden kann, ist außerordentlich groß, so daß sowohl Kurz- als auch Langschläfer produktive und entspannte Menschen sein können.

Wichtig ist es auch, nach Träumen und Trauminhalten zu fragen, ohne daß man sich in die psychoanalytische Traumproblematik verlieren sollte.

Besonders wichtig ist es, zu klären, ob Schlaf- oder Beruhigungsmittel genommen und ob und welche Quantitäten Alkohol abends gebraucht werden.

Nach den früheren FMS-Kriterien wurde den vegetativen Begleitstörungen eine große diagnostische Validität zugesprochen, sie sind in den 90er Kriterien nicht mehr enthalten. Trotzdem gehört die ausführliche Erfragung der vegetativen Funktionen zumindest zum Rahmen des Gesamtbildes.

Eng schließt sich die Frage nach den konditionierenden Faktoren, also den Einflüssen von Wetter, Klima, Lärm und anderen Arten von Distreß an.

Es bedarf keiner Frage, weil es selbstverständlich ist, daß die allgemeine Vorgeschichte, bezogen auf durchgemachte Krankheiten, bekannte Risikofaktoren usw., eine ausführliche Würdigung erfahren muß.

Zur Entwicklung der jetzigen vordergründigen Beschwerden muß eine sehr sorgfältige, am besten listenmäßige Erfassung aller bisher in dieser Sache vorgenommenen Untersuchungen und Behandlungen stattfinden. Hier wird sich bestätigen, daß das geradezu typisch, „doctor-shopping" stattgefunden hat, daß zahlreiche Heilverfahren durchgeführt wurden, daß überreichlicher Gebrauch von bildgebenden Verfahren und Laboruntersuchungen gemacht wurde und daß zahlreiche Diagnosen mit vielfältiger Interpretation herauskamen.

Bei einer Gutachtensache hatte beispielsweise ein orthopädischer Kollege 19 Einzeldiagnosen von seiten des Bewegungsapparates erbracht; leider fehlte nur das „geistige Band".

Nicht selten wird in der Vorgeschichte über mehrfache Operationen, häufig auch im Bereich der Wirbelsäule, berichtet.

Möglichst lückenlos sollte die Medikamentenanamnese sein, wobei auch Dauer, Dosierung und Verträglichkeit der gebrauchten Pharmaka zu ermitteln wären; und dies auch wiederum am besten in Form einer Liste.

Auch die Sozialanamnese kann besonders wertvolle Informationen vermitteln. Es steht zu fragen, wie es war im Elternhaus, in der Schule und etwa an der Universität, wie es ist am Arbeitsplatz, auch wie die Arbeitsvorgänge technisch ablaufen, wie das Betriebsklima in diesem und jenem Sinne beschaffen ist, ob es Geruchs-, Rauch- oder Lärmbelästigungen, Zugluft gibt, ob die Arbeit Freude macht.

Im Kontrast hierzu stellt sich die Frage nach Liebhabereien, hier auch im weiteren Sinne, der nicht mit dem Begriff Hobby allein abgedeckt wird, weil Freizeitveranstaltungen heutzutage nicht nur spannend, sondern auch überspannend und gerade gefährlich sein können, wie beispielsweise unkontrollierte massenpsychotische Erscheinungen im Fußballstadion.

Vergessen sollte man nicht, auch nach dem Gesundheitsschicksal der Vorfahren zu fragen, weil deren verständnisvolle Interpretation genetische Zwänge erkennen lassen kann und es beispielsweise bekannt ist, daß eine mit Nervenkrankheit im weitesten Sinne belastete Familienvorgeschichte offenbar auch zu gehäuftem Vorkommen nicht nur neurotischer Erkrankungen, sondern auch des FMS disponiert.

Die Erhebung der Vorgeschichte geschieht nicht nur bei der Aufnahmeuntersuchung. Sie wird fortgesetzt und fortgeschrieben, praktisch bei jedem Arztkontakt, weil ja häufig eine Antwort wiederum eine neue Fragestellung ergibt und man sich erst im Laufe der Zeit ein möglichst vollständiges Bild dieses Menschen macht, von dem gesagt wird, daß er ein unbekanntes Wesen sei. Das Ziel muß aber sein: Möglichst viel von ihm über sich selbst zu erfahren, damit eine persönliche und individuelle Diagnose gestellt und ihm möglichst in individueller Weise geholfen oder weitergeholfen werden kann.

Es kann sehr nützlich sein, von geeigneten Fragebogen, etwa vom Typ der Self-Report-Questionnaire nach Pincus et al. [5] Gebrauch zu machen. Diese Technik, die auch Psychologen oder geeignetem Hilfspersonal überlassen werden kann, ersetzt nicht die Erhebung der Vorgeschichte, stellt aber eine wertvolle Ergänzung dar und gibt einen Überblick über das, was wir heute Lebensqualität nennen.

FMS-Patienten haben mit den Werten für Schmerz, Rheumatology-Attitude-Index und globale Selbstbeurteilung unter den 5 wichtigsten Rheumaleiden die schlechtesten und für Alltagszufriedenheit und Alltagsschwierigkeiten die zweitschlechtesten Werte, womit sie den miserabelsten Gesamtscore an Lebensqualität von allen Rheumakranken aufweisen.

Im Langzeitgebrauch hat diese Selbsteinschätzungstechnik einen hohen prädiktiven Wert, und dem Faktor Befindlichkeit kommt bei diesen Untersuchungen hinsichtlich Validität und prädiktiver Potenz ein Stellenwert zu, der eindeutig höher und sicherer liegt als bei den sog. objektiven Methoden, also bildgebenden Verfahren und Laborbefunden. Das kann nicht ohne Konsequenzen für den Alltag bleiben.

Wenn uns also auch heute noch nicht befriedigende strukturelle oder biochemische Befunde zum Ausschluß des „Enigma FMS" zur Verfügung stehen, so haben wir doch mit der kunstvoll gehandhabten Anamnese einen Schlüssel zum Menschen mit Fibromyalgiesyndrom zur Hand, womit gleichzeitig auch eine verständnisvolle und tragfähige Arzt-Patienten-Beziehung geschaffen werden kann.

Literatur

1. Adler R, Hemmerle W (1989) Praxis und Theorie der Anamnese. Fischer, Stuttgart
2. Argelander H (1967) Das Erstinterview in der Psychotherapie. Psyche 21:341

3. Luban-Plozza B, Pöldinger W, Kröger F (Hrsg) (1989) Der psychosomatische Zugang zum Patienten. In: Der psychosomatisch Kranke in der Praxis. Springer, Berlin Heidelberg New York Tokyo
4. Petrilowitsch N (1966) Abnorme Persönlichkeiten. Karger, Basel
5. Pincus T, Callahan LF (1989) Self-report questionnaires in five rheumatic diseases. Arthritis Care Res 2(4):1−9
6. Schneider K (1950) Die psychopathischen Persönlichkeiten. Deuticke, Wien

Anschrift des Verfassers:
Dr. G. Vetter
Ärztlicher Direktor der Klinik Auerbach
Heinrichstraße 4
6140 Bensheim

Muscle Spasm in Fibromyalgia – Documentation in Clinical Practice

A. A. Fischer

Mt. Sinai School of Medicine CUNY, Department of Rehabilitation Medicine, Department of Veterans Affairs Medical Center, Bronx NY

**Muskelspasmen bei generalisierter Tendomyopathie (GTM) –
Nachweis in der klinischen Praxis**

Zusammenfassung: Der Muskelspasmus (MSp) ist eine unwillkürlich anhaltende und gewöhnlich schmerzhafte Kontraktion, die stärker ist, als es für eine Körperhaltung oder eine Tätigkeit physiologisch notwendig wäre. MSp ist eine häufig symptomatisch therapierbare Schmerzursache bei generalisierter Tendomyopathie. Die Palpation ist die wichtigste diagnostische Methode zur Erfassung des MSp, der sich durch eine harte Beschaffenheit und Verspannung des ganzen Muskels manifestiert. Dieser Befund unterscheidet den MSp von Verhärtungen der Muskulatur bei myofaszikulären „trigger points", bei denen die Verspannung auf eine Gruppe von Fasern innerhalb des Muskels begrenzt ist. *Objektive Methode zum Nachweis von MSp:* (1) Der „tissue compliance meter" (*TCM*) ist ein mechanisches Gerät, mit dem die Beschaffenheit der Weichteile und damit auch eine Verhärtung des Muskels objektiv und quantitativ gemessen wird. Der TCM ist nach dem Prinzip der Federwaage konstruiert mit einem langen Griff, der in einem Gummistift endet. Wenn der Stift in das zu untersuchende Gewebe gedrückt wird, gleitet eine um den Griff des Gerätes angebrachte Scheide nach oben und zeigt so an, wie tief der Stift in das Gewebe eindringt. Die Gewebe„complicance" (-weichheit, d.h. der Gegensatz der Gewebehärte) wird ausgedrückt in mm/kg der beim Eindringen angewandten Kraft. Für die Gewebeweichheit (Tissue compliance) wurden Standardwerte festgesetzt. Die Wirkung einer spasmolytischen Behandlung, wie beispielsweise Kälte- oder Hitzeanwendung, tetansierende Elektrostimulation, Muskelentspannung, Nerven-Blockierungen, läßt sich mit einem TCM quantitativ nachweisen.

(2) MSps lassen sich auch mittels *Oberflächen-Elektromyographie* (EMG) nachweisen. Mit dem EMG konnten wir bei Lumbalgien Episoden von kontinuierlicher EMG-Aktivität in der paravertebralen Muskulatur auch im Schlaf nachweisen. Die Resultate zeigten, daß MSps mit einer EMG-Aktivität einhergehen, die nicht willkürlich erzeugt wird, da sie auch im Schlaf auftritt. (3) Mittels *Thermographie* (Darstellung von Wärmeausstrahlungen) ist der Nachweis von MSp in Form einer diffus erhöhten Wärmeausstrahlung über dem spastischen Muskel ebenfalls möglich.

Muscle spasm (MSp) has been defined as a sustained involuntary contraction, which is usually painful and cannot be relieved completely by voluntary effort [12]. Clinicians in general recognize MSp as an important diagnostic entity [2, 3, 14, 15]. The phenomenon, however, seems to elude experimental documentation.

The purpose of this presentation is to describe the clinical diagnosis of Msp with particular regard to generalized tendomyopathy (GTM), also known in America as fibromyalgia or fibromyositis. A set of standard criteria for diagnosis of GTM is still evolving [25]. The role of quantified pressure-pain-sensitivity measurement by dolorimetry (algometry) for diagnosis of GTM is discussed in other articles published in these proceedings. The authors' personal experience has shown that careful palpation detected MSp very frequently in patients who suffered from GTM or from generalized muscle tenderness. The diagnosis of MSp is of great practical importance for successful therapy of GTM, since the management of this common condition involves specific treatment procedures. Effective treatment of MSp often requires several modalities, including injections (nerve blocks), tetanizing electric stimulation, other physical therapy, exercise [7, 15], proper body mechanics, as well as medication. The significance of diagnosis of MSp is also emphasized by the observation that the pain in GTM, particularly recurrent attacks, is frequently caused by MSp. This conclusion is based on the fact that pain subsides and function improves once the spasm has been released spontaneously or after proper treatment.

Methods for clinical diagnosis of MSP

Palpation

Properly performed, palpation is the primary, most reliable, and also most sensitive method for diagnosing MSp. It is regretful that the clinical diagnosis and recognition of this important condition is becoming more and more rare. One of the reasons for missing the diagnosis of MSp is the decline of clinical use of palpation in general.

The most important reason for insufficient utilization of palpation is the increasing reliance on advanced diagnostic technology such as magnetic resonance imaging, computerized tomograms, etc. While shifting responsibility for diagnosis to MRI, CT scan, and other advanced techniques may be justified for pathological anatomical diagnosis, such methods cannot replace the art of palpation in the management of the patient complaining of pain. Training in interpretation of imaging diagnostic methods is often over-emphasized in regard to training in palpation techniques. Finally, probably one of the main factors for underutilization of palpation in the past was the fact that without quantification of physical findings, such as harder consistency of the muscle or its tenderness, it was difficult to transfer experience from one clinician or investigator to another. Teaching the art of palpation therefore was limited by the necessity of directly demonstrating findings by one person to another. *Quantification of palpatory findings* using *pressure dolorimeters* for pressure-pain sensitivity (see Chapter 87 and 95 in this volume) and *tissue compliance meter* for soft-tissue consistency (hardening) make possible the exchange of quantified findings without personal contact. The training of clinicians in the art of palpation can now rely on the above quantified diagnostic methods.

Basic principles of palpation technique: The patient should be seated or reclining comfortably in a position that requires minimal active muscle activity to support any body part. The patients is *positioned* so that examined muscles are stretched to their full length, bringing out their contours.

Figure 1 demonstrates the positioning of patient for palpation of deep lumbar paraspinals.

In order to detect spasm of individual muscles or groups, the patient should be relaxed, and general muscle tension should be relieved. Palpating fingers cannot penetrate nor feel the spasmodic muscle unless the surrounding and, particularly, the covering musculature is well relaxed. *Relaxation of tense muscles* can be achieved most effectively by deep-breathing techniques combined with eye-movement exercises. The patient is instructed to

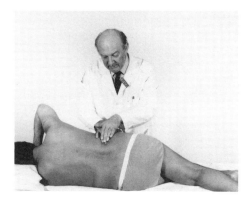

Fig. 1. Palpation of deep paraspinal muscles for diagnosis of spasm. Patient is in decubitis position. The paraspinal muscles are stretched by the tilted pelvis due to the bent knee and leg. The rib cage is pulled cranially by positioning the elbow above the head.

breathe in as deeply as possible and then to exhale very slowly for as long as feasible, "sissing" out through the front teeth. Inhalation is then synchronized with moving the eyes up ("look at your eyebrow"), while exhalation is combined with looking down ("look at your chin"). The maneuver is repeated about four times. This usually induces sufficient relaxation of tense musculature so that the harder consistency of spasmodic muscles can be differentiated. Once the location of spasmodic muscle has been established, the *second step of MSp diagnosis consists of proving that the harder consistency of the muscle is caused by its active contraction rather than by extrinsic components such as unresolved hematoma.* This can be achieved by further relaxation using breathing exercises or more effectively and faster by spraying the areas with a coolant: ethyl chloride [15] or fluori-methane [23]. Massaging the area with ice is also effective. Softening of the hard muscle consistency after relaxation maneuvers proves that an active sustained contraction characteristic of muscle spasm has been present.

Tissue compliance for quantitative documentation of muscle hardening

Tissue compliance measurement is a simple clinical method for objective and quantitative documentation of alterations of soft-tissue consistency, such as in muscle spasm or other increased muscle tone. The tissue compliance meter is a handheld mechanical instrument (Figs. 2, 3), which consists of a force-gauge fitted with a long shaft ending in

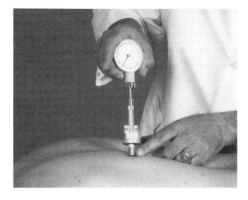

Fig. 2. Tissue compliance meter for objective and quantitative diagnosis of muscle spasm and documentation of treatment results.

81

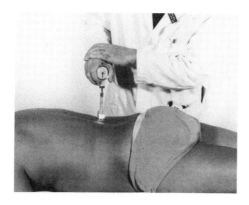

Fig. 3. Measurement of spasm in paraspinal muscles by tissue compliance meter.

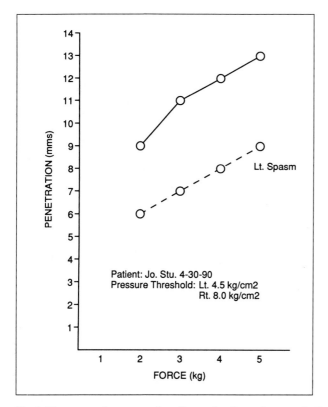

Patient: Jo. Stu. 4-30-90
Pressure Threshold: Lt. 4.5 kg/cm2
Rt. 8.0 kg/cm2

Fig. 4. Tissue compliance recording diagnostic of muscle spasm in the left upper trapezius muscle. The x-axis shows the force by which the tip of the meter has been pressed into the examined tissue. The y-axis demonstrated the corresponding depth of penetration, expressing the compliance; lower compliance indicates harder consistency of the muscle in spasm.

a rubber tip [8]. When the tip is pressed into the examined tissue, the disc slides up on the shaft of the force-gauge, indicating the depth of penetration achieved by the tip. A higher penetration at the same force indicates softer consistency of the examined tissues. Muscle contraction and spasm typically causes a harder consistency which can be detected quantitatively and objectively by tissue compliance. Figure 4 shows tissue compliance measured at force of 2, 3, and 4 kg. On the right side where spasm was present and confirmed by thermography as well as increased electrical activity on the EMG, the tissue compliance was significantly lower than on the opposite normal side. Relaxation of the spasms by therapeutic procedures (particularly nerve blocks, electric stimulation or medication) can be quantified immediately after the intervention or in long-term follow up. One measurement using a force of 2 or 3 kg is usually sufficient for documentation of muscle spasm in clinical practice. The entire procedure takes not more than 2 min. Normal values and standard deviations for tissue compliance over different muscles has been established [8]. Detailed use of the tissue compliance meter for clinical purposes along with illustrations have been published [9].

Quantitative evaluation of treatment results by tissue compliance have also been demonstrated [11].

Electromyography in documentation of muscle spasm

Electromyography shows increased activity over the muscles (via surface electrodes) which are in spasm [1, 4, 5, 13, 18, 19, 24] if the degree of motor unit recruitment achieves a certain level. Fischer and Chang (1986) showed that episodes of continuous EMG activity were present in paraspinal muscles, even during sleep, in patients with documented spasm in these muscles. The results proved clearly that electric activity over spasmodic muscles is not induced voluntarily. EMG shows increased electrical activity in severe spasm only, while a milder degree of spasm can be detected only by high amplification, and the episodes of contractions do not last as long. Handheld, battery-operated EMG devices are available for use in daily practice for detection of MSp and evaluation of treatment results.

Table 1. GER.EVA. 44 year old male: acute pain in right upper trapezius area

	Left	Right (spasm)
Myoscan: micro V/2 sec. scan $\bar{x}$	7.24	8.28
Tissue compliance: mm/5 kg force	10.0	7.0
Pressure threshold: kg/cm^2	3.0	1.5

Thermogram: increased heat emission diffusely over right upper trapezius.
EMG: continuous activity at rest in right upper trapezius.

Table 1 shows results obtained by such an EMG in a patient who demonstrated palpable spasm in the right upper trapezius muscle, which was also confirmed by thermography (see Fig. 5) and tissue-compliance recording.

EMG is useful in practice for documentation of MSp as a relatively simple method. For research purposes, a 24-h recording of EMG is the most sensitive method for documentation of continuous activity [12].

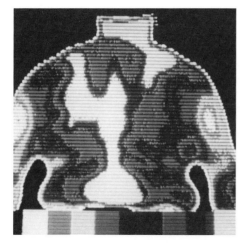

Fig. 5. Thermogram showing diffusely increased heat emission confined to the spasmodic musculature in left upper back, documenting presence of muscle spasm, or seen as typical for muscle spasm. Black & white print of color slide shows different temperature levels by darkness and texture. At the bottom part of the picture is a calibration scale, each shade of gray corresponding to a different original color represent one degree difference from the next bar. Toward the right the scale indicates warmer temperature, and toward the left, colder temperature.

Thermography (heat imaging)

Thermography is a method which produces color pictures of temperature distribution over the body. Thermography can be performed by electronic infrared tele-equipment or by contact liquid-crystal technique. Clinical correlation with palpatory finding of MSp showed that both methods typically demonstrated diffusely increased heat emission which corresponded to the shape of the underlying spasmodic muscle [7, 10, 22]. The significance of thermographic documentation is its objectivity.

Figure 5 shows a thermogram of a patient with spasm in the right upper trapezius muscle.

Differential diagnosis of muscle spasm

Differential diagnostic findings typical for *Msp* include the active contraction of the muscle, which is manifested on electromyography, as well as by harder consistency on palpation. The second important characteristic of MSp is that the entire muscle is contracted as a unit. In clinical practice the active state of contraction is proven if deep breathing or cooling, as described above, relaxes the muscle. Softening of the hard muscle consistency detected earlier by palpation is indicative of its relaxation, proving that the hardening had been caused by an active contraction of the fibers. The limitation of range of motion by MSp is characteristically improved after its relaxation by cold or deep breathing.

The active contraction of spasmodic muscle is differentiated from "contracture", which is a muscle tightness limiting movement by fibrotic changes within the muscle, frequently occurring around the joint. Contractures do not change by relaxation or vapocooling, and they offer fibrotic characteristics of resistance to stretch. The differentiation is important since treatment of contractures consist of ultrasound and stretching, unlike therapy of MSp as mentioned above [15]. *Another easily confused muscle state is hypertonicity induced by spasticity,* i.e., upper motor neuron lesion, that is characterized by reflex contraction on stretching of the muscle. The reflex of spastic muscles increases with the speed of movement. Thus spastic muscles and muscle spasms are different entities and have different treatments.

In *GTM*, hard muscle consistency can be induced also by *induration*, a not infrequent condition, which on palpation presents as fluid-filled swelling, often extending to the skin. *Patients note their appearance as being "blown up" and can palpate in themselves a certain amount of puffiness.*

There are many clinically related entities to muscle spasm. MSp caused by *nerve root irritation* is characterized by its location in the paraspinal muscles at the level of irritated root and in the myotome supplied by the affected nerve fibers. Such distribution is not typical for GTM. Muscle hypertonicity caused by inability to relax due to *psychological tension* is usually less tender and the contraction is less severe than in MSp. Tension affects typical muscles such as upper trapezius, masticatory musculature, paraspinals, and pelvic floor muscles. *Rigidity in Parkinsonism* is characterized by continuous resistance to stretching of the muscle. The resistance is not affected by the speed of movement (velocity independency). The "cogwheel" phenomenon, a sudden release of resistance during stretching, is also characteristic for rigidity. *Myofascial trigger points* also limit stretching of the affected muscle, but hypertonicity is limited to a group of muscle fibers called the "taut band" in which the maximum tender point is situated in the muscle belly [21, 23]. In addition, trigger points may spontaneously shoot pain into a specific "referred pain zone", or do so upon their activation by pressure or movement. *Hypertonicity related to joint dysfunction* [6] may be identical to a type of MSp or with myofascial trigger points.

Conclusion

Msp, an involuntary, sustained, usually painful contraction of the entire muscle is a frequent phenomenon in patients suffering from GTM. In addition, MSp is frequently the main cause of pain in GTM and alleviation of spasm often brings relief of pain. While *palpation* is the most important and reliable diagnostic method of MSp, the *tissue compliance meter (TCM)*, a handheld mechanical instrument, is useful to quantitatively document MSp and hypertonicity in clinical practice and for research purposes. TCM is also the only method which can quantify efficacy of treatment, documenting the softer consistency of muscle with alleviated MSp. Surface *EMG* can quantify the muscle fiber activity, but is less sensitive than palpation and TCM. *Thermography (TG)* heat imaging documents spasm objectively. Both EMG and TG require a threshold amount of muscle activity for that muscle to test positive.

References

1. Berger M, Janda V, Sachse J (1988) Methods for objective assessment of muscular spasms. In: Emre M, Mathies H (eds) Muscle Spasms and Pain. The Parthenon Publishing Group, Lancaster; 55–66
2. Bonica JJ (1990) The Management of Pain. Lea & Febiger, Philadelphia
3. Cailliet R (1977) Soft Tissue Pain and Disability. FA Davis Company, Philadelphia, p 31
4. Cram J, Steger J (1983) EMG scanning in the diagnosis of chronic pain. Biofeedback and Self Regulation 8:229–242

5. Dolce J, Raczynski J (1985) Neuromuscular activity and electromyography in painful backs: psychological and biomechanical models in assessment and treatment. Psychological Bulletin 97:502–520
6. Dvorak J, Dvorak V (1984) Manual Medicine Diagnostics. Thieme-Stratton Inc, New York
7. Fischer AA (1984) Diagnosis and management of chronic pain in physical medicine and rehabilitation. In: Ruskin A (ed) Current Therapy in Psychiatry. WB Saunders Co, Philadelphia, 123–145
8. Fischer AA (1987) Muscle tone in normal persons measured by tissue compliance. J of Neurological & Orthopaedic Medicine & Surgery 8:227–233
9. Fischer AA (1987a) Clinical use of tissue compliance meter for documentation of soft tissue pathology. Clin J Pain 3:23–30
10. Fischer AA (1988) Documentation of myofascial trigger points. Arch Phys Med Rehabil 69:286–291
11. Fischer AA (1988a) Pain and spasm alleviation by physiotherapy. Arch Phys Med Rehabil 69:735
12. Fischer AA, Chang CH (1986) Electromyographic evidence of paraspinal muscle spasm during sleep in patients with low back pain. Clin J Pain 1:147–154
13. Jacobsson A, Kales A, Lehman D, Hedemaker FS (1964) Muscle tonus in human subjects during sleep and dreaming. Exper Neurol 10:418–424
14. Kraus H (1984) Treatment of myofascial pain. In: Ruskin A (ed) Current Therapy in Physiatry. WB Saunders Co, Philadelphia, 103–113
15. Kraus H (1988) Diagnosis and Treatment of Muscle Pain. Quintessence Publishing Co Inc, Chicago
16. Lautenschlager J, Bruckle W, Schnorrenberger CC, Muller W (1988) Die Messung von Druckschmerzen im Bereich von Sehnen und Muskeln bei Gesunden und Patienten mit generalisierter Tendomyopathie (Fibromyalgie-Syndrom). Zeitschr Rheumatologie 47:397–404
17. Lautenschlager J, Bruckle W, Seglias J, Muller W (1989) Lokalisierte Druckschmerzen in der Diagnose der generalisierten Tendomyopathie (Fibromyalgie). Z Rheumatol 48:132–138
18. Marinacci AA, Linderheimer JH (1961) Muscle spasm as a neurological symptom. Bull LA Neurol Soc 26:186–197
19. Masterson JH, White AE (1966) Electromyographic validation of pain relief: A pilot study in orthopedic patients. Am J Orthop 8:36–40
20. Mayer K (1961) Elektromyographische Untersuchungen zur Objectivierung motorischer Schmerzphänomene. Dtsch Z Nervenheilk 182:1–8
21. Simons DG (1988) Myofascial pain syndromes due to trigger points. In: Goodgold J Rehabilitation Medicine. CV Mosby Company, St Louis, 686–723
22. Thermography in neurological and musculoskeletal conditions. AMA Scientific Council Report. Thermology 2:600–607
23. Travell J, Simons D (1983) Myofascial Pain and Dysfunction: The Trigger Point Manual. Williams and Wilkins, Baltimore
24. Whittaker VB (1969) The effect of orphenadrine citrate by injection in skeletal muscle spasm using an electromyographic examination technique. Br J Clin Practice; 23:115–119
25. Wolfe F et al. (1990) The american college of rheumatology 1990: criteria for the classification of fibromyalgia. Arthritis Rheum; 33:160–172

Author's address:
A.A. Fischer, PhD MD
Mt. Sinai School of Medicine CUNY
Rehabilitation Medicine Service
Dept. of Veterans Affairs Medical Center
130 West Kingbridge Road
Bronx, New York 10568
USA

Pressure Dolorimetry for Differential Diagnosis of Pain in Rheumatology Practice

A. A. Fischer

Mt. Sinai School of Medicine CUNY, Department of Rehabilitation Medicine, Department of Veterans Affairs Medical Center, Bronx NY

Druck-Dolorimeter für die Differentialdiagnose von Schmerzempfindungen in der rheumatologischen Praxis

Zusammenfassung: Mit Druckdolorimetern (DD) läßt sich die Druckempfindlichkeit quantifizieren. Für die *klinische Praxis* stehen solche Meßgeräte zur Bestimmung der Druckschmerzschwelle (DSS) und der Druckverträglichkeit (DV) in Taschenformat, mit Gummistift von 1 cm^2, zur Verfügung. Die Auflagefläche des Gummistiftes ist entscheidend; ist er zu klein, so vermag er den Druck nicht in die tieferliegenden Gewebe zu übertragen. Ein größeres Endstück hingegen umfaßt zuviel unversehrtes Gewebe und beeinträchtigt so die Meßempfindlichkeit. Die Meßtechnik ist sehr einfach und benötigt nur einige Minuten. Der Punkt, an dem die Druckempfindlichkeit am größten ist, wird durch die Palpation festgestellt. Der Druck wird mit einer Stärke von 1 kg/s kontinuierlich erhöht. Der DSS-Wert ergibt sich aus der Angabe des Patienten bei Einsetzen des Schmerzes. Der DV-Wert ist erreicht, wenn der Patient verlangt, daß der Druck unterbrochen werde. Schmerzhafte Druckpunkte (SD) sollten ausschließlich aufgrund des DSS-Wertes diagnostiziert werden, da beim Erreichen des DV-Wertes der Schmerz oft aktiviert wird und so während mehrerer Tage Angst- und Schmerzzustände auslöst. Die Schmerzempfindlichkeit wird als abnorm betrachtet, wenn der DSS-Wert um 2 kg tiefer liegt als in der kontralateralen gesunden Zone oder einer empfindlichen Stelle in derselben Gewebestruktur. Wenn durch Palpation eine Verhärtung rund um die schmerzhaften Druckpunkte diagnostiziert wird und von hier ausstrahlende Schmerzen ausgehen, sind *myofasziale „trigger points"* zu vermuten. Ohne solche zusätzlichen Befunde entsprechen die SD den schmerzhaften Punkten infolge generalisierter Tendomyopathie (GTM)-Fibromyalgie. Auch die *Aktivität einer Arthritis oder einer anderen Entzündung* läßt sich aufgrund des DSS-Wertes quantifizieren.

Ist der DV-Wert über dem Deltoideus niedriger als über der Tibia, so weist dies auf eine generalisierte muskuläre Schmerzempfindlichkeit hin, die charakteristisch ist für GTM und andere durch Schilddrüsenhormon- oder Östrogenmangel verursachte Muskelstörungen. Die DSS ist die einzige Methode, mit welcher die Wirkung einer Behandlung auf den Entzündungsschmerz und andere Schmerzzustände in der Muskulatur gemessen werden kann. Auch die unmittelbaren als auch langfristigen Wirkungen von Injektionen, entzündungshemmenden Medikamenten oder Schmerzmitteln lassen sich hiermit in der Praxis sowie in der Forschung quantitativ beurteilen.

Pain is usually the primary concern and complaint of patients with rheumatic diseases. Pain caused by inflammation seems to be mediated by sensitization of nerve endings causing pressure-pain sensitivity [19]. Products of tissue injury also induce sensitization of nerve [19].

Dolorimeters (algometers) are instruments which quantify pressure-pain sensitivity (tenderness) by measuring the amount of the pressure (force) which induces pain. The purpose of this paper is to describe the use of pressure dolorimetry in the clinical practice of rheumatology. Dolorimetry is useful for the diagnosis and differential diagnosis of point tenderness. Clinically, point tenderness manifests as tender spots in inflammation, myalgic spots, myofascial trigger points, and tender points in generalized tendomyopathy (GTM), also known as fibromyalgia. Further, the use of dolorimetry for the diagnosis of diffuse generalized muscle tenderness (which is frequent in endocrine deficiency), and also probably characteristic of GTM (fibromyalgia/fibromyositis) will be discussed.

The importance of the special technical requirements of dolorimeters, including the size and consistency of the measuring tip and the range as well as type of the meter will be discussed. Inexpensive pocketsize dolorimeters will be described along with a simple and fast method of measurement, making them suitable for employment in a daily routine of rheumatologic diagnosis.

Technical Requirement on Clinical Dolorimeter

The following are critical requirements on the dolorimetric (algometric) equipment and technique for employment of this important method in daily practice of rheumatology:

1) *The size of the tip is critical.* Clinical experience and established normal values have shown that a 1-cm^2 disc is ideal for quantification of hypersensitive areas or suspected tender spots. A larger tip renders too high readings because it includes relatively more normal tissue. The hypersensitive area is usually very small in cases of point tenderness. A small plunger fails to transmit the pressure to the deeper tissues, where muscle tenderness is located. A small plunger also induces pain in the skin measuring its sensitivity rather than trigger points or tender points in muscles.

2) The consistency of the rubber disc covering the plunger is also critical. It has to be firm, but not inflexible. A plunger that is too hard will measure pain sensitivity of the skin and not of the deep tissues where the trigger points or tender points are located.

3) An important requirement of the dolorimeter is also the type of reading device. *An analog reading is essential*, because only this type of gauge allows continuous monitoring of the rate at which the force is being increased. One of the basic requirements of a reproducible measurement is an *equal and constant speed by* which the force is increased. The ideal rate seems to be 1 kg/s. A higher speed will tend to over-shoot, i.e., continue to increase the force, even after the patient starts to feel pain or reaches tolerance. A too-slow increase of force leads to errors by the patients' loss of concentration and inability to differentiate the increments. A slow increase of force incorporates judgment rather than the first spontaneous reflex reaction. Digital meters change the numbers too fast, making it impossible to increase the force continuously at a standard rate. Some more sophisticated dolorimeters compensate for this deficiency by adding an indicator which prints the rate at which the force is supposed to be increased [10].

Pressure Pain Dolorimeters (Algometers) for Clinical Practice

Several types of algometers have been developed [10, 13, 17]. These instruments are primarily suitable for research and laboratory measurements and not clinical use, because

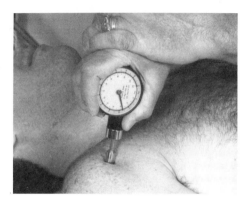

Fig. 1. Quantification of tenderness by pressure threshold meter.

of their high cost and also because they are not easily transportable. The pressure threshold and tolerance meters are inexpensive pocketsize dolorimeters, which are suitable for routine use [2, 4, 7].

Pressure Threshold Meter for Quantification of Tenderness

The pressure threshold meter consists of a force gauge with a maximum range up to 11 kg, indicated in 0.1 kg divisions. The meter consists of a round force gauge to which a plunger in the form of a rubber disc is attached. The surface is standard at 1 cm^2 (see Fig. 1).

Technique of Pressure Threshold Measurement

This consists of four steps:

Step 1: The patient is asked to point with one fingertip to where the maximum pain is located. This can be a tender spot, myofascial trigger point, or tender point of GTM. It can also be a tender point from an inflammed or injured structure or sensitized nerve. Sometimes, however, a patient indicates pain in the referred pain zone of myofascial or other trigger point [19, 21]. For this reason, it is important to investigate whether there is a trigger point with reference pain corresponding to the area indicated by the patient. If this is the case, then the *original* trigger point has also to be measured for pressure sensitivity, and to be treated properly.

Step 2: The examiner palpates the patient carefully, identifying by pressure of fingertip the maximum tender spot, which is then marked.

Step 3: The dolorimeter is applied to the maximum tender spot and the patient is told to "say yes when you start to feel pain or discomfort". Another way is to ask patient to say "yes" when the pressure turns into pain. The meter is then positioned at an angle exactly perpendicular to the measured surface, and pressure is increased continuously at a standard rate of 1 kg/s. This could be achieved easily by setting the indicator to 1 kg while counting "1000 and 1", and to 2 kg on the count of "1000 and 2" and so on. When the patient indicates the pressure threshold by saying "yes", the meter is removed. A maximum hold feature will maintain the indicator on the achieved level of force, which is then recorded. Pressing the reset button on the indicator returns it to zero.

Table 1. Pressure threshold in normal persons (kg/cm^2)

Muscle	Average value		84.1%		97.7%		99.5%	
	Male	Female	Male	Female	Male	Female	Male	Female
Teres major	6.0	4.0	4.1	2.7	2.9	1.8	2.0	1.2
Upper trapezius	4.8	3.3	2.9	2.0	1.8	1.3	1.1	0.8
Levator scapulae	5.2	4.2	3.6	2.7	2.5	1.8	1.7	1.2
Supraspinatus	6.0	4.2	3.9	2.8	2.6	1.8	1.7	1.2
Infraspinatus	6.9	4.8	4.6	3.0	3.1	1.8	2.0	1.1
Middle deltoid	7.3	4.8	5.1	3.1	3.6	2.0	2.5	1.3
Pectoralis major	5.1	–	3.3	–	2.5	–	1.4	–
Gluteus medius	6.4	5.9	4.3	3.7	2.8	2.4	1.9	1.5
Paraspinalis								
2 cm	8.0	5.7	5.6	3.8	3.9	2.5	2.7	1.7

$$\text{Force in kg} = \frac{\text{Newton} \times 0.102 \text{ kg}}{\text{Newton}}$$

Table 2. Pressure tolerance in normal persons kg/cm^2

	Tibia	Deltoid
Women (n = 30)		
$\bar{x}$	8.9	10.2
SD	3.4	3.2
Men (n = 20)		
$\bar{x}$	10.4	11.8
SD	2.2	2.6

A contralateral, normosensitive, non-painful reference point is measured for comparison. If bilateral pain or pressure sensitivity is present, the reference point can be selected by palpating for non-sensitive areas in the same muscle or structure which harbors the tender spot.

Normal values for pressure threshold [5] and tolerance [3] were established (see Tables 1 and 2).

The *sensitivity* for detection of tender spots has been established using "hot spots" which on thermogram is linked to abnormal tenderness [8]. A pressure threshold lower by 2 kg relative to the opposite normosensitive side detected 85.5% of hot spots, while a 1.5 kg side-to-side difference identified 97% of hot spots [7]. For clinical purposes it seems that a pressure threshold 2 kg lower than the opposite normal or adjacent normosensitive area can be considered abnormally tender. A 2 kg difference in pressure threshold is considered abnormal and clinically significant based upon the experience of the author and several co-workers.

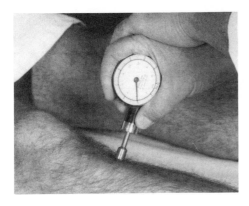

Fig. 2. Pressure-pain tolerance measurement over tibia with tolerance meter.

Pressure Pain Tolerance Measurement and Diagnosis of Non-Point-Diffuse Muscle Tenderness

The pressure tolerance meter looks exactly like the threshold meter and uses identical measuring tips, however the range is expanded to 17 kg. Consequently, the sensitivity decreased to 0.2 kg/division. While the pressure threshold meter is employed for quantitative diagnosis of hypersensitive points, the tolerance meter is used primarily for quantification of pressure pain tolerance and diagnosis of generalized non-point-diffuse muscle tenderness.

Pressure tolerance is the maximum pressure which the patient can endure under clinical circumstances. Unlike threshold which is assessed over suspected hypersensitive areas, tolerance is measured exclusively over non-hypersensitive regions, avoiding sensitive spots. Tolerance is measured over *standard sites* including the *deltoids* and *tibia*.

Measurement of tolerance over tender spots is contraindicated, because higher pressure than the threshold level induces pain which may last several days after the examination.

The technique of tolerance measurement consists of the following steps: The patient is lying supine and relaxed. The examiner palpates the deltoid and then the tibia to locate and thus avoid hypersensitive spots. Measurement is performed avoiding tender spots since the purpose of the test is to establish pain tolerance in general and differentiate between muscle tolerance relative to that of bone [6, 7].

The patient is told, "I'm going to increase the pressure, say 'stop' when you want me to stop".

Low pain tolerance is considered if both muscle and bone values are decreased (see table 2 for normal values). Lower muscle (deltoid) tolerance relative to bone (tibia) indicates diffuse generalized muscle tenderness (see table 2). Such findings are characteristic for muscle disorder (tenderness) caused by low thyroid function [6, 12, 20].

Clinical Use of Pressure Dolorimetry

Dolorimetry, by quantifiying pressure pain sensitivity, assists in the diagnosis and differential diagnosis of tender spots, myofascial trigger points [4, 6, 7] and in fibromyalgia [13, 14, 18, 22, see also this publication]. The activity of articular tenderness in arthritis can also be quantified [15].

91

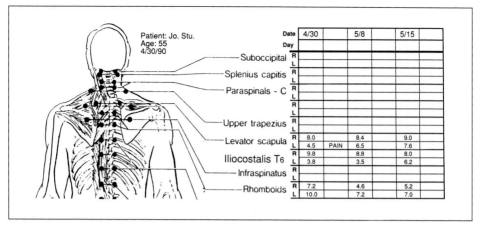

Patient: Jo. Stu. Age: 55 4/30/90		Date	4/30		5/8		5/15	
		Day						
Suboccipital	R							
	L							
Splenius capitis	R							
	L							
Paraspinals - C	R							
	L							
	R							
	L							
Upper trapezius	R							
	L							
Levator scapula	R	8.0		8.4		9.0		
	L	4.5	PAIN	6.5		7.6		
Iliocostalis T6	R	9.8		8.8		8.0		
	L	3.8		3.5		6.2		
Infraspinatus	R							
	L							
Rhomboids	R	7.2		4.6		5.2		
	L	10.0		7.2		7.0		

Fig. 3. Illustration of pressure threshold findings in a patient with pain as indicated on Fig. 4

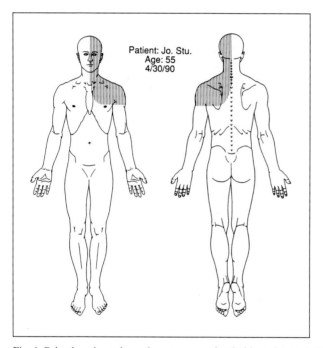

Patient: Jo. Stu.
Age: 55
4/30/90

Fig. 4. Pain chart in patient whose pressure threshold results are indicated in Fig. 3

The immediate effect of injections [4], physical therapy, spray and stretch [9], acupuncture, manipulation, medication or Transcutaneous Electric Nerve Stimulation (TENS) can be quantified. The long-term effect of treatment can also be evaluated [4].

The effect of treatment upon a tender spot can be documented so that the alleviation of pain caused by tender spots can be differentiated from other etiologies. Fig. 3 illustrates lower pressure threshold measurements over tender spots in the left levator scapulae

92

and iliocostalis muscles. The changes of pressure sensitivity on follow up are also shown. Fig. 4 shows the pain chart in the same patient.

The *reliability* and *reproducibility of dolorimetry* has been documented by several authors [1, 5, 11, 16, 17].

Conclusion

Pressure algometry (dolorimetry) is the method of choice for diagnosis and differential diagnosis of tender spots in generalized tendomyopathies (fibromyalgia), myofascial pain syndromes, trigger points as well as in evaluation of activity of arthritis. The effect of treatment can be assessed immediately after injections, physical therapy, or medication. Long-term effects can also be quantified.

Inexpensive pocketsize algometers are suitable for use in daily rheumatology practice. In addition to diagnosing points of pressure pain sensitivity, generalized muscle tenderness characteristic of muscle disorder caused by hypothyroidism can also be documented.

References

1. Airaksinen O, Pontinen PJ (1989) The reliability of the pain threshold algometry on latent myofascial trigger points in healthy finnish students. 1st International Symposium on Myofascial Pain and Fibromyalgia, Mineapolis, Minnesota, USA
2. Bonica JJ (1990) The Management of Pain. Lea & Febiger, Philadelphia
3. Fischer AA (1986) Pressure tolerance over muscles and bones in normal subjects. Arch Phys Med Rehabil 67:406–409
4. Fischer AA (1987) Pressure threshold measurement for diagnosis of myofascial pain and evaluation of treatment results. Clin J Pain 2:204–214
5. Fischer AA (1987a) Pressure algometry over normal muscles. Standard values, validity and reproducibility of pressure threshold. Pain 30:115–126
6. Fischer AA (1988) Documentation of myofascial trigger points. Arch Phys Med Rehabil 69:286–291
7. Fischer AA (1990) Application of pressure algometry in manual medicine. J Manual Med 5:145–150
8. Fischer AA, Chang CH (1986) Temperature and pressure threshold measurements in trigger points. Thermology 1:212–215
9. Jaeger B, Reeves JL (1986) Quantification of changes in myofascial trigger point sensitivity with the pressure algometer following passive stretch. Pain 27:203–210
10. Jensen K, Andersen H, Olesen J, Lindblom U (1986) Pressure pain threshold in human temporal region. Evaluation of a new pressure algometer. Pain 25:313–323
11. Jensen K (1990) Quantification of tenderness by palpation and use of pressure algometers. In: Fricton JR, Awad EA (eds) Advances in Pain Research and Therapy. Raven Press, New York, p 165–181
12. Kraus H (1988) Diagnosis and Treatment of Muscle Pain. Quintessence Publishing Co Inc, Chicago
13. Lautenschläger J, Brückle W, Schnorrenberger CC, Müller W (1988) Die Messung von Druckschmerzen im Bereich von Sehnen und Muskeln bei Gesunden und Patienten mit generalisierter Tendomyopathie (Fibromyalgie-Syndrom). Zeitschr Rheumatologie 47:397–404
14. Lautenschläger J, Brückle W, Seglias J, Müller W (1989) Lokalisierte Druckschmerzen in der Diagnose der generalisierten Tendomyopathie (Fibromyalgie). Z Rheumatol 48:132–138
15. McCarthy Jr DJ, Gatter RA, Phelps P (1965) A dolorimeter for quantification of articular tenderness. Arthritis Rheum 8:551–559
16. Reeves JL, Jaeger B, Graff-Radford SB (1986) Reliability of pressure algometer as a measure of trigger point sensitivity. Pain 24:313–321
17. Schiffman E, Fricton J, Haley D, Tylka D (1988) A pressure algometer for myofascial pain syndrome: reliability and validity testing. In: Dubner R, Gebhart GF, Bond MR (eds) Proceedings of the Vth World Congress on Pain. Elsevier Sciences Publishers B. V.

18. Simms RW, Goldenberg DL, Felson DT, Mason JH (1988) Tenderness in 75 anatomic sites. Arthritis Rheum 31:182–187
19. Simons DG (1988) Myofascial pain syndromes due to trigger points. In: Goodgold J (ed) Rehabilitation Medicine. Mosby Company, St. Louis, p 686–723
20. Sonkin LS (1985) Endocrine disorders and muscle dysfunction. In: Gelb H, ed. Clinical Management of Head, Neck and TMJ Pain and Dysfunction. Saunders, Philadelphia, p 137–170
21. Travell J, Simons D (1983) Myofascial Pain and Dysfunction: The Trigger Point Manual. Williams and Wilkins, Baltimore
22. Wolfe F et al. (1990) The American College of Rheumatology 1990: criteria for the classification of fibromyalgia. Arthritis Rheum 33:160–172

Author's address:
A.A. Fischer, PhD, MD
Mt. Sinai School of Medicine CUNY
Rehabilitation Medicine Service
Dept. of Veterans Affairs Medical Center
130 West Kingbridge Road
Bronx, New York 10568
USA

Die Erfassung der Druckpunkte bei generalisierter Tendomyopathie (Fibromyalgie)

J. Lautenschläger

Rheumatologische Universitätsklinik, Basel

Evaluation of the Tender Points in Fibromyalgia

Summary: Moldofsky, in 1970, was the first to use a dolorimeter in order to evaluate tender points in generalized tendomyopathy (GTM/fibromyalgia). However, not until the 1980s was the method regularly applied for diagnosis, as well as for controlling the effects of therapy.

Using manual evaluation the pressure applied on these points may vary considerably. With this method it is possible to measure more exactly the pressure pain threshold at definite points. Measuring 100 patients and 50 healthy subjects with a dolorimeter, we determined sensitivity and specificity.

Up to now, different tender points have been proposed, but in general, there was no common agreement about these locations; also, the number of positive points is still under discussion. The dolorimeter offers a good discrimination, but also there must be a good distribution over the body in order to elucidate the generalized character of this disease. In order to achieve sufficient results for comparison it is important to be able to easily localize the points.

Lokalisierte Druckschmerzen sind in der Rheumatologie als Ausdruck von entzündlichen und nichtentzündlichen Störungen im gesamten Bewegungsapparat von großer diagnostischer Bedeutung. Bei der generalisierten Tendomyopathie (GTM) – im angloamerikanischen Schrifttum als Fibromyalgie bezeichnet – sind umschriebene Druckschmerzen von besonderer Wichtigkeit, da sie ein wesentliches Kriterium für die Diagnose dieser Erkrankung darstellen (Tabelle 1). Über Anzahl und Lokalisation dieser Punkte als diagno-

Tabelle 1. Anzahl der für die Diagnose der GTM geforderten druckschmerzhaften Punkte (Literaturangaben)

Bennett (1981)	10 von 25 Punkten
Campbell et al. (1983)	12 von 17 Punkten (dolorimetrisch bestimmt)
Clark et al. (1985)	7 von 14 Punkten
Payne et al. (1982)	4 von 14 Punkten
Russel*	5 von 18 Punkten
Smythe (1979)	12 von 14 Punkten
Wolfe u. Cathey (1983)	7 von 14 Punkten
Wolfe et al. (1990)	11 von 18 Punkten
Yunus et al. (1981)	3 bis 5 Punkten
Yunus et al. (1989)	4 von 7 Punkten

* Im Rahmen einer multizentrischen Studie (Wolfe et al. 1985)

Tabelle 2. Vom American College of Rheumatology 1990 veröffentlichte Punkte

1. Ansätze der subokzipitalen Muskeln
2. Querfortsätze der Halswirbelkörper C5 – C7
3. M. trapezius (Mittelpunkt auf der Achsel)
4. M. supraspinatus oberhalb der Spina scapulae
5. Knochen-Knorpel-Grenze der 2. Rippe
6. Epicondylus radialis (2 cm distal)
7. Regio glutea (oberer äußerer Quadrant)
8. Trochanter major
9. Fettpfropf des Kniegelenks medial proximal der Gelenklinie

Tabelle 3. Untersuchungen bei Patienten mit GTM, in denen Dolorimeter benutzt wurden

Campbell et al. (1983)	Arthritis Rheum 26:817 – 824
Carette et al. (1986)	Arthritis Rheum 29:655 – 659
Lautenschläger et al. (1988)	Z Rheumatol 47:397 – 404
McCain (1986)	Am J Med 81 (Suppl 3A):73 – 77
Simms et al. (1988)	Arthritis Rheum 31:182 – 187
Wolfe et al. (1990)	Arthritis Rheum 33:160 – 172

stisches Kriterium konnte bisher noch keine Einigkeit erzielt werden. Im Jahre 1979 forderte Smythe [12], der erstmals Kriterien für die Diagnose der GTM veröffentlichte, daß an 12 von 14 Lokalisationen ein Schmerz auslösbar sein sollte. In einer Veröffentlichung wurden nach Durchführung einer multizentrischen Studie vom American College of Rheumatology (ACR) 1990 neue Kriterien publiziert. Es werden hier 11 von 18 positiven Punkten (9 auf jeder Körperhälfte) verlangt (Tabelle 2) [15].

In der Praxis erfolgt die Testung auf Druckschmerzhaftigkeit dieser GTM-typischen Punkte (TP), die im angloamerikanischen Sprachraum als „tender points" bezeichnet werden, durch Palpation. Dieses ist für klinische Zwecke außerhalb von wissenschaftlichen Untersuchungen ausreichend und auch zeitsparend. Für genauere Untersuchungen ist jedoch eine Quantifizierung anzustreben, da verschiedene Untersucher mit unterschiedlichem Druck palpieren und so zu unterschiedlichen Ergebnissen gelangen können. In den 80er Jahren wurden dann auch erste Studien bekannt, bei denen die TP mit sog. Dolorimetern bzw. Algometern erfaßt wurden (Tabelle 3). Auch in Basel wurde ein solches Gerät in Zusammenarbeit mit der Firma Markasub entwickelt (Abb. 1). Das Gerät besteht aus einem Anzeigeteil und einem Griff mit halbkugelförmigem Meßkopf (Durchmesser 9 mm, Oberfläche 1,27 m^2) mit Griff. Der Meßkopf wird auf die zu untersuchende Körperstelle aufgesetzt und der Druck so lange gesteigert, bis die untersuchte Person verbal oder nonverbal (z. B. durch Wegziehen eines Körperteils) Schmerzen angibt. Der erreichte Druck wird im Anzeigeteil des Geräts gespeichert und kann anschließend abgelesen werden. Aufgrund vorausgegangener Untersuchungen [5] konnte der Grenzwert des Druckschmerzes zwischen Gesunden und Patienten mit GTM bei 2,0 kg/1,27 cm^2 festgelegt werden. TP, bei denen bei 2,0 kg oder weniger eine Schmerzreaktion erfolgte, wurden als druckschmerzhaft bzw. positiv bezeichnet (Abb. 2a, b und 3). TP, bei denen erst bei mehr als 2,0 kg/1,27 cm^2 eine Schmerzreaktion ausgelöst werden konnte, wurden als nicht druckschmerzhaft bzw. als negativ bezeichnet. Der durchschnittliche Wert von 2,0 kg/1,27 cm^2 wurde bei Patienten mit GTM nur am Trochanter major überschritten.

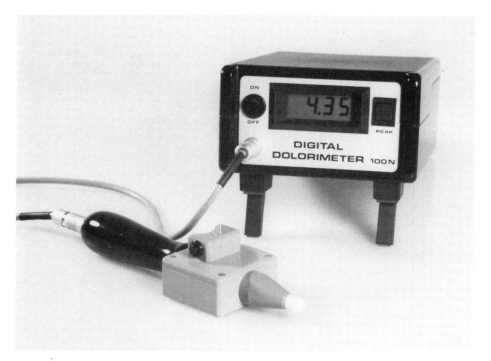

Abb. 1. Digitaldolorimeter 100 N

100 Patienten mit GTM und 50 gesunden Probanden wurden 28 verschiedene Lokalisationen auf beiden Körperhälften (Tabelle 4, Abb. 3), also insgesamt 56 TP untersucht. In der Gruppe der GTM-Patienten waren im Durchschnitt 46,2 von 56 positiv (Standardabweichung 8,4). In der Gruppe der Gesunden waren durchschnittlich 9,5 Punkte positiv (Standardabweichung 9,1). Nun wurde jeder einzelne TP bezüglich seiner Diskriminierungsfähigkeit zwischen Patienten und Gesunden untersucht. Es wurde geprüft, in wieviel Prozent jeder TP bei Gesunden und Patienten positiv war, und die Differenz hieraus wurde errechnet. Je größer die Differenz, desto öfter war dieser TP bei den Patienten druckschmerzhaft und bei den Gesunden nicht druckschmerzhaft und desto besser seine Diskriminierungsfähigkeit bezüglich der Diagnose GTM [6].

Aus den 56 TP konnten 24 Punkte (12 auf jeder Körperhälfte), die sich durch eine gute Diskriminierungsfähigkeit auszeichneten, ausgewählt werden (Tabelle 5, Abb. 4). Neben einer guten Diskriminierungsfähigkeit sollte bei der Punktauswahl aber auch auf eine gute Verteilung der TP über den gesamten Körper geachtet werden. Zusätzlich sollten sich die Punkte leicht auffinden lassen. Sowohl für die ausgewählten 24 als auch für alle 56 Punkte wurde anschließend die Sensitivität und die Spezifität berechnet und auf ein Sensitivitäts-Spezifitäts-Diagramm (Abb. 5) übertragen. Hierbei wurde die Sensitivität gegen die Spezifität aufgetragen. Um einen Idealwert von einer 100%igen Sensitivität bei gleichzeitiger 100%iger Spezifität zu erreichen, müßten die Kurven durch die linke obere Ecke des Diagramms verlaufen. Da man aber diese Werte gleichzeitig in der Regel mit Tests nicht erreichen kann, muß man sich mit einer ausreichenden Sensitivität und Spezifität zufriedengeben. Es fällt aber auf, daß die gestrichelte Linie, die die 24 ausgewählten Punkte repräsentiert, näher dem idealen Punkt verläuft, was auf eine bessere Sensitivität und Spezifität dieser Punkte hinweist. Fordert man für die Diagnose der GTM minde-

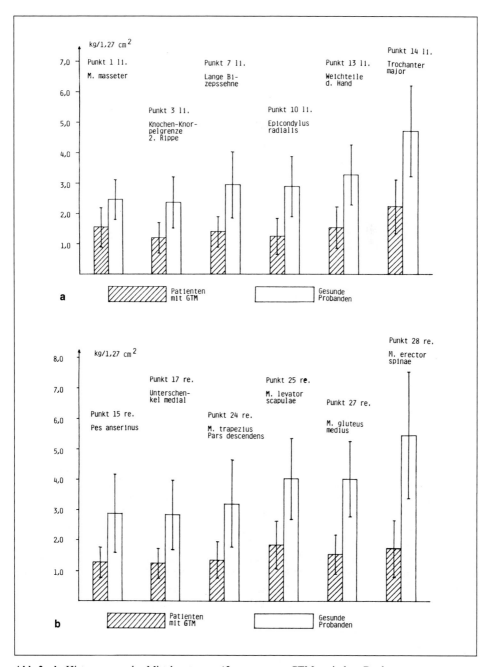

Abb. 2 a, b. Histogramme der Mittelwerte von 12 gemessenen GTM-typischen Punkten

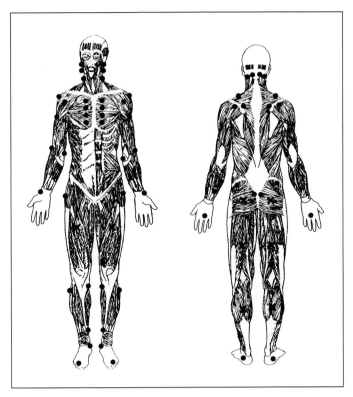

Abb. 3. Abbildung der gemessenen Punkte: = GTM-typischer Punkt, X = Kontrollpunkt

stens 17 positive Punkte (dies gilt für Punkt „G" auf Abb. 6), so erhält man zwar eine 100%ige Spezifität, die Sensitivität liegt jedoch nur bei 77%, d. h. alle Gesunden werden richtig erkannt, jedoch nur 77% der Erkrankten. Stellt man die Diagnose GTM schon, wenn 10 Punkte positiv sind, so erreicht man jetzt eine 100%ige Sensitivität, dies geht aber auf Kosten der Spezifität, die jetzt bei 90% liegt, wie man an Punkt „L" auf Abb. 6 sehen kann. D. h. alle Patienten werden richtig der Gruppe der Erkrankten zugeordnet, aber 10% der Gesunden werden als falsch-positiv bzw. als erkrankt angesehen. Fordert man zur Stellung der Diagnose die Hälfte der TP, also 12 positive TP (wie in Punkt „J" der Abb. 6), so erhält man eine Sensitivität von 95% und eine Spezifität von 94%, d. h. 95% der Patienten und 94% der Gesunden werden richtig erkannt.

Vergleicht man die vom ACR 1990 veröffentlichten Punkte, so kann man feststellen, daß 6 der 9 ACR-Punkte mit den von Lautenschläger et al. (1989) vorgeschlagenen Punkten übereinstimmen (Tabellen 2 und 5). Es handelt sich um die Ansätze der Muskulatur am Os occipitale, des M. trapezius auf der Mitte der Achsel, die Knochen-Knorpel-Grenze der 2. Rippe, die Muskelansätze am distalen Epicondylus radialis und den Trochanter major. Im Bereich der Regio glutea und am Knie wurden ebenfalls von beiden Gruppen Punkte vorgeschlagen, die in der Regio glutea weniger und am Knie deutlicher voneinander abweichen. Der M. supraspinatus oberhalb der Spina iliaca hatte in der Basler Untersuchung ebenfalls eine hohe Diskriminationskraft [6], da jedoch dem M. trapezius auf der Achsel der Vorzug gegeben wurde, wurde kein zweiter Punkt in dieser Körperregion gewählt. Auf eine gute Verteilung der TP über den ganzen Körper wurde bewußt geach-

Tabelle 4. Lokalisation der untersuchten 56 Meßpunkte (auf beiden Körperseiten je 28)

Punkt-Nr. Lokalisation

A) In Rückenlage gemessen

1   Ansatz des M. masseter am Arcus zygomaticus vor dem Kiefergelenk
2   Ansatz des M. masseter am Angulus mandibulae
3 – 6   Knochen-Knorpel-Grenze der zweiten bis fünften Rippe
7   Lange Bizepssehne im Sulcus intertubercularis
8   Ansatz der Supraspinatussehne am Tuberculum majus humeri
9   Ansatz des M. deltoideus an der Tuberositas deltoidea humeri
10   Ansätze der Extensoren im Bereich des Epicondylus radialis
11   Ansätze der Flexoren im Bereich des Epicondylus ulnaris
12   Die Sehnen des M. extensor pollicis brevis und des M. abductor pollicis longus im Bereich der Tabatière anatomique bei fest gebeugten Daumengelenken
13   Weichteile der Hand zwischen 3. und 4. Os metacarpale distal, direkt proximal der Grundgelenke
14   Weichteile über dem proximalen Anteil des Trochanter major
15   Pes anserinus
16   Ansatz des M. peroneus longus am Fibulaköpfchen
17   Unterschenkelinnenseite 7,5 cm oberhalb der höchsten Stelle des Malleolus medialis
18   Die unterhalb des Malleolus lateralis verlaufenden Sehnen
19   Die unterhalb des Malleolus medialis verlaufenden Sehnen
20   Weichteile des Fußes zwischen der zweiten und dritten Grundphalange unmittelbar distal der Grundgelenke

B) Im Sitzen gemessen

21   Ansatz des Pars descendens des M. trapezius an der Linea nuchae superior des Os occipitale (ca. 3 cm von der Medianlinie)
22   Ansatz des M. splenius capitis an der Linea nuchae superior des Os occipitale (ca. 5 cm von der Medianlinie)
23   Weichteile der lateralen HWS im Bereich der Querfortsätze der Halswirbel in Höhe der Oberkante des Schildknorpels
24   M. trapezius in der Mitte zwischen Halsansatz und Acromion
25   Ansatz des M. levator scapulae am Angulus superior scapulae
26   Fossa supraspinata
27   Mitte des Ansatzes des M. gluteus medius an der Crista iliaca
28   Ansatz des M. erector trunci medial der Spina iliaca posterior superior

Tabelle 5. Lokalisation der 12 ausgewählten Meßpunkte

Punkt-Nr. Lokalisation

A) In Rückenlage gemessen

2   Ansatz des M. masseter am Angulus mandibulae
3   Knochen-Knorpel-Grenze der zweiten Rippe
7   Lange Bizepssehne im Sulcus intertubercularis
10   Ansätze der Extensoren im Bereich des Epicondylus radialis
12   Die Sehnen des M. extensor pollicis brevis und des M. abductor pollicis longus im Bereich der Tabatière anatomique bei fest gebeugten Daumengelenken
14   Weichteile über dem proximalen Anteil des Trochanter major
15   Pes anserinus
19   Die unterhalb des Malleolus medialis verlaufenden Sehnen

B) Im Sitzen gemessen

21   Ansatz des Pars descendens des M. trapezius an der Linea nuchae superior des Os occipitale (ca. 3 cm von der Medianlinie)
24   M. trapezius in der Mitte zwischen Halsansatz und Acromion
27   Mitte des Ansatzes des M. gluteus medius an der Crista iliaca
28   Ansatz des M. erector trunci medial der Spina iliaca posterior superior

100

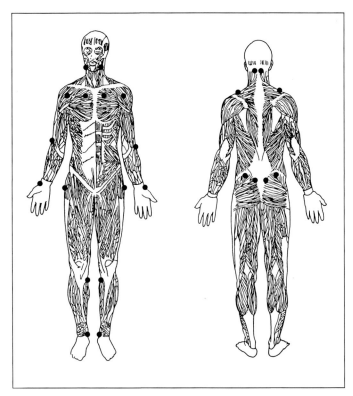

Abb. 4. Darstellung der 24 ausgewählten GTM-typischen Punkte

Tabelle 6. Lokalisation der Kontrollpunkte

Punkt-Nr.	Lokalisation
C) In Rückenlage gemessen	
29	Weichteile auf der Vorderseite des Oberschenkels in der Mitte zwischen dem Oberrand der Patella und dem Leistenband
D) In Bauchlage gemessen	
30	Höchster Punkt im Bereich der Regio glutea
31	Weichteile in der Mitte auf der Hinterseite des Oberschenkels zwischen der Knie- und der Gesäßfalte
32	Höchster Punkt auf der Wade

tet. Im Bereich der Querfortsätze der Halswirbelsäule zeigte sich hingegen auch bei den Gesunden eine deutlich erniedrigte Druckschmerzschwelle [5, 6]. Da dieser Punkt wegen seiner Nähe zum Periost der Querfortsätze der Halswirbelkörper auch bei Gesunden oft druckschmerzhaft ist, ergibt sich dort eine sehr schlechte Diskrimination. Aus diesem Grund erscheint dieser Punkt zur Testung auf Druckschmerzhaftigkeit bei Patienten mit GTM ungeeignet. Hier unterscheiden sich die Ergebnisse der beiden Arbeitsgruppen.

Betrachtet man sich die Punkte genauer, so erkennt man, daß die allermeisten Punkte im Bereich von Muskelansätzen liegen. Es wurden deshalb auch Punkte im Bereich von

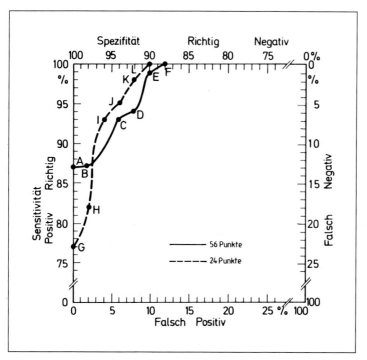

Abb. 5. Spezifitäts-Sensitivitäts-Diagramm: Die durchgezogene Linie stellt die Spezifitäts-Sensitivitäts-Kurve für alle 56 Punkte dar, die unterbrochene diejenige für 24 Punkte. Es kann auf der X-Achse (*oben*) die Spezifität und auf der Y-Achse (*links*) die Sensitivität abgelesen werden. Die Punkte des Diagramms (*A−L*) geben an, wie hoch die Sensitivität bzw. die Spezifität ist, wenn man die betreffende Anzahl positiver Punkte als Mindestzahl für die Diagnose der GTM zugrunde legt.

A > 35 Punkte, D = 29 Punkte

B = 35 Punkte, E = 25 Punkte

C = 30 Punkte, F = 24 Punkte

von 56 Punkten

G > 16 Punkte, J = 12 Punkte

H = 16 Punkte, K = 11 Punkte

I = 13 Punkte, L = 10 Punkte

von 24 Punkten

Muskelbäuchen entfernt von Muskelansätzen untersucht (Tabelle 6, Abb. 3 und 6). Die Druckschmerzschwelle an diesen Kontrollpunkten (KP) unterschied sich sowohl bei den Patienten mit GTM als auch bei den Gesunden signifikant von denen der TP. Man kann deshalb davon ausgehen, daß die Druckschmerzschwelle bei der GTM nicht nur an den TP erniedrigt ist.

Vergleicht man den Unterschied zwischen den TP und den KP sowohl bei den Patienten als auch bei den Gesunden miteinander, so ergibt sich ebenfalls ein hochsignifikanter Unterschied (siehe Abb. 6). Man kann somit davon ausgehen, daß die Druckschmerzschwelle bei Patienten mit GTM an den TP und den KP und auch die Differenz zwischen TP und KP hochsignifikant erniedrigt ist, so daß sich postulieren läßt, daß die Druckschmerzschwelle ganz allgemein im Bereich des Bewegungsapparates bei diesen Patienten herabgesetzt sein muß.

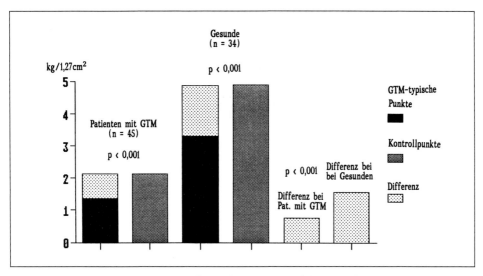

Abb. 6. Die beiden linken Säulen stellen die durchschnittlich erreichten Druckwerte der TP und der KP bei den Patienten mit GTM dar. Der obere Teil der linken Säule entspricht der Differenz der TP zu den KP und ist nochmals in der zweiten Säule von rechts dargestellt. Die beiden mittleren Säulen stehen für die durchschnittlich erreichten Werte bei den Gesunden. Der obere Teil der dritten Säule von links entspricht wieder der Differenz zwischen TP und KP und ist in der ganz rechten Säule nochmals dargestellt. Es zeigt sich auch bei den Differenzen ein signifikanter Unterschied zwischen Patienten mit GTM und Gesunden

Literatur

1. Bennett RM (1981) Fibrositis: Misnomer for a common rheumatic disorder. West J Med 134: 405–413
2. Campbell SM, Clark S, Tindall EA, Forehand ME, Bennett RM (1983) Clinical characteristics of fibrositis I. A "blinded", controlled study of symptoms and tender points. Arthritis Rheum 26:817–824
3. Carette S, McCain GA, Bell DA, Fam AG (1986) Evaluation of amitriptyline in primary fibrositis. Arthritis Rheum 29:655–659
4. Clark S, Tindall E, Bennett RM (1985) A double blind crossover trial of prednisone versus placebo in the treatment of fibrositis. J Rheumatol 12:980–983
5. Lautenschläger J, Brückle W, Schnorrenberger CC, Müller W (1988) Die Messung von Druckschmerzen im Bereich von Sehnen und Muskeln bei Gesunden und Patienten mit generalisierter Tendomyopathie (Fibromyalgie-Syndrom). Z Rheumatol 47:397–404
6. Lautenschläger J, Brückle W, Seglias J, Müller W (1989) Lokalisierte Druckschmerzen in der Diagnose der generalisierten Tendomyopathie (Fibromyalgie). Z Rheumatol 48:132–138
7. McCain GA (1986) Role of physical fittness training in the fibrositis/fibromyalgia syndrome. Am J Med 81 (Suppl 3A):73–77
8. Müller W (1987) The fibrositis syndrome: Diagnosis, differential diagnosis and pathogenesis. Scand J Rheumatol (Suppl 65):40–53
9. Müller W, Perini C, Battegay R, Labhardt F (1981) Die generalisierte Tendomyopathie (Generalisiertes Fibrositis-Syndrom). Internist Welt 7:268–277
10. Payne TC, Leavitt F, Garron DC, Katz RS, Golden HE, Glickman PB, Vanderplate C (1982) Fibrositis and psychologic disturbance. Arthritis Rheum 25:213–217
11. Simms RW, Goldenberg DL, Felson DT, Mason JH (1988) Tenderness in 75 anatomic sites. Arthritis Rheum 31:182–187

12. Smythe HA (1979) Nonarticular rheumatism and psychogenic musculoskeletal syndromes. In: McCarty DJ (ed) Arthritis and allied conditions, 9th edn. Lea & Febiger, Philadelphia
13. Wolfe F, Cathey MA (1983) Prevalence of primary and secondary fibrositis. J Rheumatol 10:965–968
14. Wolfe F, Hawley DJ, Cathey MA, Caro X, Russell IJ (1985) Fibrositis: Symptom frequency and criteria for diagnosis. J Rheumatol 12:1159–1163
15. Wolfe F, Smythe HA, Yunus MB et al. (1990) The american college of rheumatology 1990 criteria for the classification of fibromyalgia. Arthritis Rheum 33:160–172
16. Yunus MB, Masi AT, Aldag JC (1989) Preliminary criteria for primary fibromyalgia syndrome (PFS): Multivariate analysis of a consecutive series of PFS, other than pain patients, and normal subjects. Clin Exp Rheumatol 7:63–69
17. Yunus M, Masi AT, Calabro JJ, Miller KA, Feigenbaum SL (1981) Primary fibromyalgia (fibrositis): Clinical study of 50 patients with matched normal controls. Semin Arthritis Rheum 11:151–171

Anschrift des Verfassers:
Dr. J. Lautenschläger
Katharinenhospital
Kriegsbergstraße 60
7000 Stuttgart

Untersuchungen über druckschmerzhafte Punkte bei Patienten mit generalisierter Tendomyopathie

J. Lautenschläger, W. Brückle und W. Müller

Rheumatologische Universitätsklinik, Basel

Survey on Tender Points in Patients with Fibromyalgia

Summary: Tender points at the site of muscle insertion, particularly, at the site of tendon insertion, play an essential role in diagnosis of Generalized Tendomyopathy (GTM/ fibromyalgia). Only rarely do these points occur far from an insertion as, for example, with the trapezius muscle at the shoulder. With the aid of a dolorimeter, the pressure pain threshold (PPT) of these points was measured. The tip of the dolorimeter was placed on the insertion point and the pressure was increased until the patient confirmed pain. As we could show in a survey of 100 patients, the PPT in points near insertion differed highly significantly from points far from insertions. An exception is the above-mentioned point.

In a further survey, the PPT at 64 different locations, which were near as well as far from insertions, were compared in 100 patients with GTM, and in 50 age- and sex-matched healthy persons. At all points, a highly significant difference was found. This shows that the PPT is not only lowered in certain points, but the PPT is generally lowered in patients with GTM, while the manifestation of the lowered PPT is more obvious at points near insertions.

Einleitung

Lokalisierte Druckschmerzen spielen zum Nachweis von Insertionstendinosen, Tendinosen und Myosen bei den verschiedensten rheumatischen Erkrankungen eine große Rolle. Insbesondere bei der generalisierten Tendomyopathie (GTM) (Fibromyalgie) sind diese Druckpunkte, in der angloamerikanischen Literatur auch als „tender points" bezeichnet, von wesentlicher Bedeutung [2, 3, 4, 5, 6]. In der Praxis werden diese in der Regel durch manuelle Palpation festgestellt, jedoch reichen oft für wissenschaftliche Zwecke manuelle Befunde nicht aus, da verschiedene Untersucher oft mit unterschiedlichem Fingerdruck palpieren. Aus diesen Gründen ist eine Quantifizierung anzustreben.

Patientengut und Methode

Bei 100 Patienten mit GTM [1], die zum Zeitpunkt der Untersuchung deutliche Schmerzen in mindestens 3 verschiedenen Regionen des Bewegungsapparates hatten und bei denen mindestens 10 von 24 Punkten positiv waren, und bei einer alters- und geschlechtsgleichen Gruppe von 50 Gesunden wurden 28 typische Druckpunkte (Abb. 1, Tabelle 1) beidseitig, also insgesamt 56 Punkte, mit Hilfe des digitalen Dolorimeters 100 N der Fir-

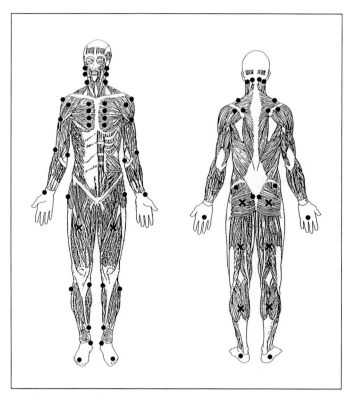

Abb. 1. ● = GTM-typischer Punkt (Tender Point); × = Kontrollpunkt

Tabelle 1. Lokalisation der GTM-typischen Punkte (tender points)

Punkt-Nr.	Lokalisation

A) In Rückenlage gemessen

1	Ansatz des M. masseter am Arcus zygomaticus vor dem Kiefergelenk
2	Ansatz des M. masseter am Angulus mandibulae
3–6	Knochen-Knorpel-Grenze der zweiten bis fünften Rippe
7	Lange Bizepssehne im Sulcus intertubercularis
8	Ansatz der Supraspinatussehne am Tuberculum majus humeri
9	Ansatz des M. deltoideus an der Tuberositas deltoidea humeri
10	Ansätze der Extensoren im Bereich des Epicondylus radialis
11	Ansätze der Flexoren im Bereich des Epicondylus ulnaris
12	Die Sehnen des M. extensor pollicis brevis und des M. abductor pollicis longus im Bereich der Tabatière anatomique bei fest gebeugten Daumengelenken
13	Weichteile der Hand zwischen 3. und 4. Os metacarpale distal, direkt proximal der Grundgelenke
14	Weichteile über dem proximalen Anteil des Trochanter major
15	Pes anserinus
16	Ansatz des M. peronaeus longus am Fibulaköpfchen
17	Unterschenkelinnenseite 7,5 cm oberhalb der höchsten Stelle des Malleolus medialis
18	Die unterhalb des Malleolus lateralis verlaufenden Sehnen
19	Die unterhalb des Malleolus medialis verlaufenden Sehnen
20	Weichteile des Fußes zwischen der zweiten und dritten Grundphalange unmittelbar distal der Grundgelenke

Tabelle 1 (Fortsetzung)

Punkt-Nr.	Lokalisation

B) Im Sitzen gemessen

21	Ansatz des Pars descendens des M. trapezius an der Linea nuchae superior des Os occipitale (ca. 3 cm von der Medianlinie)
22	Ansatz des M. splenius capitis an der Linea nuchae superior des Os occipitale (ca. 5 cm von der Medianlinie)
23	Weichteile der lateralen HWS im Bereich der Querfortsätze der Halswirbel in Höhe der Oberkante des Schildknorpels
24	M. trapezius in der Mitte zwischen Hals und Schulter
25	Ansatz des M. levator scapulae am Angulus superior scapulae
26	Fossa supraspinata
27	Mitte des Ansatzes des M. gluteus medius an der Crista iliaca
28	Ansatz des M. erector trunci medial der Spina iliaca posterior superior

C) In Rückenlage gemessen

29	Weichteile auf der Vorderseite des Oberschenkels in der Mitte zwischen dem Oberrand der Patella und dem Leistenband

D) In Bauchlage gemessen

30	Höchster Punkt im Bereich der Regio glutea
31	Weichteile in der Mitte auf der Hinterseite des Oberschenkels zwischen der Knie- und Gesäßfalte
32	Höchster Punkt auf der Wade

ma Markasub AG, CH-4011 Basel/Schweiz (Abb. 2) gemessen. Hierbei wurde der Meßkopf des Geräts (9 mm Durchmesser, Oberfläche 1,27 cm^2) auf den zu messenden Punkt aufgesetzt, und der Druck so lange gesteigert, bis der Untersuchte dies verbal oder nonverbal als schmerzhaft anzeige. Der auf den Meßkopf übertragene Druck wird dort in ein elektrisches Signal umgewandelt. Der Maximalwert wird automatisch gespeichert und kann anschließend abgelesen werden. Nach den typischen Punkten (TP) wurden bei 45 Patienten mit GTM und 34 Gesunden auf jeder Körperhälfte 4 Kontrollpunkte (KP), die erfahrungsgemäß bei der GTM nicht druckschmerzhaft sind, gemessen (Abb. 1, Tabelle 1). Bei den Kontrollpunkten wurde darauf geachtet, daß sie sich fern von Muskelansätzen befanden. Für die TP und die KP wurde getrennt nach Patienten und Gesunden das arithmetische Mittel errechnet und anschließend verglichen.

Resultate

Beim Vergleich der Meßergebnisse der Patienten mit GTM (n = 100) und der gesunden Probanden (n = 50) ergab sich mit Hilfe des t-Tests für jeden, sowohl auf der rechten als auch auf der linken Körperhälfte, gemessenen Punkt ein hochsignifikanter Unterschied ($p < 0,0001$) (Abb. 3–8, Tabelle 2a, b). Bei den Patienten und gesunden Probanden, bei denen zusätzlich noch die KP gemessen wurden, wurde aus allen gemessenen Punkten der Mittelwert (MW) errechnet. Der MW der TP lag bei den Patienten im Durchschnitt bei 1,36 kg/1,27 cm^2, Standardabweichung (STD) 0,33 kg/1,27 cm^2. Bei den gesunden Probanden betrug der Durchschnitt 3,28 kg/1,27 cm^2, STD 0,88 kg/1,27 cm^2. Die mit Hilfe des Mann-Whitney-Tests errechneten signifikanten Unterschiede zu den KP sind Tabelle 3 bzw. Abb. 9 zu entnehmen.

107

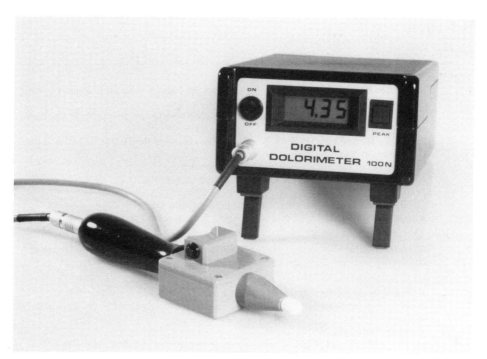

Abb. 2

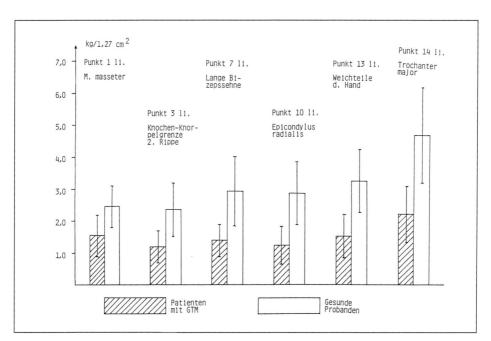

Abb. 3

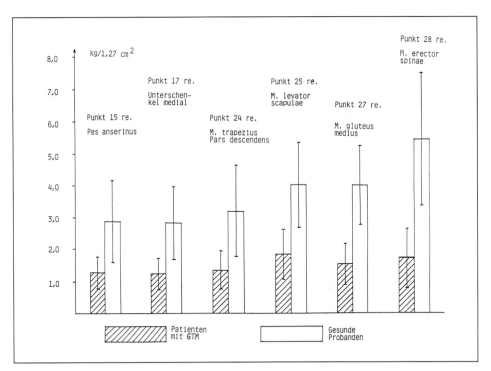

Abb. 4

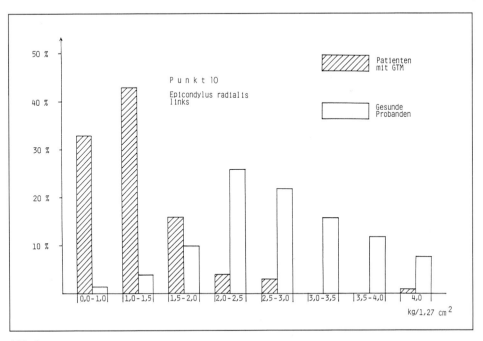

Abb. 5

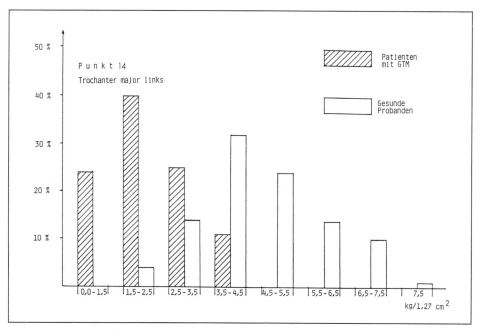

Abb. 6

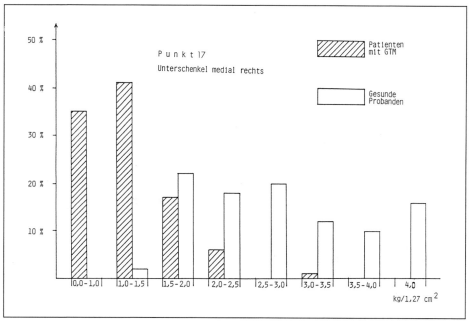

Abb. 7

110

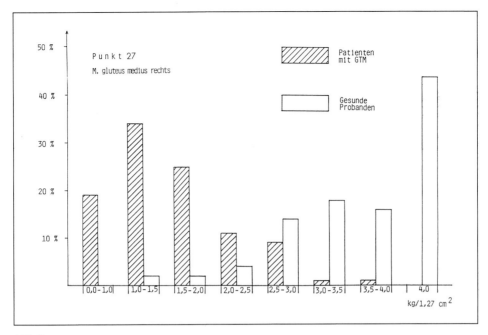

Abb. 8

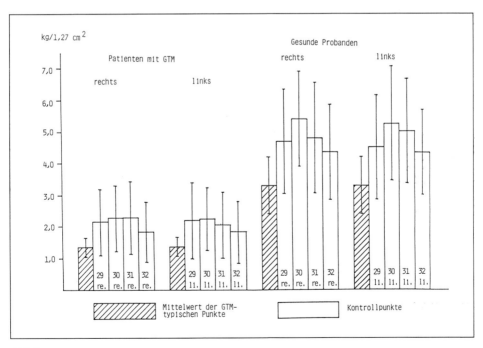

Abb. 9

Tabelle 2. Meßwerte der GTM-typischen Punkte

Punkt-Nr.		GTM (n = 100)			Gesunde (n = 50)		
		Mittel-wert	Standard-abweichung	Rechts-links-Abweichung	Mittel-wert	Standard-abweichung	Rechts-links-Abweichung
1	re.	1,74	0,78	13,7%	2,70	0,77	8,9%
	li.	1,53	0,65		2,48	0,62	
2	re.	1,17	0,45	0,0%	1,90	0,61	0,0%
	li.	1,17	1,48		1,90	0,58	
3	re.	1,27	0,53	4,1%	2,50	1,10	0,0%
	li.	1,22	0,52		2,50	0,90	
4	re.	1,14	0,43	6,5%	2,21	0,97	2,3%
	li.	1,07	0,42		2,16	0,84	
5	re.	1,07	0,48	3,9%	2,30	1,04	4,1%
	li.	1,03	0,44		2,21	0,92	
6	re.	1,21	0,48	5,2%	2,55	1,07	4,9%
	li.	1,15	0,48		2,43	0,98	
7	re.	1,49	0,67	6,4%	3,09	1,00	6,2%
	li.	1,40	0,51		2,91	1,04	
8	re.	1,31	0,51	5,3%	3,35	1,43	2,4%
	li.	1,38	0,55		3,27	1,20	
9	re.	1,58	0,70	4,6%	3,32	1,17	0,9%
	li.	1,51	0,67		3,29	1,23	
10	re.	1,28	0,69	0,8%	2,93	1,08	4,6%
	li.	1,27	0,61		2,80	0,95	
11	re.	1,40	0,59	7,7%	2,96	0,79	5,0%
	li.	1,30	0,57		2,82	0,92	
12	re.	1,88	0,80	2,7%	4,43	1,40	2,1%
	li.	1,93	0,78		4,34	1,20	
13	re.	1,56	0,60	1,3%	3,23	0,73	1,9%
	li.	1,54	0,71		3,29	0,93	
14	re.	2,20	0,92	1,4%	4,99	1,70	6,2%
	li.	2,23	0,90		4,70	1,37	
15	re.	1,29	0,48	4,9%	2,78	1,13	5,4%
	li.	1,23	0,53		2,93	1,26	
16	re.	1,89	1,02	2,7%	4,15	1,51	0,5%
	li.	1,84	0,88		4,13	1,45	
17	re.	1,23	0,50	4,1%	2,89	1,07	5,5%
	li.	1,28	0,49		2,74	1,05	
18	re.	1,72	0,66	4,9%	3,79	1,32	5,9%
	li.	1,64	0,70		3,58	1,29	
19	re.	1,43	0,52	5,6%	3,45	1,24	0,9%
	li.	1,51	0,56		3,42	1,32	
20	re.	1,83	0,79	7,0%	3,71	1,23	5,7%
	li.	1,71	0,73		3,51	1,15	
21	re.	1,30	0,52	4,0%	2,81	0,88	2,2%
	li.	1,25	0,47		2,75	0,70	
22	re.	1,28	0,52	0,8%	2,77	0,85	2,5%
	li.	1,29	0,55		2,84	0,90	
23	re.	0,89	0,38	2,3%	1,82	0,60	1,1%
	li.	0,87	0,40		1,84	0,66	
24	re.	1,33	0,59	0,8%	3,11	1,24	2,9%
	li.	1,32	0,62		3,20	1,26	
25	re.	1,85	0,81	3,2%	4,03	1,24	1,5%
	li.	1,91	1,30		3,97	1,36	

Tabelle 2 (Fortsetzung)

Punkt-Nr.		GTM (n = 100)			Gesunde (n = 50)		
		Mittel-wert	Standard-abweichung	Rechts-links-Abweichung	Mittel-wert	Standard-abweichung	Rechts-links-Abweichung
26	re.	1,54	0,63	3,2%	3,91	1,37	0,3%
	li.	1,59	0,89		3,90	1,40	
27	re.	1,56	0,67	9,6%	3,96	1,30	2,6%
	li.	1,71	0,86		3,86	1,35	
28	re.	1,74	0,96	4,0%	5,04	2,06	3,0%
	li.	1,81	0,92		5,19	1,87	
29	re.	2,16	1,03	0,9%	4,69	1,66	4,2%
	li.	2,18	1,20		4,50	1,64	
30	re.	2,28	1,04	2,2%	5,39	1,50	2,7%
	li.	2,23	0,98		5,25	1,79	
31	re.	2,30	1,17	12,7%	4,82	1,74	3,1%
	li.	2,04	1,03		4,97	1,63	
32	re.	1,91	0,97	4,4%	4,36	1,49	0,5%
	li.	1,83	0,97		4,34	1,37	

Tabelle 3. Mit Hilfe des Mann-Whitney-Testes errechnete p-Werte der Unterschiede zwischen der mittleren Druckempfindlichkeit der GTM-typischen Punkte und den Kontrollpunkten

Patienten mit GTM (n = 45)	Gesunde Probanden (n = 34)
Pkt. 29 re. p ≪ 0,0001	Pkt. 29 re. p = 0,0002
29 li. p ≪ 0,0001	29 li. p = 0,001
30 re. p ≪ 0,0001	30 re. p ≪ 0,0001
30 li. p ≪ 0,0001	30 li. p ≪ 0,0001
31 re. p ≪ 0,0001	31 re. p = 0,0001
31 li. p = 0,0003	31 li. p ≪ 0,0001
32 re. p = 0,0027	32 re. p = 0,002
32 li. p = 0,0052	32 li. p = 0,0008

Diskussion

Es konnte gezeigt werden, daß sich Patienten mit GTM deutlich von Gesunden hinsichtlich der Drucksensibilität an TP und KP unterscheiden. Mit Ausnahme des Punktes 14 (Trochanter major) liegen alle Werte der TP bei den Patienten unter 2,00 kg/1,27 cm^2. Die Ausnahme erklärt sich aus der Tatsache, daß am Trochanter major, insb. bei Frauen, i.d.R. erst ein Fettgewebspolster überwunden werden muß, bis ein Druck auf die Muskelansätze in diesem Bereich ausgeübt wird. Weiterhin ist es aus klinischer Erfahrung bekannt, daß am Trochanter major die Drucksensibilität an verschiedenen Punkten unterschiedlich sein kann, da an dieser Apophyse eine ganze Reihe verschiedener Muskeln ansetzen. Aus Gründen der Vergleichbarkeit wurde aber immer der gleiche Punkt am Trochanter major gemessen.

Deutliche Unterschiede in der Druckschmerzschwelle zwischen der rechten und der linken Körperhälfte konnten weder bei den Gesunden noch bei den Patienten festgestellt werden. Es zeigte sich aber in beiden Gruppen bei den meisten Punkten eine gering höhere Schmerzschwelle auf der rechten Seite. Bei den Gesunden war die Schwelle bei 22 Punkten rechts und bei 8 Punkten links höher. Zwei Punkte erreichten den gleichen Wert. Bei Patienten mit GTM war das Verhältnis rechts/links mit 20/11 ähnlich. Bei einem Punkt war die Schwelle seitengleich (Tabelle 2a, b). Eine deutliche Ausnahme bildet in beiden Gruppen Punkt 1 (M. masseter am Arcus zygomaticus). Dieser Punkt auf der rechten Seite war jeweils der erste gemessene Punkt. Es ist deshalb anzunehmen, daß hier die gemessenen Personen noch nicht mit der Methode vertraut waren und den Druck besonders lang aushielten.

Es fällt auf, daß 21 der 28 TP (75%) im Bereich von Muskelansätzen liegen. Vier der 28 Punkte liegen im Bereich von Sehnen, und 3 Punkte liegen in anatomischen Bereichen, die weder Muskelansätzen noch Sehnen zuzuordnen sind (Punkt 17, 24, 26). Muskelansätze und Sehnen (85,7% der untersuchten TP) scheinen also ein besonderer Prädilektionsort für TP zu sein. Die ansatzfernen KP zeigten mit Ausnahme des Punktes 32 Druckschmerzschwellenwerte, die über $2,00 \text{ kg}/1,27 \text{ cm}^2$ lagen. Der Punkt 32 lag nur knapp unterhalb dieser Grenze. Wir gehen deshalb davon aus, daß die Grenze der Druckschmerzschwelle zwischen Gesunden und Patienten mit dem von uns verwendeten Gerät bei $2,00 \text{ kg}/1,27 \text{ cm}^2$ liegen muß.

Literatur

1. Müller W (1987) The fibrositis syndrome: Diagnosis, differential diagnosis and pathogenesis. Scand J Rheumatol (Suppl 65):40–53
2. Müller W, Perini C, Battegay R, Labhardt F (1981) Die generalisierte Tendomyopathie (Generalisiertes Fibrositis-Syndrom). Internist Welt 7:268–277
3. Smythe HA (1979) Nonarticular rheumatism and psychogenic musculoskeletal syndromes. In: McCarty DJ (ed) Arthritis and allied conditions, 9th edn. Lea & Febiger, Philadelphia
4. Wolfe F, Hawley DJ, Cathey MA, Caro X, Russell IJ (1985) Fibrositis: Symptom frequency and criteria for diagnosis. J Rheumatol 12:1159–1163
5. Wolfe F, Smythe HA, Yunus MB et al. (1990) The american college of rheumatology 1990 criteria for the classification of fibromyalgia: Report of the multicenter criteria committee. Arthritis Rheum 33:160–172
6. Yunus M, Masi AT, Calabro JJ, Miller KA, Feigenbaum SL (1981) Primary fibromyalgia (fibrositis): Clinical study of 50 patients with matched normal controls. Semin Arthritis Rheum 11:151–171

Für die Verfasser:
Dr. J. Lautenschläger
Katharinenhospital
Kriegsbergstraße 60
7000 Stuttgart

Differentialdiagnostische Möglichkeiten der Thermographie bei der generalisierten Tendomyopathie (GTM)

J.-M. Engel

Rheumaklinik Tegernsee, Tegernsee

Thermography in Differential Diagnosis of Fibromyalgia

Summary: Fibromyalgia is a clinically defined pain syndrome, characterized by multiple symmetric tender points, especially at richly innervated tendon insertions. Additionally, muscular trigger points may be painful. According to American authors, painful trigger points can be detected by thermography as hyperthermal spots (5 – 10 mm diameter, + 1 °C). This is especially true for acute pain syndromes. In chronic pain the thermal profile may be inverted such that painful points are more or less hypothermic. At present, the data for thermal phenomena at trigger points are still controversial, i.e., a typical thermal image is not known. However, thermography is able to show thermal differences (hyper-/hypothermia) at any location described as painful by the patient.

Thermal phenomena in fibromyalgia never follow a segmental distribution, as in the case of referred pain (e.g., of the small spine joints), or as in nerve compression syndromes (e.g., herniated spinal-disk or peripheral-nerve compression).

The special value of thermography is the possibility of differentiating fibromyalgia from other diseases of the locomotor system which cause pain similar to that of fibromyalgia, e.g., inflammation, nerve compression, sympathetic nerve disturbances, vasospastic or occlusive arterial disease, for which there are clear thermal indications.

Methodische Grundlagen der Thermographie

Thermographie ist die Aufzeichnung der Temperaturen der menschlichen Körperoberfläche. Technisch stehen zwei Verfahren zur Verfügung:

Infrarot-Thermographie (IRT)

Technisches Prinzip ist die Detektion der Infrarot-Strahlungsleistung (abgestrahlte elektromagnetische Energie) mit Umrechnung in quantitative Temperaturwerte (IRT-Kamera) oder bildliche Darstellung als Fernsehbild (pyroelektrisches Vidicon).

Die IRT ist ein kontaktloses Temperaturmeßverfahren.

Flüssigkristall-Plattenthermographie

Technisches Prinzip ist die Eigenschaft cholesterischer Flüssigkristalle, bei bestimmten Temperaturen nur bestimmte Wellenlängen des sichtbaren Lichtes zu reflektieren. Die Flüssigkristalle werden mikroverkapselt in eine starre oder flexible Folie eingegossen, die auf der Auflageseite zur Absorption der nichtreflektierten Anteile des Lichts schwarz eingefärbt ist. Aufgrund der physikochemischen Eigenschaften der Flüssigkristalle können Temperaturverteilungen durch Farbunterschiede gut dargestellt werden, während quantitative Temperaturmessungen nicht möglich sind.

Die Flüssigkristall-Plattenthermographie erfordert Hautkontakt.

Die Hauttemperatur als Zielgröße der Thermographie wird im wesentlichen bestimmt durch die Mikrozirkulation der Haut und den advektiven Wärmetransport über das Blut vom Körperkern zur Hautoberfläche. Die unmittelbare Wärmeleitung aus der Tiefe des Gewebes unter dem jeweiligen Hautabschnitt und die Wärmeproduktion der Haut selber sind demgegenüber betragsmäßig gering.

Die Mikrozirkulation der Haut, bzw. die Hautdurchblutung, wird über physiologische Regelmechanismen kontinuierlich den inneren und äußeren Temperaturverhältnissen des Körpers entsprechend geregelt. Überwiegend sorgen humorale Faktoren (Prostaglandine, Bradykinin, Histamin etc.) für eine Vasodilatation, während neurale Faktoren (vegetative Nerven, Sympathikus) eine Vasokonstriktion bewirken. Erst in jüngster Zeit sind allerdings experimentelle Hinweise aufgetaucht, daß die Vasodilatation ebenfalls über neurale Wege (Neurotransmitter mit vasodilatativer Wirkung) gesteuert werden könnte. Die Regelung der Hautdurchblutung und damit der Körperoberflächentemperatur hat relativ kurze Zeitkonstanten, vor allem in der Peripherie, an den Extremitäten, Ohren und Nase.

Da mit der Thermographie der Hautoberfläche auf Störungen im Körperinnern rückgeschlossen werden soll, müssen Störungen von außen möglichst ausgeschlossen, die äußeren Umgebungsbedingungen vor und während der Untersuchung entsprechend ausgewählt und konstant gehalten werden. Zwei Temperaturbereiche der Umgebungstemperatur haben sich für die thermographische Diagnostik bewährt:

18 °C Raumtemperatur zum Nachweis von Entzündungen und Tumoren:
Nachweisbar ist eine relative Hyperthermie zugeordneter Hautbezirke durch die vom Entzündungsprozeß oder Tumor lokal freigesetzten vasodilatativen Substanzen (z. B. Prostaglandine).

24 °C Raumtemperatur zum Nachweis vaskulärer und neuraler Störungen:
Nachweisbar ist eine lokale oder regionale Hypothermie in den vaskulär oder neural abhängigen Regionen.

Zum besseren Nachweis vaskulärer/neuraler Störungen kann auch eine externe Störung (z. B. in Form eines Kaltwassertestes) auf die Haut aufgebracht werden. Nur bei einer intakten Vasomotorik ergibt sich ein normales Wiedererwärmungsverhalten. Vasospastische oder obstruktive Gefäßerkrankungen zeigen andere Zeitkonstanten der Wiedererwärmung, ebenso wie die Versorgungsgebiete peripherer Nerven.

Thermographische Diagnostik bei Fibromyalgie

Die Fibromyalgie ist klinisch gekennzeichnet als multiples Schmerz-syndrom an typischen Punkten, vorwiegend reichlich innervierten Insertionen. Zusätzlich können muskuläre Triggerpunkte schmerzhaft sein. Mit gewisser Regelmäßigkeit lassen sich – nach Angaben vor allem amerikanischer Autoren – schmerzhafte Triggerpunkte als hypertherme Zonen (5–10 mm Durchmesser, +1 °C zur Umgebungstemperatur) nachweisen. Dies gilt vor allem für akute Schmerzsyndrome. Bei chronischen Schmerzsyndromen kann sich dagegen das thermische Bild auch umkehren, daß die vom Patienten als schmerzhaft angegebenen Punkte eher hypotherm sind.

Voraussetzung ist eine thermographische Untersuchungstechnik bei 24 °C Raumtemperatur. Besonders zu beachten ist die sorgfältige Vorbereitung des Patienten zur Untersuchung. Auf die schmerzhaften Punkte darf möglichst 12 h vorher kein besonderer Druck (z. B. Untersuchung oder Massage) erfolgt sein. Auch dürfen auf diese Regionen keine Arzneien aufgetragen worden sein. Dies gilt insbesondere für hyperämisierende Substanzen.

Die Angaben zu den thermischen Phänomenen an Schmerz- und Triggerpunkten bei Fibromyalgie sind derzeit noch als kontrovers anzusehen:

Ein ganz typisches Bild gibt es nicht. Allerdings kann die Thermographie insofern einen wichtigen Beitrag leisten, als sie eine mögliche thermische Auffälligkeit (Hyperthermie oder Hypothermie) genau an der Lokalisation nachzuweisen in der Lage ist, die vom Patienten als schmerzhaft angegeben wird.

Dabei folgen die thermischen Phänomene bei Fibromyalgie eigentlich nie der Verteilung von Dermatomen, wie dies bei übertragenen Schmerzen (z. B. bei Affektionen kleiner Wirbelgelenke) oder Kompressionssyndromen peripherer Nerven (z. B. Bandscheibenvorfall oder peripheres Engpaßsyndrom) regelmäßig der Fall ist.

Daher liegt der besondere Wert der Thermographie vor allem in der Differentialdiagnostik der Fibromyalgie, – nämlich durch Ausschluß anderer, ähnliche Schmerzen verursachender Störungen am Bewegungssystem, an peripheren Nerven oder Blutgefäßen. Für einen Großteil dieser Schmerzursachen gibt es eindeutig definierte und abgrenzbare thermische Zeichen. Dies gilt übrigens auch für Störungen innerer Organe, bei denen mehrere nebeneinanderliegende Dermatome (Head-Zonen) hypotherm sind.

Zusammenfassend läßt sich feststellen, daß die Thermographie sowohl als Infrarot-Thermographie als auch in der einfacheren Form der Flüssigkristall-Plattenthermographie eine wichtige komplementäre Untersuchungsmethode bei Schmerzsyndromen am Bewegungssystem ist. Auch wenn es kein typisches thermisches Bild der Fibromyalgie gibt, lassen sich doch in einzelnen Fällen thermische Auffälligkeiten in Form von hyperthermen oder hypothermen Zonen (Triggerpunkten) nachweisen. Insbesondere aber lassen sich Schmerzursachen anderer Art ausschließen.

Nach meinem Verständnis der Neurophysiologie des Schmerzes und nach meinen langjährigen Erfahrungen in der Thermographie bei Krankheiten des Bewegungssystems kann ich feststellen, daß nahezu alle Störungen am Bewegungssystem, an peripheren Nerven und Blutgefäßen mit thermischen Auffälligkeiten einhergehen. Eine Ausnahme bilden zentrale Störungen der Schmerzverarbeitung, wie beispielsweise Arthralgien bei Virusinfekten. In diesen Fällen ist die zentrale Verarbeitung normaler neuraler Signale aus der Peripherie gestört, so daß diese Signale zerebral als Schmerz wahrgenommen werden. In diesen Fällen habe ich noch nie Abweichungen der Oberflächentemperatur vom normalen, seitengleich symmetrischen Muster gesehen.

Die Diskussion der Experten am heutigen Tag wird zeigen, inwieweit die Fibromyalgie ebenfalls ein Syndrom darstellt, welches durch zentrale Störungen der afferenten Signalverarbeitung hervorgerufen wird. Wäre dies der Fall, kann nach meinem Verständnis der Thermophysiologie der Hautoberfläche keine wesentliche thermische Auffälligkeit gefunden werden. Denn nur neurale oder vaskuläre Störungen lokaler Ursache in der Peripherie oder neurale Störungen mit Änderungen der efferenten Signalverarbeitung auf spinaler Ebene gehen mit thermischen Veränderungen an der Hautoberfläche einher.

Literatur

1. AMA Council Report (1987) Thermography in neurological and muskuloskeletal conditions. Council on Scientific Affairs, American Medical Association, Chicago. Thermology 2:600–607
2. Engel J-M, Flesch U, Stüttgen G (1983) Thermologische Meßmethodik. notamed, Baden-Baden
3. Engel J-M, Saier U (1984) Thermographische Standarduntersuchungen in der Rheumatologie und Richtlinien zu deren Befundung. Luitpold, München
4. Engel J-M (1989) Thermographie: Ein bildgebendes Verfahren zur Differentialdiagnostik von Schmerzen am Bewegungssystem. Thermo Med 5:75–90

Anschrift des Verfassers:
Dr. med. Joachim-Michael Engel
Chefarzt der Rheumaklinik Tegernsee
der LVA Niederbayern-Oberpfalz
Seestraße 80
D-8180 Tegernsee, FRG

Der klinisch-internistische Befund unter besonderer Berücksichtigung vegetativer und funktioneller Störungen bei der generalisierten Tendomyopathie (GTM)

H. Häntzschel und G. Gruber

Medizinisch-Poliklinisches Institut der Universität, Leipzig

The clinical-internal state with particular consideration of vegetative functional disturbances in "fibromyalgia" and other functional syndromes

Summary: Diagnosis of a primary functional syndrome requires:

1) the exclusion of an underlying organic condition;
2) the proof of criteria, including symptoms and clinical signs are necessary for positive diagnostics, and include the progression of symptoms, the history, neurotic symptoms, chronological connections with life events, age, and related symptoms as described by von Uexküll: globus sensation in the throat, paresthesia, breathing irregularities, cardiac sensations, restlessness, poor concentration, as well as general fatigue, anxiety, depression, sleep disturbance, as well as constipation and/or diarrhea, headaches, dysuria, and "atypical" pain syndromes.

Clinically, we must consider vegetative and functional symptoms: cold hands and feet (Raynauds phenomenon), oral and/or ocular dryness (Sicca syndrome), hyperhydrosis, neurological indications, dermographism, vertigo (and under what conditions), extrasystoles, tenderness of the colon (irritable bowel syndrome), tender points in general, and posture faults (spine).

The most frequent functional syndromes in general medicine: cardiovascular, gastrointestinal, respiratory, urinary, and musculoskeletal system, must be excluded.

Our first results in 12/15 patients with primary/secondary GTM revealed significantly more frequent vegetative, functional, and psychopathological symptoms in comparison to controls (33 patients).

Die wachsende Häufigkeit von Gesundheitsstörungen (also Erkrankungen und funktionellen Syndromen = FS), bei denen psychische und/oder soziale Einflußfaktoren bedeutsam sind, spiegelt sich auch im Krankengut des ambulant, stationär und subspezialisiert tätigen Internisten wieder. Ihre Häufigkeitsangaben schwanken um 20–30% und höher. Das erfordert vom Internisten, will er dem Anspruch auf umfassende Diagnostik und wirksamer Therapie bei seinen Patienten genügen, von Anfang und in allen Phasen der Betreuung die Einbeziehung einer Basis-Psychodiagnostik. Im Prozeß der Diagnostik und der Überprüfung der Diagnose durch den Internisten während der Verlaufsbeobachtung sind u.a. grundsätzlich und immer wieder folgende Fragen zu stellen:
1) Sind Symptomatik, Ätiopathogenese und Verlauf im Einzelfall ausreichend, teilweise oder nicht durch organische Befunde erklärbar?
2) Sind psychische Faktoren bei der vorliegenden Symptomatik, deren Entstehung und/oder deren Verlauf von Bedeutung?

119

Nach Ausschluß einer organischen Ursache für die geklagte Symptomatik (im Rahmen einer zumutbaren und vertretbaren Diagnostik) sollte frühzeitig an das Vorliegen einer funktionellen Störung gedacht werden. Die GTM gehört zu den funktionellen Syndromen (FS).

Definition: Funktionelle Störungen sind Symptomkomplexe ohne Nachweis eines für die Beschwerden adäquaten organpathologischen Befundes, die durch psychosoziale Vorgänge ausgelöst und/oder unterhalten werden und individuellen Krankheitswert besitzen! Die Diagnose primäres FS (so auch die primäre GTM) kann nur nach Ausschluß eines für die Beschwerden adäquaten organpathologischen Befundes gestellt werden. Wichtig erscheint aber darauf hinzuweisen, daß es bereits bei der Symptomatik und beim klinischen Status Hinweise auf funktionelle Syndrome (so auch bei der GTM) im Sinne einer Positivdiagnostik gibt.

Für die Positivdiagnostik sind dabei folgende Befunde bei funktionellen Syndromen wertvoll:

1) Eine Vielzahl von Beschwerden („Symptomflut") mit Tendenz zum Symptomwandel;
2) Gehäuftes Auftreten sog. somatisch psychischer Begleitsymptome (v. Uexküll);
3) Zeitlicher Zusammenhang ihres Auftretens mit einschneidenden Veränderungen in der Lebensgeschichte („life event", biographische Anamnese/Konfliktnachweis);
4) Lange Anamnese (Neigung zur Chronifizierung);
5) Bevorzugung des Jugend- und mittleren Erwachsenenalters;
6) Z. T. auffällige Verhaltensmerkmale, Interaktionsstile, oft neurotische Tendenzen.

Die häufigsten FS in der Inneren Medizin sind:

- Herz-Kreislauf-System:
  Hyperkinetisches Herzsyndrom
  Atypische Angina pectoris (Kardialgien)
  Herzrhythmusstörungen (Sinustachykardien, paroxysmale Tachykardien und Tachyarrhythmien, Extrasystolie)
  Hypotoner Symptomkomplex mit/ohne orthostatische Dysregulation
  Hypertonie (dynamisch-labile Blutdruckdysregulation)
  Kardiophobisches Syndrom
  Synkopale Zustände (vasovagale Synkopen, sympathovasale Krisen)
  Primäre Angioneuropathien (angiopathische Reaktionslage, Digitus mortuus, Raynaud-Syndrom)
- Magen-Darm-System:
  Reizmagen (Non-ulcer-Dyspepsie)
  Reizdarm (Colon irritabile, irritable bowel syndrome)
- Atmungssystem:
  Nervöses Atmungssyndrom (Hyperventilationssyndrom)
- Urogenitalsystem:
  Reizblase (Dysurie)
  Dysmenorrhoe
- Funktionelle Kopfschmerzen/Migräne
- Schlafstörungen.

Vordergründig im Sinne eines Leitsyndromes sind:

1) die Schmerzen aus der Sicht des Patienten und
2) die „tender points" bei der klinischen Untersuchung.

Häufig werden bei GTM-Patienten Haltungsanomalien der Wirbelsäule beobachtet. Müller et al. [2] fanden bei 81% ihrer Patienten klinische Fehlhaltungen oder Fehlformen an der Wirbelsäule. Nach Wyttenbach [4] sind solche Haltungsanomalien bei der GTM signifikant häufiger als bei einem gesunden Vergleichskollektiv.

Für die Diagnose primäre GTM ist die Tatsache besonders bedeutsam, daß dieses FS gehäuft mit anderen funktionellen und vegetativen Symptomen, mit anderen klinischen, aber auch psychopathologischen Befunden kombiniert ist.

Neben den Symptomen im Bereich des Bewegungsapparates finden sich bei der GTM im Vergleich zu Gesunden signifikant häufiger vegetative und funktionelle Symptome.

Nach folgenden vegetativen Symptomen ist zu suchen:

- Kalte Akren (Hände),
- Trockener Mund (Brötchentest),
- Trockenes Auge (Schirmer-Test),
- Hyperhydrosis (Hände),
- Dermographismus,
- Orthostatische Beschwerden (lage- und lagewechselabhängiger Schwindel).

Müller schlägt für die Diagnose GTM mindestens 3 von 7 Symptomen vor. Ebenso werden von ihm mindestens 3 von 7 der folgenden funktionellen Störungen gefordert:

- Schlafstörungen,
- gastrointestinale Beschwerden (Obstipation, Diarrhö),
- Globusgefühl,
- Kopfschmerzen,
- Funktionelle Atembeschwerden,
- Par(Dys-)ästhesien,
- Funktionelle kardiale Beschwerden,
- Dysurie und/oder Dysmenorrhö.

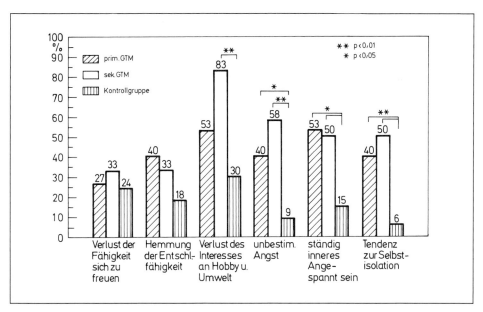

Abb. 1. Hinweise für depressive Verstimmung

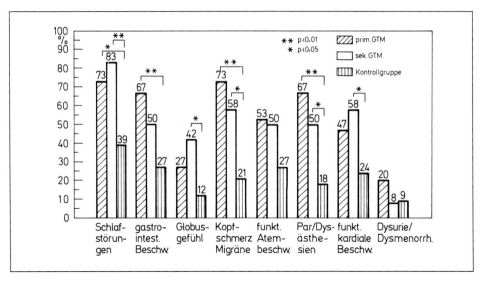

Abb. 2. Häufigkeit funktioneller Störungen

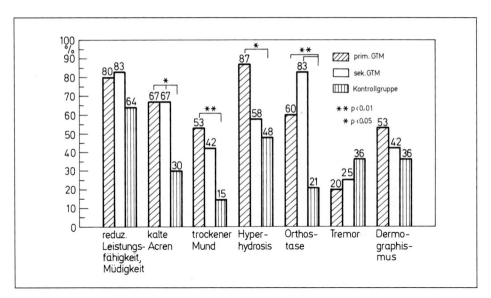

Abb. 3. Häufigkeit vegetativer Symptome

Hinweise auf eine depressive Verstimmung (mind. 3 von 6) sind außerdem zu erfassen [3], ebenso die bereits erwähnten Rand- und Begleitsymptome nach von Uexküll. Bedeutsam ist unseres Erachtens die Suche nach einem zeitlichen Zusammenhang des Auftretens der Symptomatik mit einschneidenden Lebensereignissen („life event", Pathobiogramm).

An weiteren klinischen Befunden finden sich bei der allgemeinen klinischen Untersuchung keine pathologischen Befunde, mit Ausnahme der durch die funktionellen Störungen bedingten Veränderungen, wie etwa eine Extrasystolie und eine Druckschmerzhaftigkeit, vor allem im Kolonverlauf.

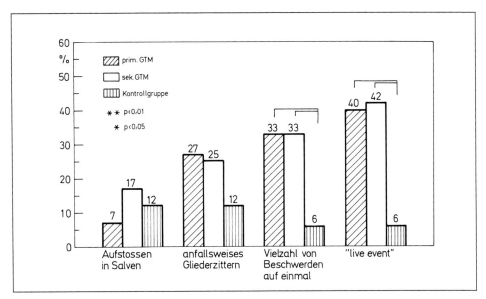

Abb. 4. Häufigkeit von Zusatzkriterien

Erwähnenswert sind die Befunde von Dinermann et al. [1], die in 30% ein Raynaud- und in 18% ein Sicca-Syndrom fanden. Die dynamische bzw. Pharmakothermographie unterstützt die differentialdiagnostische Abgrenzung des primären vom sekundären Raynaud-Phänomen.

Eigene Untersuchungen erfolgten bisher an 15 Patienten mit primärer, 12 mit sekundärer GTM sowie an 33 Patienten mit anderen Grunderkrankungen ohne GTM. Letztere Patienten dienten als Kontrollgruppe für eine erste Auswertung. Unter den 33 Patienten befanden sich 20 mit RA bzw. deren Sonderformen.

Erwartungsgemäß ergaben sich signifikant höhere Spontanschmerzangaben (10,5 bzw. 11,2 bei primärer bzw. sekundärer GTM) gegenüber 6,4 bei Kontrollen und eine signifikant höhere durchschnittliche Druckpunktschmerzhaftigkeit von 14,3 bzw. 12,9 bei primärer bzw. sekundärer GTM gegenüber 2,4 bei Kontrollen. Auffällig ist die relativ höhere aktuelle Spontanschmerzangabe bei Kontrollpatienten im Vergleich zu der sehr geringen lokalisierten Druckpunktobjektivierung.

Patienten mit primärer bzw. sekundärer GTM wiesen signifikant häufiger Nebenkriterien als Kontrollpatienten ohne GTM auf (Abb. 1–4).

Das Verkennen funktioneller Störungen ist besonders bedeutsam, weil dann eine Chronifizierung unvermeidbar ist, sich die Diagnostikspirale zur Suche nach organischen Ursachen ständig neu zu drehen beginnt. Bei dem Trend zu invasiven Untersuchungen bis zur Grenze des Möglichen, oft mit wenig Nutzen und wenigen Worten für den Patienten, fühlen sich viele mit ihren Problemen alleingelassen oder sind unzufrieden mit einer symptomorientierten medikamentösen Therapie.

Literatur

1. Dinermann H, Goldenberg DL, Felson DT (1986) A prospective evaluation of 118 patients with the fibromyalgia syndrome: prevalence of Raynaud's Phenomenon, sicca symptoms, ANA, low complement, and Ig Deposition at the dermal-epidermal junction. I Rheumatol 13:368–373
2. Müller W, Perini C, Battegay R, Labhardt F (1981) Die generalisierte Tendomyopathie (Generalisiertes Fibrositis Syndrom). Internist Welt 7:268–277
3. Müller W, Lautenschläger I (1990) Die generalisierte Tendomyopathie (GTM). Teil I: Klinik, Verlauf und Differentialdiagnose. Z Rheumatol 49:11–21
4. Wyttenbach A (1987) Das klinische Bild der generalisierten Tendomyopathie. Inauguraldissertation, Basel

Für die Verfasser:
Prof. Dr. H. Häntzschel
Leiter der Abt. Rheumatologie
Medizinisch-Poliklinisches Institut der
Universität Leipzig
Härtelstraße 16–18
O-7010 Leipzig

Röntgen- und Laborbefunde bei der generalisierten Tendomyopathie

W. Brückle

Rheumatologische Universitätsklinik Basel

X-ray and Laboratory Findings in Fibromyalgia

Summary: Low-back pain is the most frequent and, usually, first symptom of fibromyalgia (FM). To decide if low-back pain in FM is caused by structural or static pathologic changes of the spine, we compared lumbar column x-rays of 47 female patients with x-rays of 45 age- and sex-matched controls. The x-rays of FM showed significantly more frequent static changes. Structural changes were also found more frequently in FM than in controls (especially osteochondrosis and pseudospondylolisthesis). Osteoarthritis, however, was seen in both collectives without any difference. The radiologically visible changes in lumbar spine could be one of many factors in the development of FM, although these findings are not of benefit for diagnosis and prognosis of this disease in the individual case. Most rheumatologists take pathological laboratory values for excluding FM. Nevertheless, it is assumed that thyroidal hormones, serotonin, and immunological parameters differ from healthy individuals. FM data from 98 patients were analyzed according to an extensive spectrum of laboratory parameters, and compared with the literature. Except for hyaluronic acid, only a few values were (often borderline) pathological. Summarizing pathological laboratory values plus diagnosis, FM has to be followed by differential diagnostic considerations. At present, there is no test which can confirm the diagnosis of FM.

So eindrücklich die Anamnese und die klinischen Befunde bei der generalisierten Tendomyopathie (GTM) sind, so schwierig ist es, die Diagnose mit technischen Befunden zu untermauern. Als heute zur Beurteilung rheumatischer Erkrankungen noch immer wichtigste diagnostische Verfahren haben wir die Röntgen- und Labordiagnostik bei Patienten mit GTM eingesetzt und die Literatur auf ähnliche Untersuchungen durchgesehen.

Radiologisch ließen sich entsprechend der Gewichtung der Beschwerden bei der GTM pathologische Befunde am ehesten im Bereich der Wirbelsäule erwarten. Klinisch wurden von Müller et al., Wyttenbach und Gallati bei diesen Patienten Fehlhaltungen beobachtet [14, 25], die wesentlich häufiger waren als in der Normalbevölkerung [36]. Im vergangenen Jahr haben wir eine retrospektive Untersuchung durchgeführt, die Krankengeschichten und Röntgenbilder der Wirbelsäule von 150 Patienten mit GTM umfaßte [14] (Tabelle 1). Die Diagnose GTM mußte auch retrospektiv an Hand international geltender Kriterien [26, 37] nachzuvollziehen sein, wobei wir uns dazu unseres klinikinternen Diagnoseschemas bedienten (Tabelle 2). Röntgenbilder der Halswirbelsäule lagen von 50,3%, der Brustwirbelsäule von 30,9% und der Lendenwirbelsäule (LWS) von 86,6% der Patienten vor. Da die Röntgenbilder der LWS bei den meisten Patienten vorhanden waren, beschränken wir uns bei der weiteren Auswertung auf diesen Wirbelsäulenabschnitt.

Tabelle 1. Retrospektive Untersuchung der Röntgenbilder von 150 GTM-Patienten

Alter: 52 Jahre (31 – 78)
Frauen: 82%

HWS	BWS	LWS
50,3%	30,9%	86,6%

Tabelle 2. Diagnosekriterien der GTM (*HK* Hauptkriterium, *NK* Nebenkriterium)

HK: Spontan schmerzhafte Regionen ≥ 3 ≥ 1/2 Jahre
     Druckschmerzhafte Punkte   ≥ 12/24 ([20])
NK: Vegetative Symptome   ≥ 3/6
     Funktionelle Symptome ≥ 3/6
     Depression/Neurose
Diagnose: ≥ 2 HK + 1 NK

Tabelle 3. Strukturelle Störungen der LWS (röntgenologisch)

	GTM (n = 130)	Kontr.	Lit.-Ang.
Chondrose	71%	31,5%	[17]
Spondylose	70,5%	72,4%	[17]
Spondylarthrose	73,6%		
Schmorlsche Knötchen	18%	6,1%	[17]
Spondylolisthesis bei Spondylolyse	3,1%	3,7%	[17]
Pseudospondylolisthesis	40,3%		
L-S-Übergangsstörung	19,4%	11,5%	[35]

In Tabelle 3 sind die wichtigsten strukturellen Veränderungen der LWS, die wir gefunden haben, aufgelistet und Vergleichszahlen aus der nicht ausgewählten Bevölkerung gegenübergestellt. In über 70% fanden wir Hinweise auf degenerative Veränderungen der großen und kleinen Wirbelgelenke, einschließlich der Bandscheibe. Die Häufigkeit der Spondylosis deformans entspricht den Vergleichszahlen aus der Literatur [17]. Hinweise auf einen abgelaufenen M. Scheuermann sahen wir in 18%, eine echte Spondylolisthesis bei Spondylolyse in 3%. Dagegen fand sich sehr häufig eine meist geringe (unter 3 mm) Pseudospondylolisthesis (40,3%) und in fast 20% eine lumbosakrale Übergangsstörung.

Statische Veränderungen der LWS waren ebenfalls recht häufig zu finden (Tabelle 4): Steilstellung in 34%, Hyperlordose in fast 50% sowie eine Skoliose in über 80%. All diese Zahlen lagen bei den Patienten deutlich höher als bei den Kontrollen, wobei die Einordnung als pathologischer Befund gerade bei der Skoliose ohne genaue Definition sehr problematisch war. Um die Hyperlordose der LWS etwas genauer definieren zu können, wählten wir zwei exakt vermeßbare Werte, die meist mit der Hyperlordose korreliert sind, nämlich den pathologischen Kreuzbeinbasiswinkel und das pathologische Lot aus LWK 3.

Die Abb. 1 und 2 erklären die Meßgröße Kreuzbeinbasiswinkel, der die Stellung der Oberkante Sakrum zur Waagerechten angibt, und das Lot aus LWK 3, das normalerweise

126

Tabelle 4. Statische Störungen der LWS (röntgenologisch)

	GTM (n = 130)	Kontr.	Lit.-Ang.
Steilstellung	34,1%	15,6%	[17]
Hyperlordose	49,6%		
Skoliose	80,6%	8,9%	[17]
path. KBBW*	59,3%		
path. Lot aus LWK 3	76,7%		

*, Kreuzbeinbasiswinkel.

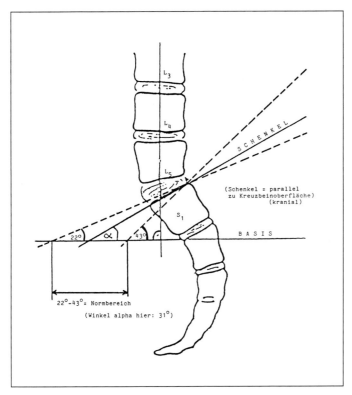

(Schenkel = parallel
zu Kreuzbeinoberfläche)
(kranial)

BASIS

22°-43°= Normbereich
(Winkel alpha hier: 31°)

Abb. 1. Der Kreuzbeinbasiswinkel

auf das Sakrum fallen sollte. Beide Werte lagen in 60% und mehr im pathologischen Bereich.

Da für die in der Literatur beschriebenen Veränderungen oft die exakte Definition fehlte und auch nicht für alle unsere Meßgrößen Vergleichszahlen vorhanden waren, haben wir ein eigenes Vergleichskollektiv gesucht. Wir fanden es in 45 Patientinnen, die an einer postmenopausalen Osteoporose-Prophylaxe-Studie teilnahmen und deren seitliche LWS als Ausgangsbefund geröntgt worden war. Diesen Röntgenbildern ordneten wir die Aufnahmen etwa altersgleicher Frauen aus unserer retrospektiven Untersuchung zu. Mit der seitlichen Aufnahme konnten wir natürlich nur einen Teil der Parameter der vorangegangenen Untersuchung erfassen. Wir suchten in beiden Gruppen eine Spondylosis defor-

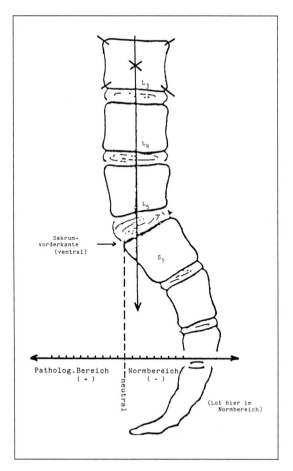

Abb. 2. Das Lot aus LWK 3

Tabelle 5. Vergleichsuntersuchung der seitlichen LWS bei 47 Patientinnen mit GTM und 45 Kontrollen

	GTM (n = 47)	Kontrollen (n = 45)
Spondylose (%)	61	75
Spondyloph.-Zahl	2	1,6
ZWR L3 – S1 (mm)	28,6	30,0
Spondylolisthesis (%)	31,9	6,6
path. KBBW (%)*	59,6	24,4
path. Lot aus LWK 3 (%)	68	28,9

*, Kreuzbeinbasiswinkel.

mans, die in der Kontrollgruppe sogar überwog (Tabelle 5). Die absolute Spondylophytenzahl war dagegen in der GTM-Gruppe etwas größer. Die gesamte Höhe der Zwischenwirbelräume L3 bis S1 fand sich bei den GTM-Patienten um 1,4 mm geringer, wobei vor allem auffiel, daß der normalerweise weiteste Zwischenwirbelraum L4/5 in 70% schmaler war als L3/4. Bei den Kontrollpatienten war dies nur in 11% der Fall. Eine Spondylo-

128

Tabelle 6. CT-Befunde der LWS bei
20 Patienten mit GTM

	Operation	Erfolg
Hernien 9	→ 3	1
Protrusion 4	→ 2	0
unauffällig 7	2	0

listhesis fanden wir bei den Patienten fast 5mal häufiger als bei den Kontrollen. Doppelt so hoch lag auch die Zahl der pathologischen Kreuzbeinbasiswinkel und des Lotes aus LWK 3 bei den Patienten.

In den Unterlagen der 130 GTM-Patienten fanden wir auch 20 Computertomographiebefunde der LWS. Von den 20 untersuchten Patienten waren bei 9 eine oder mehrere Diskushernien, bei 4 mindestens eine Protrusion entdeckt worden (Tabelle 6). Insgesamt waren 7 dieser 20 Patienten operiert worden [3]. Einen längerfristigen Operationserfolg konnte allerdings nur ein Patient verzeichnen. Dies bestätigt die alte Erfahrung, daß bei Patienten mit GTM bezüglich einer Operation sehr große Zurückhaltung geübt werden soll.

Fassen wir die Ergebnisse zusammen, dann kommen spondylophytäre Veränderungen der LWS bei Patienten mit GTM nicht öfter vor als in der Normalbevölkerung. Chondrosen sind bei den Erkrankten möglicherweise häufiger und ausgeprägter zu finden, ebenso die damit im Zusammenhang stehende Spondylolisthesis. Eine Fehlstatik haben wir bei GTM-Patienten deutlich häufiger gesehen als bei den Kontrollen. Es ist zu vermuten, daß statische Störungen bei diesen Patienten über die lokalisierte Tendomyopathie in Anwesenheit weiterer Noxen und bei einem prädisponierenden psychosomatischen Terrain zur Generalisierung der Erkrankung führen können.

Zum Thema „Laborwerte im Rahmen der generalisierten Tendomyopathie" haben wir an der Rheumatologischen Universitätsklinik in Basel zahlreiche Parameter bei 98 Patienten untersucht. Ihr Durchschnittsalter betrug 46 Jahre, das Geschlechtsverhältnis Frauen zu Männer lag bei 6:1. Die Diagnose war durch die in Tabelle 2 angegebenen Kriterien gesichert. Bei einer kleineren, nichtausgewählten Untergruppe der stationären Patienten wurden darüber hinaus aufwendigere Untersuchungen durchgeführt. Als Kontrollgruppe dienten 18 Patienten vergleichbarer Alters- und Geschlechtsverteilung mit einem isolierten, nichtentzündlichen Wirbelsäulensyndrom.

Die in der Routinediagnostik üblichen blutchemischen Parameter Glukose, GOT, GPT, γ-GT, alk. Phosphatase, CPK, Kreatinin, Harnstoff-N, Harnsäure, Cholesterin, Triglyzeride, Eisen, die Elektrolyte Na, K und Ca sowie die quantitative Eiweißbestimmung und deren elektrophoretische Auftrennung lagen bei beiden Gruppen zum großen Teil im Normbereich: Pathologische Werte waren durch internistische Erkrankungen, und zwar nutritiv-toxische Leberveränderungen, bei 5% der Patienten und 10% der Kontrollen und Fettstoffwechselstörungen in gleicher Häufigkeit zu erklären. Weiterhin fand sich bei je einer Person aus der GTM-Gruppe eine Hypokaliämie, eine Hyperurikämie und eine Serumeisenerniedrigung bei Menorrhagie. Unauffällig waren das rote und weiße Blutbild, einschließlich ihrer Differenzierung.

In beiden Kollektiven lagen Blutsenkungsreaktion und die Werte der quantitativen Bestimmung des C-reaktiven Proteins im Normbereich (Tabelle 7, Abb. 3).

Die Immunglobuline IgG, IgA und IgM wiesen insgesamt eine breite Streuung, ohne wesentliche Unterschiede zwischen Patienten und Kontrollen, auf. Das IgE war zwar im

Tabelle 7. Humorale Entzündungsparameter bei GTM

	GTM (n = 98)	Kontr. (n = 18)	Lit.-Ang.
BSR	11,2	11,1	normal [1, 11, 37]
< 20 mm/h	94%	94%	
CRP ≤ 0,5 mg%	98%	95%	

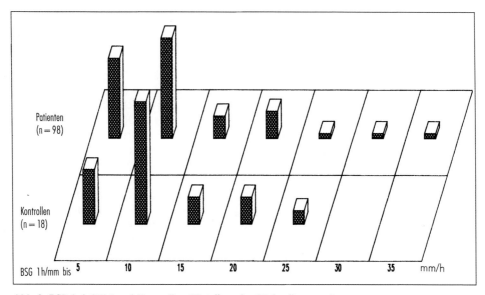

Abb. 3. BSR bei GTM und Kontrollen (Verteilung im Säulendiagramm)

arithmetischen Mittel erhöht (75 U/ml), unterschied sich jedoch kaum von unserer Kontrollgruppe (70 U/ml). In beiden Kollektiven lagen zwei Drittel der Werte im als unauffällig angesehenen Bereich von 3–40 U/ml (Abb. 4), und der Median wurde bei 22 bzw. 36 U/ml (Kontrollen) gemessen. Meske et al. [29] fanden bei der GTM Mittelwerte von 104, bei einem Kontrollkollektiv aus Blutspendern dagegen nur von 28 U/ml. In Untersuchungen von Caro et al. [9] und Koenig et al. [18] lagen die IgE-Spiegel im Normbereich.

Über die diversen immunologischen Parameter liegen in der Literatur unterschiedliche Ergebnisse vor (Tabelle 8). Der Rheumafaktor im Latexfixationstest und in der Hämagglutinationsreaktion nach Waaler-Rose war bei uns in Übereinstimmung mit der Literatur nur in einem kleinen Prozentsatz niedrigtitrig positiv, wie er in diesen Prozentzahlen auch in der unausgewählten Bevölkerung gefunden wird. Eine sehr geringgradige Erhöhung der zirkulierenden Immunkomplexe (C1q-Bindung) wurde von uns bei 10% der Patienten und bei 20% der Kontrollen gefunden. Das Komplement C3 lag in beiden Gruppen im Normbereich, während Dinerman bei 7% seiner Patienten eine Erniedrigung fand [11]; C4 war bei einem Patienten erhöht. Antinukleäre Antikörper fanden wir in Übereinstimmung mit dem Großteil der Angaben aus der Literatur gering erhöht. Die Suche nach ds-DNS- und RNP-Antikörpern erbrachte gemäß einer Studie von Caro keine pathologischen Werte [7]. Die Ro- und La-Antikörper wurden in der Literatur durchweg negativ angegeben. Negativ war auch die Suche nach Antikörpern gegen quergestreifte

130

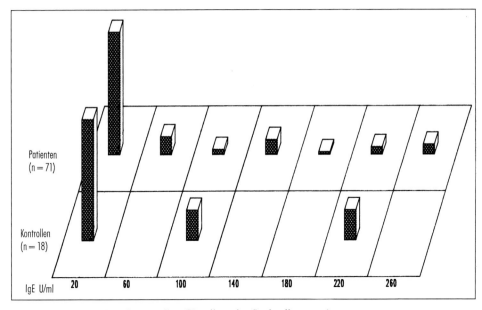

Abb. 4. IgE bei GTM und Kontrollen (Verteilung im Säulendiagramm)

Tabelle 8. Immunologische Parameter bei GTM (*CIC* zirkulierende Immunkomplexe, *SD*, Schilddrüsen, *Th*, Thyreoglobulin, *m*, mikrosomale)

	GTM	Kontr.		Lit.-Ang.	
RF (LFT)	3%	5%	1/25		[7]
RF (W-R)	3%	0%			
CIC	10%	20%	nicht erhöht		[7, 21, 27]
C_3	0%[a]	0%[b]	7% erniedrigt		[11]
C_4	1 erhöht[a]	1 erhöht[b]			
ANA	1%	5%	0 – gering		[2, 8, 9, 33, 37, 38]
			23%		[11]
DNA-AK			negativ		[7]
RNP-AK			negativ		[7]
Ro-AK			negativ		[7]
La-AK			negativ		[7]
AMA	1%	0%			
Quergestr. Musk. AK	0%	0%			
SD-AK (Th)	4%				
SD-AK (m)	11%	7%			

[a] n = 16.
[b] n = 9.

Muskulatur. Schilddrüsen-Antikörper fanden wir bei der GTM in etwas höherem Prozentsatz positiv als bei den Kontrollpatienten, wobei bekannterweise die mikrosomalen Antikörper sensibler als die Thyreoglobulin-Antikörper reagierten.

Bei der Untersuchung der immunkompetenten Zellen haben wir einen kleinen Teil der Helferzellen leicht unterhalb des Normbereiches gemessen, wogegen diese Subpopulation

Tabelle 9. Zellulär vermittelte Immunität bei GTM

	GTM[a]	Kontr.[b]
Multitest mit 7 Recall-Ag nach 48 h		
Zahl der Ag-Reaktionen	2,4	2,6
$\varnothing$ der pos. Reakt. (mm)	10,1	10,2
< 5 mm bei	8%	25%

[a] n = 63.
[b] n = 8.

von Peter et al. [27] und Russell et al. [29] bei allerdings sehr kleinen Kollektiven als erhöht angegeben wurde. Dagegen lagen die Suppressorzellen in unserem Kollektiv wie bei Russell et al. [29] und im Gegensatz zu Peter et al. [27] gering oberhalb des Normbereiches. Die T4/8-Ratio eines kleinen Teils unserer Seren befand sich knapp unter dem Normwert, der überwiegende Teil im Normbereich.

Die zellulär vermittelte Immunität haben wir durch einen Multitest mit 7 Recall-Antigenen geprüft. Gewertet wurde die Zahl der einzelnen Antigene, die eine Reaktion ausgelöst haben und die Summe der Durchmesser aller positiven Reaktionen. Patienten- und Kontrollgruppe zeigten keinen Unterschied, wobei die geringe Zahl der Kontrollen (n = 8) zu berücksichtigen ist. Unter der „kritischen" Grenze von 5 mm lagen 8% der GTM-Patienten (Tabelle 9).

Tabelle 10. Hormone, Überträgerstoffe und Zytokine bei GTM

	GTM	Kontr.	Lit.-Ang.	
TSH	3%	3%	n	[1]
T_3	n	n	n	[1]
T_4	n	n	n	[1]
Plasmakortisol[a]			n	[22]
Freies Kortisol[b]			n	[22]
Dexamethason-Suppressionstest			35% path.	[22]
Östradiol			n	[1]
Testosteron (Frauen)			n	[1]
ACTH			n	[22]
STH			n	[22]
Prolaktin			n	[22]
5-OH-Indolessigsäure[b] (38 Pat.)	5%[c]			
Norepinephrin			gering erhöht	[16]
Epinephrin			gering erhöht	[16]
Substanz P			n	[34]
Beta-Endorphinspiegel			n	[17, 39]
			erhöht	[15]
Prostaglandin E_2			erhöht	[16]
Interleukin-2			erhöht	[27]
Alpha-Interferon			erhöht	[27]

n, Normalbefund.
[a] Plasmakortisol (8.00/16.00).
[b] Im 24-h-Urin.
[c] Alle Erhöhungen unter Therapie mit Antidepressiva.

Als Bindegewebsmarker haben wir die Hyaluronsäure (HA) bestimmt. Sie dient in der Matrix aller Bindegewebe als Achse der Proteoglykanmonomere und ist mit ihnen in das Netzwerk aus Kollagen bzw. Elastin eingewoben. Bedingt durch sehr kurze Halbwertszeiten wird die HA beim Gesunden in relativ niedriger Serumkonzentration gefunden [31]. Wir entdeckten eine Erhöhung der Hyaluronsäure durch Zufall, als GTM-Patienten-Seren als Kontrolle bei der Untersuchung von Patienten mit chronischer Polyarthritis dienten [32]. Wir haben jetzt erneut 31 Seren untersucht und Werte gefunden, die mit 74 mg/ml im Mittel doppel so hoch lagen wie die der etwa altersgleichen Kontrollpatienten und auch der Kontrollen, wie sie Seibel [31, 32] angibt.

Da speziell auf neuroendokrine Aspekte der GTM in einem späteren Beitrag (s. S. 237) eingegangen wird, soll hier nur kurz betont werden, daß die Schilddrüsenhormone unserer knapp 100 Patienten völlig im Normbereich lagen. Bei weiteren Hormonuntersuchungen in der Literatur (Tabelle 10) fielen pathologische Befunde beim Dexamethason-Suppressionstest [22] auf, aber auch bei der Untersuchung anderer körpereigener Substanzen, wobei die Fallzahlen der Untersuchungen meist sehr klein waren.

Das Neurohormon Serotonin ist durch seinen Einfluß auf die Schlafregulation und die Genese der endogenen Depression auch bei der Erforschung der GTM von hohem Interesse. Wir haben bei 38 Patienten das Endglied der Serotoninstoffwechselkette, die 5-OH-Indolessigsäure, im 24-h-Urin untersucht. 5% der Patienten wiesen eine erhöhte Ausscheidung auf. In jedem Fall konnte jedoch eine Medikation mit dem Serotoninpräkursor Tryptophan oder einer anderen antidepressiv wirkenden Substanz erfragt werden, so daß damit die pathologischen Werte erklärt sind. Untersucht wurden auch Serumspiegel der Vitamine, des Myoglobins und der Aminosäuren, einschließlich Tryptophan (Tabelle 11).

Die Histokompatibilitätsantigene HLA-DR 4 und HLA-B 27 wurden in ersten Untersuchungen bei der GTM erhöht gefunden [6, 13]. Weitere Studien konnten diese Befunde nicht bestätigen [19, 28].

Einige Autoren versuchten, eine Verbindung zwischen den Kollagenosen und der generalisierten Tendomyopathie herzustellen. Caro berief sich insbesondere auf immunhistologische Untersuchungen, bei denen er mit Immunfluoreszenztechnik Immunglobulinablagerungen, vor allem IgG, an der dermo-epidermalen Grenze fand [7]. Diese Befunde ähneln dem Bild des positiven Lupus-Bandtestes beim SLE. Wir haben in Basel, insbesondere unter Mitarbeit von Respondek und Vogt, Hautstanzen der Unterarminnenseite mit direkter und indirekter Immunfluoreszenztechnik sowie mit Peroxidasereaktion

Tabelle 11. Vitamine, Aminosäuren und Myoglobin bei GTM

	Kontr.	Lit.-Ang.
25-OH-Cholecalciferol	normal	[1]
Folsäure	normal	[1]
Cobalamin	normal	[1]
Myoglobin	normal	[1]
Aminosäure Tryptophan (frei)	normal	[24]
(total)	vermindert	[30]
Alanin	vermindert	[30]
Histidin	vermindert	[30]
Lysin	vermindert	[30]
Prolin	vermindert	[30]
Serin	vermindert	[30]
Threonin	vermindert	[30]
Übrige Aminosäuren	normal	[30]

Tabelle 12. Immunhistologische Untersuchungen bei GTM auf Ig-Ablagerungen an der dermo-epidermalen Grenze (*IF* Immunfluoreszenz, *IIF* indirekte Immunfluoreszenz, *POR* Peroxydase-Reaktion)

	n	Methode	Nachweis von IgG
eigene Untersuchungen {	34	IF	0%
	17	IIF	0%
	34	POR	0%
Caro (1984)	25	IF	76%
Burda (1984)	14	IF	57%
Caro (1986)	36	IF	53%
Dinerman (1986)	36	IF	12%
Eneström (1990)	25	IF	100%

untersucht [4]. Die direkte Immunfluoreszenz wurde mit fluorescein-konjugierten polyvalenten Gamma-Globulin- sowie monovalenten IgG-, IgA-, IgM-Fibrinogen-Antiseren (Behring) durchgeführt. Für die indirekte Immunfluoreszenz (Behring) und die Immunperoxidase-Technik (Becton Dickinson) haben wir IgG-Antiseren benutzt. In keinem Fall waren andere Veränderungen als unspezifische schollige Ablagerungen nachzuweisen. Auffallend in den Beobachtungen aus der Literatur ist, daß sich die Prozentzahlen der nachgewiesenen IgG-Banden – wenn man von der jüngsten Arbeit absieht [12] – im Laufe der Jahre immer mehr verkleinerten (Tabelle 12).

Zusammenfassend läßt sich sagen, daß bei der GTM bisher keine eindeutig pathologischen Parameter nachgewiesen wurden, die diagnostische Hinweise geben können. Tendenziell erhöht ist möglicherweise – doch das bedarf noch weiterer Evaluation – die Hyaluronsäure.

Literatur

1. Bengtsson A, Henriksson KG, Jorfeldt L et al. (1986) Primary fibromyalgia. A clinical and laboratory study of 55 patients. Scand J Rheumatol 15:340–347
2. Bennett RM, Gatter RA, Campbell SM, Andrews RP, Clark SR, Scarola JA (1988) A comparison of cyclobenzaprine and placebo in the management of fibrositis. A double-blind controlled study. Arthritis Rheum 31:1535–1542
3. Brückle W, Müller W (1988) Inzidenz von pathologischen Computertomographiebefunden der LWS bei Patienten mit GTM. Z Rheumatol 47:279–280
4. Brückle W et al. (1991) Die Laborbefunde bei der generalisierten Tendomyopathie. In Vorbereitung
5. Burda CD (1984) Immunglobulin-G deposits at the dermal-epidermal junction in secundary (traumatic) fibromyalgia. Clin Exp Rheumatol 2:195
6. Burda CD, Fox FR, Osborne P (1986) Histocompatibility antigens in the fibrositis (fibromyalgia) syndrome. Clin Exp Rheumatol 4:355–357
7. Caro XJ (1984) Immunofluorescent detection of IgG at the dermal-epidermal junction in patients with apparent primary fibrositis syndrome. Arthritis Rheum 27:1174–1179
8. Caro XJ, Quismorio FP jr (1985) Immunological studies of skin and circulating autoantibodies in primary fibrositis syndrome (abstr). Arthritis Rheum 28:98
9. Caro XJ, Ramadas K, Heiner DC et al. (1985) Serum total IgE and IgG_4 levels in primary fibrositis syndrome. Presented to the Study Group Session on Nonarticular Rheumatism, 49th Annual Meeting, American Rheumatism Association. Anaheim, June 1985

10. Caro XJ, Wolfe F, Johnston WH, Smith AL (1986) A controlled and blinded study of immunoreactant deposition at the dermal-epidermal junction of patients with primary fibrositis syndrome. J Rheumatol 13:1086–1092
11. Dinerman H, Goldenberg DL, Felson DT (1986) A prospective evaluation of 118 patients with the fibromyalgia syndrome: Prevalence of Raynaud's phenomenon, Sicca symptoms, ANA, Low complement, and Ig Deposition at the Dermal-Epidermal Junction. J Rheumatol 13:368–373
12. Eneström S, Bengtsson A, Lindström F, Johan K (1990) Attachement of IgG to dermal extracellular matrix in patients with fibromyalgia. Clin Exp Rheumatol 8:127–135
13. Forre O, Vaeroy H, Kass E (1987) Possible subgroups of the fibromyalgia syndrome. Scand J Rheumatol (Suppl) 69:12
14. Gallati M (1990) Radiologische Veränderungen bei generalisierter Tendomyopathie. Inauguraldissertation, Basel
15. Hall S, Littlejohn GO, Jethwa J et al. (1983) Plasma beta-endorphin levels in fibrositis (abstr). Arthritis Rheum 26:539
16. Hamaty D, Valentine JL, Howard R et al. (1989) The plasma endorphin, prostaglandin and catecholamine profile of patients with fibrositis treated with cyclobenzaprine and placebo: A 5-month study. J Rheumatol 16:164–168
17. Horal J (1969) Acta orthopaedica scandinavica. The clinical appearence of low back disorders in the city of Gothenburg, Sweden (Suppl 118)
18. Koenig WC jr, Powers JJ, Johnson EW (1977) Does allergy play a role in fibrositis? Arch Phys Med Rehabil 58:80
19. Kogstad O (1988) Primary fibromyalgia syndrome – subgroups of inflammatory rheumatic nature? Scand J Rheumatol 17:154
20. Lautenschläger J, Brückle W, Seglias J, Müller W (1989) Lokalisierte Druckschmerzen in der Diagnose der generalisierten Tendomyopathie (Fibromyalgie). Z Rheumatol 48:132–138
21. McBroom P, Kolb WP, Kolb LM et al. (1984) Cutaneous vascular immunofluorescence in patients with fibromyalgia syndrome: Correlation with circulating immune complexes. Presented to the Study Group Session on Nonarticular Rheumatism, 48th Annual Meeting. American Rheumatism Association. Minneapolis, June 1984
22. McCain GA, Tilbe KS (1989) Diurnal hormone variation in fibromyalgia syndrome: a comparison with rheumatoid arthritis. J Rheumatol (Suppl 19) 16:154–157
23. Meske-Brand S, Kapp A, Müller W (1984) Die generalisierte Tendomyopathie, ein Syndrom im Rahmen der Atopie? Aktuel Rheumatol 9:156–158
24. Moldofsky H, Warsh JJ (1978) Plasma tryptophan and musculoskeletal pain in non-articular rheumatism ("fibrositis syndrome"). Pain 5:65–71
25. Müller W, Perini C, Battegay R, Labhardt F (1981) Die generalisierte Tendomyopathie (Fibrositissyndrom). Internist Welt 7:268
26. Müller W (1987) The Fibrositis Syndrome: Diagnosis, Differential Diagnosis and Pathogenesis. Scand J Rheumatol (Suppl) 65:40–53
27. Peter JB, Wallace DJ (1988) Abnormal immune regulation in fibromyalgia (abstr). Arthritis Rheum 31:S24
28. Russell IJ, Wolfe F, Burda C et al. Histocompatibility (HLA) in primary fibrositis (fibromyalgia) syndrome. Presented to the Study Group Session on Nonarticular Rheumatism, 50th Annual Meeting American Rheumatism Association. New Orleans, June 1986
29. Russell IJ, Vipraio GA, Michalek J, Fletcher E (1988) Abnormal T cell subpopulations in fibrositis syndrome (abstr). Arthritis Rheum 31:99
30. Russell IJ, Michalek JE, Vipraio GA, Fletcher EM (1989) Serum amino acids in fibrositis/fibromyalgia syndrome. J Rheumatol 16:158–163
31. Seibel MJ, Raimann S, Lautenschläger J, Müller W (1988) Serum-Hyaluronsäure und aminoterminales Prokollagen-III-Peptid bei entzündlichen und degenerativen Erkrankungen. Z Rheumatol 47:98–106
32. Seibel MJ (1989) Komponenten der extrazellulären Gewebematrix als potentielle „Marker" des Bindegewebs-, Knorpel- und Knochenmetabolismus bei Erkrankungen des Bewegungsapparates. Z Rheumatol 48:6–18
33. Smythe HA (1985) Non-articular rheumatism and psychogenic musculoskeletal syndromes. In: McCarthy DJ (ed) Arthritis and Allied Conditions. Lea & Febiger, Philadelphia, p 1083

34. Vaeröy H, Sakurada T, Forre O et al. (1989) Modulation of pain in fibromyalgia (fibrositis syndrome): Cerebrospinal fluid (CSF) investigation of pain related neuropeptides with special reference to calcitonin gene related peptide (CGRP). J Rheumatol 16:94–97
35. Willis TA, Runge C (1924) The lumbosacral vertebral column in man. Am J Anat 32:95
36. Wyttenbach A (1987) Das klinische Bild der generalisierten Tendomyopathie. Dissertation, Basel
37. Yunus MB, Masi AT, Calabro JJ, Miller KA, Feigenbaum SC (1981) Primary fibromyalgia (fibrositis): clinical study of 50 patients with matched normal controls. Sem Arthr Rheumatol 11:151–171
38. Yunus MB, Masi AT (1984) Antinuclear antibodies (ANA)in primary fibromylagia syndrome. Presented to the Study Group Session on Nonarticular Rheumatism, 48th Annual Meeting of the American Rheumatism Association. Minneapolis, June 1984
39. Yunus MB, Denko CW, Masi AT (1986) Serum-endorphin in primary fibromyalgia syndrome: A controlled study. J Rheumatol 13:183–186

Anschrift des Verfassers:
Dr. W. Brückle
Leitender Arzt
Rheumaklinik
Bahnhofstraße 9
3052 Bad Nenndorf

^{31}P-MR Spectroscopy of Muscle in Patients with Fibromyalgia

A. C. de Blécourt[1], M. H. van Rijswijk[1], R. F. Wolf[1], R. L. Kamman[2],
E. L. Mooyaart[2]

[1] Dep. of Rheumatology, University Hospital Groningen, Netherlands
[2] Dep. of Magnetic Resonance, University Hospital Groningen, Netherlands

^{31}P-MR-Spektroskopie des Muskels bei Patienten mit Fibromyalgie

In general, patients with fibromyalgia suffer from non-articular chronic pain and stiffness. A typical feature is the finding of so-called tender points on physical examination [1].

The underlying mechanism of fibromyalgia is not clear. Increasing attention has been given to a possible organic origin of the complaints. Histochemistry, light- and electron microscopy of muscle biopsy samples from these tender points showed non-specific abnormalities [2]. Chemical analysis of biopsy samples from tender points in trapezius muscle showed a decrease in the levels of ATP, ADP, and PCr compared to biopsies taken from identical regions in healthy volunteers [3]. This alteration in the content of high-energy phosphates was thought to be due to muscle hypoxia.

^{31}P-magnetic resonance spectroscopy would be an ideal, non-invasive method in the study of muscle bioenergetics in fibromyalgia.

Using a Philips Gyroscan S15 magnet, the upper thoracic region was visualized by a set of transverse images, thus allowing to position a volume of interest in the trapezius muscle, at the site of a tender point. ^{31}P-spectra were obtained using a surface coil. Spectra were filtered and deconvoluted using a standard set of parameters. Peak area ratios Pi/PCr, PCr/βATP, and Pi/βATP and pH were calculated.

Ten patients with fibromyalgia, diagnosed using the criteria of Yunus [1], were examined at rest. Six healthy volunteers served as a control group.

At first sight, the spectra of fibromyalgia patients and healthy controls looked similar. Mean peak area ratios, pH, and their standard deviations were calculated. The ratios Pi/βATP and Pi/PCr in fibromyalgia patients were not higher than these ratios in our healthy controls; actually, these ratios were (significantly) lower in the patient group (one-tail t-test $p < 0.05$). The ratio PCr/βATP and the pH did not show any significant difference between patient and control group.

If a marked change in metabolism of energy-rich phosphates in fibromyalgia muscle is present, ^{31}P MR-spectroscopy would be the ideal non-invasive method to detect this alteration. This study as presented here, however, failed to show a significant decrease in the high-energy phosphates in the tender points in the trapezius muscle of fibromyalgia patients compared to controls, in a situation at rest, as was earlier reported by Bengtsson et al. Further research in this field should be done. As suggested by Kushmeric [4], a dynamic stress test may be needed to evaluate the complaints of a fibromyalgia patient with ^{31}P MR-spectroscopy.

References

1. Yunus MB, Masi AT, Calabro KA, Miller SL (1981) Sem Arthr Rheum 11:1
2. Kalyan-Raman UP, Kalyan-Raman K, Yunus MB, Masi AT (1984) J Rheumatol 11:6
3. Bengtsson A, Hendriksson KG, Larsson J (1986) Sem Arthr Rheum 29:7
4. Kushmerick MJ (1989) J Rheumatol 16 (suppl 19)

Dr. A.C. de Blécourt
Rheumaklinik
Abt. Innere Medizin
Universitätsspital Groningen
P.O. Box 30001
NL-9700 RB Groningen
The Netherlands

Ganganalysen bei der generalisierten Tendomyopathie

G. Broquet, P. Mennet, N. Merz, T. Stratz und W. Müller

Hochrhein-Institut für Rheumaforschung und Rheumaprävention, Rheinfelden

Gait-Analysis in Fibromyalgia

Summary: Gait-analysis was carried out for 10 women with fibromyalgia and 10 age-matched healthy women, with the aim of detecting differences between the groups by means of interindividual comparisons.

Exercise was performed on a treadmill at speeds ranging from 1.7 km/h to 4 km/h, cold-light diodes having been affixed above the malleolus lateralis and the lateral knee-joint space. The results were recorded and evaluated automatically using a video-computer system. The main measurements were of the maximum vector of velocity, the maximum velocity along the X axis, and the minimum velocity along the Y axis.

The results may be summarized as follows:

a) Depending on the mathematical parameter chosen, the variability of the values is 9% to 34% greater in the fibromyalgia group than in the group of healthy volunteers.
b) The main feature differentiating the fibromyalgia group from the control group is the considerably greater asymmetry of gait. This is a manifestation of periarthritis of the hip, a syndrome frequently observed with this clinical picture. Depending on the parameter investigated, the asymmetry of gait is 28% to 40% greater in the fibromyalgia group than in the control group.
c) As the walking speed increases, the differences detected between the two groups decrease. The speed chosen for the purposes of such investigations should therefore be slow.

Mittels der Badismographie-Technik wurden Ganganalysen bei 10 Probandinnen mit generalisierter Tendomyopathie (GTM) und 10 im Alter vergleichbaren gesunden Probandinnen vorgenommen, um allfällige Unterschiede der untersuchten Kollektive im interindividuellen Vergleich festzustellen.

Untersuchungstechnik

Bei der Badismographie handelt es sich um eine intra- oder interindividuell vorgenommene, zeitbezogene und zweidimensionale mathematische Funktionsanalyse mindestens in den X- und Y-Ebenen von menschlichen Gehbewegungen, ausgeführt auf einem Laufband (Abb. 1).

Für die Ausführung der Ganganalyse wird ein Laufband der Marke Marquette mit der Möglichkeit der Einstellung einer Geschwindigkeit von 1,5 – 17 km/h verwendet.

Optische Bezugspunkte bilden u. a. am Malleolus externus und über einem lateralen Kniegelenksspalt fixierte Kaltlichtdioden. Die optische und akustische Registrierung erfolgt über ein Video-Computer-System.

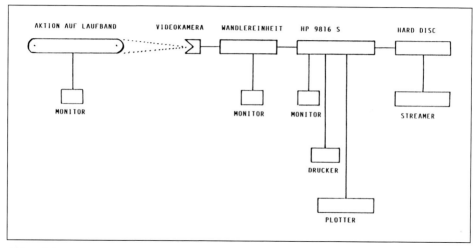

Abb. 1. Schema der standardisierten Versuchsanordnung

Im Anschluß an die Videoaufzeichnung werden die registrierten Stromimpulse in das Computerprogramm übertragen. Die Software weist folgende Leistungen auf:

- Aufarbeitung der gelieferten Rohdaten in mathematische Kurvenfunktionen über Fouriertransformation und Glättung der Kurven über einen Gauss-Filter.
- Berechnung von Maxima, Minima, Wendepunkten, Geschwindigkeit und Beschleunigung sowie Angaben über den Aufnahmezeitpunkt. Berechnung der Vektoren, Schrittfrequenz und -länge.
- Graphische Darstellung der Kurven, graphischer Vergleich durch Übereinanderprojektion verschiedener Kurven.
- Aufarbeitung der Daten in einem Datenbanksystem zur statistischen Auswertung bei größeren Kollektiven respektive Probandengruppen.
- Ausgabe der Daten und der Kurven über Drucker oder Plotter.

Mathematische Parameter

Das Computergrundprogramm liefert folgende 12 mathematische Standardparameter:

- durchschnittliche Fläche des Geschwindigkeitsvektors,
- durchschnittlicher maximaler Geschwindigkeitsvektor,
- durchschnittlicher minimaler Geschwindigkeitsvektor,
- durchschnittliche maximale Geschwindigkeit in X-Richtung,
- durchschnittliche minimale Geschwindigkeit in X-Richtung,
- durchschnittliche maximale Geschwindigkeit in Y-Richtung,
- durchschnittliche minimale Geschwindigkeit in Y-Richtung,
- durchschnittliche maximale X-Auslenkung vorwärts,
- durchschnittliche maximale X-Auslenkung rückwärts,
- durchschnittliche maximale Y-Auslenkung aufwärts,
- durchschnittliche maximale Y-Auslenkung abwärts.

Alle Parameter lassen sich auch graphisch darstellen (Abb. 2):

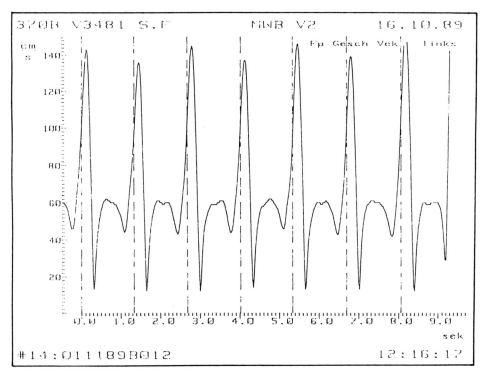

Abb. 2. Beispiel einer graphischen Darstellung (maximaler und minimaler Geschwindigkeitsvektor links)

Anwendung bei der GTM

Mit der obigen Untersuchungstechnik werden 10 Patientinnen mit klassischer primärer generalisierter Tendomyopathie ganganalytisch untersucht versus einem vergleichbaren Kollektiv mit 10 gesunden Probandinnen.

Ergebnisse

Die signifikantesten Unterschiede treten auf bei den Parametern

- maximaler Geschwindigkeitsvektor (1),
- maximale Geschwindigkeit in X-Richtung (2) (Bewegungsrichtung vorn-hinten),
- minimale Geschwindigkeit in Y-Richtung (3) (Bewegungsrichtung oben-unten).

Generell wird festgestellt, daß die Aussagekraft der vorgenannten Daten für die von einer Fußdiode emittierten Lichtimpulse größer ist als bei den über eine Kniediode registrierten Signalen.

Die Resultate lassen sich in drei Punkten zusammenfassen:

a) Die Meßwertveränderlichkeit ist bei der GTM-Gruppe im Vergleich zur gesunden Probandengruppe je nach ausgewähltem mathematischem Parameter um 9–34% größer (Abb. 3).

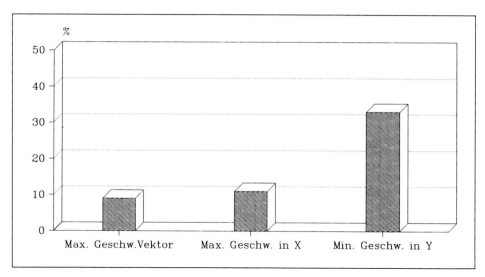

Abb. 3. Prozentuale Wertunterschiede von 9% bis über 30% der untersuchten Faktoren 1–3 bei der GTM im Vergleich zu Gesunden

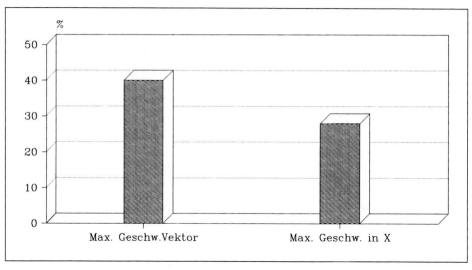

Abb. 4. Um 30% bis 40% größere prozentuale Wertabweichung der Faktoren 1 und 2 in der GTM-Gruppe im Vergleich zu Gesunden

b) Bei der GTM-Gruppe fällt im Vergleich zur Kontrollgruppe vor allem eine wesentlich größere Gangasymmetrie als Ausdruck einer bei diesem Krankheitsbild häufig zu beobachtenden Periarthrosis-coxae-Problematik auf. Je nach untersuchtem Meßwert ist die Gangasymmetrie bei der GTM-Gruppe um 28–40% größer als bei der Vergleichsgruppe (Abb. 4).

c) Bei zunehmender Gehgeschwindigkeit werden die Meßwertunterschiede zwischen den Kollektiven kleiner. Die Untersuchungen sollten demzufolge bei kleiner Laufbandgeschwindigkeit vorgenommen werden.

Schlußfolgerungen

Die mathematische und badismographische Ganganalyse einer Patientengruppe mit klassischer GTM versus ein vergleichbares gesundes Probandenkollektiv läßt eindeutige, d. h. bis 40%ige Unterschiede bei den ausgewählten mathematischen Faktoren sowohl innerhalb der jeweiligen Kollektive (größere Veränderlichkeit der Extremwerte bei GTM-Patienten) als auch innerhalb der Gruppen, bezogen auf die rechten und linken unteren Extremitäten (größere Gangasymmetrie bei GTM-Patienten), nachweisen.

Nach den erzielten Ergebnissen erscheint es möglich, die genannte Untersuchung in der Therapiekontrolle der generalisierten Tendomyopathie einzusetzen.

Für die Verfasser:
Dr. P. Mennet
Chefarzt und Med. Direktor
Solbadklinik Rheinfelden
Salinenstraße 98
CH-4310 Rheinfelden

Zur Myopathologie der generalisierten Tendomyopathie

D. Pongratz, G. Hübner und C. Bigiel

Medizinische Klinik Innnstadt der Universität München

Muscle Biopsy Findings in Primary Fibromyalgia

Summary: In order to determine definable morphological changes in primary fibro-myalgia, 22 muscle biopsies taken from large muscles of the extremities were examined by both light and electron microscopy. In addition, immunohistologic examinations with monoclonal antibodies (AP-AAP-method) were undertaken (vimentin, collagen type IV, fibronectin, desmin, B-cells, T4-cells, T8-cells, macrophages, HLA-DR receptor, in-terleukin II receptor); the results were compared with 20 normal biopsies.

Consistent with earlier experiences, no definite pathologic changes could be found in the biopsies of patients with primary fibromyalgia. Correlating to the time from onset of symptoms, a slight increase of endomysial connective tissue and unspecific muscular atrophy was found. A part of the biopsies showed some accumulation of lipid droplets and a focal subsarcolemmal increase of regularly configured mitochondria of normal size. These findings are diagnostically unspecific and by no means as clear as the changes described by other authors in biopsies of the so-called tender points. However, the mor-phologic variability in the region of tendon insertion has, as yet, not been well defined.

Einleitung

Im Gegensatz zu anderen Muskelerkrankungen ist über das myopathologische Bild der generalisierten Tendomyopathie nur relativ wenig bekannt. Die beschriebenen Verände-rungen sind insgesamt eher geringfügig, z. T. aber auch widersprüchlich. Dabei scheint von großer Bedeutung zu sein, aus welcher Lokalisation (Muskelbauch oder sog. „tender points") das zu untersuchende Gewebe entnommen wurde. Die Stelle in der Nähe des Sehnenansatzes gilt in der Myopathologie als schwierig zu beurteilen, weil hier in varia-bler Weise unspezifische Strukturveränderungen auftauchen können, demgemäß die Grenzen des Normalen schlecht definiert sind.

Literaturübersicht

Die wichtigsten Arbeiten zur Myopathologie der generalisierten Myopathie seien nach-folgend kurz zusammengefaßt:

Miehlke et al. [6] stellten lichtmikroskopisch eine etwas vermehrte feintropfige Fett-bestäubung der Muskelfasern heraus. Zusätzlich wurden hin und wieder schüttere lym-phohistiozytäre Infiltrate im Perimysium beobachtet.

Henriksson et al. [4] beschrieben eine unregelmäßig verteilte Aktivität der NADH-Reduktase in Typ-I-Muskelfasern, welche deskriptiv sog. „moth eaten fibers" entspricht, zusätzlich machten sie auf Faseratrophien, vereinzelt nachweisbare Fasernekrosen und kleine Lymphozyteninfiltrate aufmerksam.

Letztgenannte Veränderungen wurden später stark relativiert, da sich bei weiteren Untersuchungen von Bengtsson et al. [1] herausstellte, daß sog. „moth eaten fibers" ein sehr unspezifischer Befund sind und auch in normalen Kontrollbiopsien vorkommen können.

Yunus et al. [7, 8] fanden lichtmikroskopisch im Bereich sog. „tender points" relativ ausgeprägte Veränderungen, wobei „moth eaten fibers", eine Typ-II-Faser-Atrophie und gelegentlich hyalinisierte Fasern im Vordergrund standen.

Elektronenmikroskopisch machte Fassbender [3] u. a. auf eine fokale Glykogenvermehrung und eine Kapillarschädigung aufmerksam.

Zu ähnlichen Ergebnissen gelangten Henriksson et al. [4], Kalyan-Raman et al. [5]. Sie wiesen in einem Teil der Fälle auf subsarkolemmale Mitochondrienakkumulationen hin.

Eine neuere Untersuchung von Yunus et al. [9] zeigte, daß die elektronenmikroskopischen Veränderungen in der Region der „tender points" nicht überbewertet werden dürfen, da sie auch bei normalen Kontrollbiopsien auftreten können. Entzündliche Veränderungen wurden in keiner der neueren Arbeiten bestätigt.

Material und Methodik

Es wurden 22 Biopsien von Patienten mit klinisch gesicherter generalisierter Tendomyopathie (16 Frauen im Alter von 26 – 69 Jahren, mittleres Alter 45 Jahre; 6 Männer im Alter von 15 bis 53 Jahren, mittleres Alter 36 Jahre) und 21 Biopsien von gesunden Kontrollpersonen (6 Frauen im Alter von 20 – 49 Jahren, mittleres Alter 30,3 Jahre; 15 Männer im Alter von 17 – 51 Jahren (mittleres Alter 31,3 Jahre) histologisch, immunhistologisch, histochemisch und elektronenmikroskopisch untersucht. Das Gewebe wurde mittels einer offenen Biopsie in Lokalanästhesie gewonnen. Sie stammten jeweils aus dem Bauch großer proximaler Extremitätenmuskeln (M. biceps brachii bzw. M. quadriceps femoris). Gewebe aus den sog. „tender points" wurde in vorliegender Untersuchung nicht einbezogen.

Zunächst wurden routinemäßig sowohl Kryostatschnitte als auch in Methakrylat eingebettete, in Dünnschnitthistologie weiter aufgearbeitete Schnitte histologisch und histochemisch untersucht. Als Standard-Färbungen dienten die HE-Färbung, die van-Gieson-Färbung, die modifizierte Trichrom-Färbung. Routinemäßig histochemische Reaktionen waren die PAS-Reaktion, die Sudanschwarz-Färbung, die myofibrilläre ATPase-Reaktion bei pH 9,4 sowie die NADH-Reduktase-Reaktion. Als ergänzende histochemische Reaktionen wurden die Darstellung der sauren oder alkalischen Phosphatase, die Cytochrom-C-Oxidase-Reaktion und die Sukzinatdehydrogenase-Reaktion herangezogen. Immunhistologische Untersuchungen mit monoklonalen Antikörpern betrafen Vimentin, Kollagen Typ IV, Desmin, HLA-DR, Interleukin II, B-Zellen, CD19, T-4- und T-8-Lymphozyten sowie Fibroneatin. Die Untersuchungen erfolgten mit der AP-AAP-Methode [2]. Von jeder Biopsie wurden weiterhin kleine Stückchen in Glutaraldehyd fixiert, in Epon eingebettet und nach Herstellung eines Semidünnschnittes elektronenmikroskopisch untersucht.

Ergebnisse

Insbesondere bei Patienten mit noch nicht allzu lange dauernder Symptomatik (unter 3 Jahren) ergaben sich nur minimale Abweichungen von der Norm. Am konstantesten fand

146

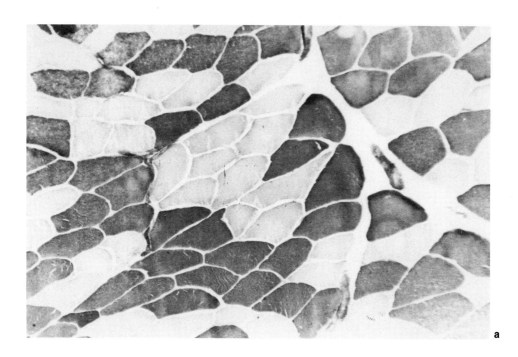

a

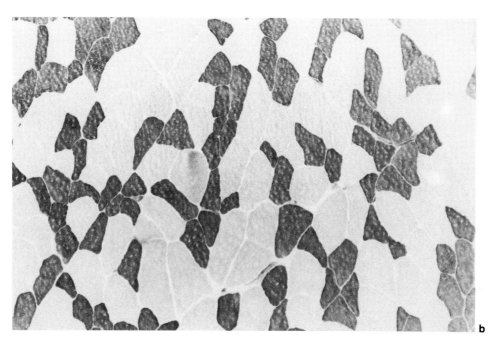

b

Abb. 1a, b. a Normale Kontrollbiopsie. Frau − M. biceps brachii. Myofibrilläre ATPase-Reaktion bei pH 9,4 (Vergr. 100:1). Regelrechtes Mosaikmuster der in dieser Reaktion heller erscheinenden Typ-I- sowie der dunklen Typ-II-Muskelfasern. **b** Generalisierte Tendomyopathie mit mehrjährigem Verlauf. Frau − M. biceps brachii. Myofibrilläre ATPase-Reaktion bei pH 9,4. Man erkennt eine deutliche fokal betonte Verschmächtigung der dunklen Typ-II-Muskelfasern

147

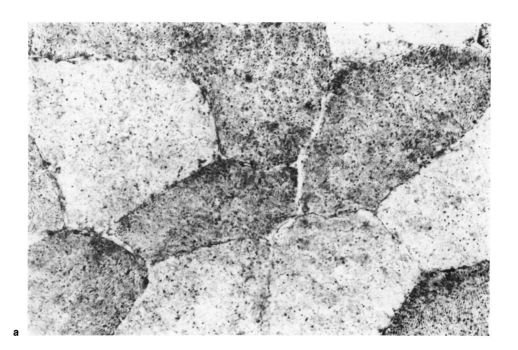

a

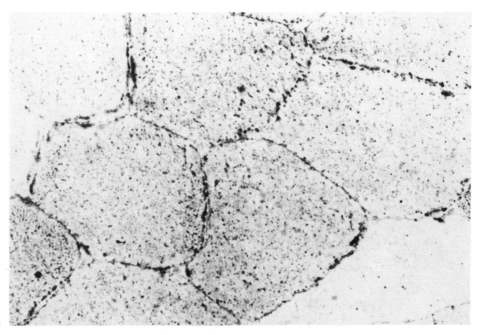

b

Abb. 2a, b. a Normaler Kontrollmuskel. Frau – M. biceps brachii. Sudanschwarz-Färbung (Vergr. 100:1). Regelrechte Fettbestäubung der Muskelfasern. **b** Generalisierte Tendomyopathie mit mehrjährigem Verlauf. Frau – M. biceps brachii. Geringfügig prominente subsarkolemmale Fettbestäubung der Typ-I-Muskelfasern

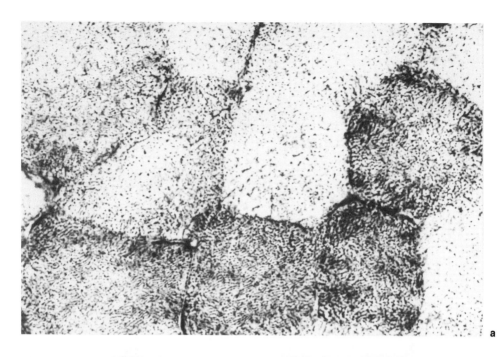

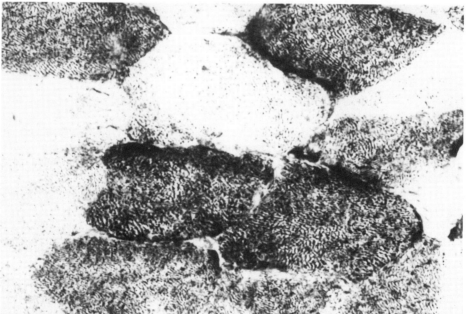

Abb. 3. a Normaler Kontrollmuskel. Frau – M. biceps brachii. NADH-Reduktase-Reaktion (Vergr. 100:1). Regelrechtes myofibrilläres Netzwerk. **b** Generalisierte Tendomyopathie mit mehrjährigem Verlauf. Frau – M. biceps brachii. NADH-Reduktase-Reaktion (Vergr. 400:1). Leichte, vorwiegend subsarkolemmale Akkumulation der mitochondrialen Enzymaktivität

149

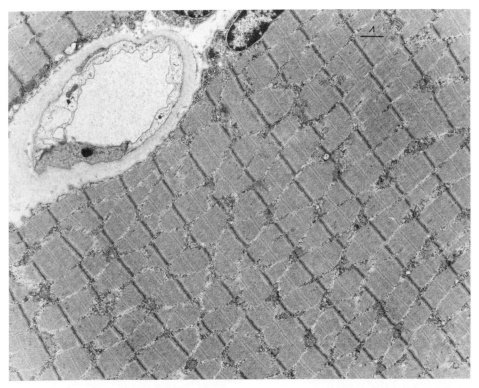

Abb. 4. Generalisierte Tendomyopathie mit relativ kurzem Verlauf. Frau – M. vastus medialis (elektronenoptische Vergr. 3300 : 1). Regelrecht strukturierte Muskelfasern. Deutliche Verdickung der basalen Lamina einer kleinen Muskelkapillare

sich eine mehr oder weniger ausgeprägte Verschmächtigung der Typ-II-Muskelfasern im Sinne einer beginnenden Typ-II-Faseratrophie, wie man sie bei allen Formen schmerzbedingter Inaktivitätsatrophien findet (Abb. 1 a und b). Die Muskelfasern erschienen bis in die Ebene der Elektronenmikroskopie völlig unauffällig (Abb. 4).

Erst bei längeren Verläufen traten geringfügige Veränderungen sowohl im Mesenchym als auch im Parenchym zutage.

Im Mesenchym fand sich eine fokal leicht vermehrte Aktivität der alkalischen Phosphatase, am ehesten als Hinweis auf die Anwesenheit proliferierender Fibroblasten. Elektronenmikroskopisch ließen sich herdförmig leicht verbreiterte endomysiale Bindegewebssepten erkennen.

Nur in 4 Fällen mit jeweils einer Verlaufszeit von über 5 Jahren ließ sich eine leichte Erhöhung der Fettbestäubung der Typ-I-Muskelfasern nachweisen (Abb. 2a und b). 5 Fälle mit ebenfalls langer Anamnese zeigten eine geringe Anhäufung subsarkolemmaler Mitochondrien in Typ-I-Muskelfasern (Abb. 3a und b). Dies bestätigte sich elektronenmikroskopisch (Abb. 5). Die Mitochondrien erschienen ansonsten nicht vergrößert und regelrecht strukturiert.

Als Zusatzbefund fand sich elektronenmikroskopisch in mehreren Fällen (z. B. Abb. 4 oben) eine deutliche Verdickung der basalen Lamina kleiner Muskelgefäße, wie man sie häufig bei Diabetes mellitus oder Hypothyreose findet.

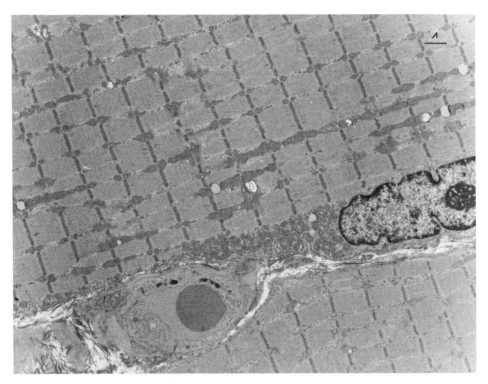

Abb. 5. Generalisierte Tendomyopathie mit mehrjährigem Verlauf. Frau – M. biceps brachii (elektronenoptische Vergrößerung 3300 : 1). Leichte, vorwiegend subsarkolemmale Mitochondrienakkumulation

Diskussion

In der vorliegenden myopathologischen Untersuchung erscheinen die bei generalisierter Tendomyopathie im Bauch der großen Extremitätenmuskeln aufzufindenden Strukturveränderungen insgesamt nur sehr geringfügig. Sie müssen als unspezifisches Sekundärphänomen eingestuft werden und haben sicher keine primär pathogenetische Bedeutung.

Sie differieren in der Ausprägung deutlich zu Untersuchungsergebnissen anderer Autoren aus der Gegend der sog. „tender points", deren Bewertung jedoch schwierig ist.

Die generalisierte Tendomyopathie ist nach unseren Untersuchungen sicher keine entzündliche oder degenerative Muskelerkrankung. Bioptisch faßbare Befunde treten erst bei längeren Verläufen zutage und sind als sekundär zu bewerten.

Literatur

1. Bengtsson A, Henriksson KG, Larsson J (1986) Muscle biopsy in primary fibromyalgia. Scand J Rheumatol 15:1–6
2. Cordell JL et al. (1984) Immunoenzymatic labeling of monoclonal antibodies using immune complexes of alkaline phosphatase and monoclonal anti-alkaline phosphatase (APAAP complexes). Histochem Cytochem 3(2):219–229

3. Fassbender HG (1975) Weichteilrheumatismus. In: Pathologie rheumatischer Erkrankungen. Springer, Berlin Heidelberg New York, S 319–331
4. Henriksson KG, Bengtsson A, Larsson J, Lindström F, Thornell L-E (1982) Muscle biopsy findings of possible importance in primary fibromyalgia (fibrositis, myofascial syndrome). Lancet 12:1395
5. Kalyan-Raman UP, Kalyan-Raman K, Yunus MB, Masi AT (1984) Muscle pathology in primary fibromyalgia syndrome: A light microscopic, histochemical and ultrastructural study. J Rheumatol 11:808–813
6. Miehlke K, Schulze G, Eger W (1960) Klinische und experimentelle Untersuchungen zum Fibrositissyndrom. Z Rheumaforsch 49:310–330
7. Yunus M, Masi AT, Calabro JC, Miller KA, Feigenbaum SL (1981) Primary fibromyalgia (fibrositis): Clinical study of 50 patients with matched normal controls. Sem Arthr Rheum 11(1):151–171
8. Yunus MB, Kalyan-Raman UP, Kalyan-Raman K (1988) Primary fibromyalgia syndrome and myofascial pain syndrome: Clinical features and muscle pathology. Arch Phys Med Rehabil 69:451–454
9. Yunus MB, Kalyan-Raman UP, Masi AT, Aldag JC (1989) Electron microscopic studies of muscle biopsy in primary fibromyalgia syndrome: A controlled and blinded study. J Rheumatol 16:97–101

Anschrift des Verfassers:
Prof Dr. med. D. Pongratz
Leitender Arzt des Friedrich-Baur-Instituts
bei der Medizinischen Klinik Innenstadt der
Universität München
Ziemssenstraße 1
8000 München 2

Morphologische Veränderungen an Muskeln und Sehnen bei generalisierter Tendomyopathie

H. G. Fassbender

Zentrum für Rheuma-Pathologie, Mainz

Morphological Changes in Muscles and Tendons with Fibromyalgia

Summary: In fibromyalgia changes occur in the skeletal muscles, as well as in the tendinous and capsular tissue, without any inflammatory trace. Whereas nervous irritations induced by different stimuli lead to local contractions with successive hypoxy in the skeletal muscles, a proliferation of the local fibroblasts and destruction of collagens take place in the tendinous tissue. Both processes induce pain.

The same phenomenon, destruction of collagen and cell proliferation, was found in cases of a carpal-canal syndrome not induced by an inflammatory process.

Among specimens analyzed by the German Center for Rheumapathology were a few in which the process typical of carpal-canal syndrome could also be seen in specimens from patients with fibromyalgia. We cannot draw any conclusion as to the numerical correlation.

Einleitung

Gegenüber den entzündlichen und degenerativen Gelenkprozessen erscheinen die Erkrankungen der Skelettweichteile − Muskeln, Sehnen, Sehnenscheiden − eher harmlos. Dem steht aber die zahlenmäßige Bedeutung des durch Schmerzphänomene geprägten Krankheitsbildes und dessen u. U. hohe subjektive Belastung des Wohlbefindens und der Arbeitsfähigkeit gegenüber.

Selbstverständlich können in Muskeln, Sehnen und Sehnenscheiden akute und chronische Entzündungen ablaufen. Diese Prozesse gehören jedoch nicht zum „Weichteilrheumatismus". So kommt es, daß der „Weichteilrheumatismus" zwar durch eindrucksvolle Schmerzphänomene geprägt ist, denen jedoch kein sehr eindrucksvolles Substrat entspricht.

Da es für die Entwicklung eines Therapiekonzeptes sehr nützlich ist, wenn es sich an einem definierten Substrat orientieren kann, wird es verständlich, daß die allgemein üblichen Behandlungsmethoden des Weichteilrheumatismus fast ausschließlich phänomenologisch sind, d. h. sich mit der Schmerzbekämpfung begnügen.

Wir haben uns neben der Erforschung der destruierenden Gelenkerkrankungen bemüht, ein morphologisches Substrat bei Erkrankungen, die durch Schmerzzustände der Skelettweichteile gekennzeichnet sind, nachzuweisen. Es handelt sich dabei um jene Zustände, denen eine entzündliche Symptomatik fehlt, obwohl gerade ihnen die Bezeichnung „Fibrositis" gilt.

Skelettmuskulatur

Bioptische Untersuchungen von gezielt aus schmerzhaften Stellen entnommener Skelett-muskulatur bei Patienten mit sog. Muskelrheumatismus erbrachten keine morphologischen Veränderungen, die mit diesen Schmerzphänomenen in Zusammenhang gebracht werden können. Die ersten elektronenoptischen Untersuchungen, die an Geweben aus Gebieten des sog. Hartspanns bei diesen Patienten durchgeführt wurden, zeigten dagegen folgende Befunde [3]:

Während die Skelettmuskulatur von Patienten ohne „Muskelrheumatismus" nur den regulären Aufbau mit regelmäßiger Querstreifung, Zwillingsanordnung der Mitochondrien beiderseits der Z-Linie, zahlreichen Triaden und normalen Glykogengehalt zeigt (Abb. 1), sind bei Patienten mit „Muskelrheumatismus" alle Stufen des Parenchymunter-gangs zu erkennen. Dem Grad der Zerstörung nach kann man folgende Stadien unterscheiden:

Stadium I:
Bei der Schädigung geringsten Grades sind die Mitochondrien geschwollen. Man sieht eine mottenfraßähnliche Zerstörung der Myofilamente im Bereich der I-Bande (Abb. 2).

Stadium II:
Hier kommt es ebenfalls zu Myofilamentuntergang im Bereich der I-Bande. Die Z-Strei-fung bleibt noch lange erhalten. Man sieht größere Areale, in denen die regelrechte Struk-

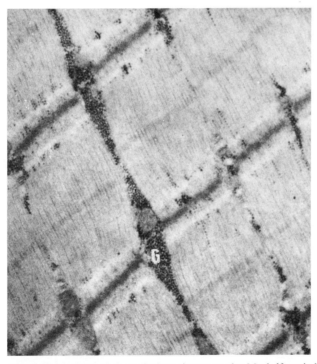

Abb. 1. Elektronenoptische Aufnahme einer normalen Muskelfaser in kontrahiertem Zustand. Regelmäßi-ge Querstreifung. Zwillingsanordnung der Mitochondrien beiderseits der Z-Linie. Normaler Glykogenge-halt (*G*). Zahlreiche Triaden. (Vergr. ca. 35000 : 1)

154

tur der Sarkomere völlig aufgehoben ist. Sarkomerreste liegen unregelmäßig durcheinander.

Stadium III:
Man kann eine isolierte Kondensation von Myofilamenten sowie eine großflächige Verklumpung der kontraktilen Substanz beobachten.

Stadium IV:
Die kontraktile Substanz wird vor allem in Sarkolemmnähe völlig aufgelöst. Es bleibt nur ein feingranuläres Material zurück.

Weitere auffällige Befunde sind gewaltige Glykogenansammlungen im Bereich der Muskelzellnekrosen. Die verschiedenartigen elektronenoptischen Befunde entsprechen unterschiedlichen Degenerationsstadien kontraktiler Elemente der Skelettmuskulatur. Am Beginn stehen feinste Untergänge einzelner Myofilamente und am Ende totale Auflösung ganzer Muskelfasern.

Wir deuten den Pathomechanismus des sog. Muskelrheumatismus folgendermaßen [3]:

Ausgelöst durch eine nervale Irritation kommt es zu einem isolierten Dauertonus einzelner Abschnitte der Skelettmuskulatur. Diese über längere Zeit in Dauerkontraktur befindlichen Muskelabschnitte sind klinisch u. U. als „Muskelhärten" bzw. „Myogelosen" tastbar.

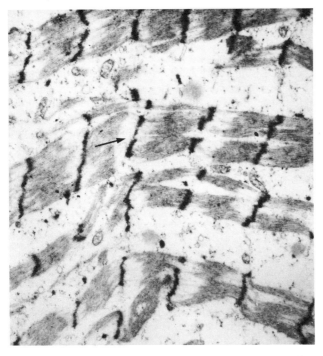

Abb. 2. Ausschnitt aus einer Muskelfaser im Bereich einer Myogelose. Mottenfraßähnliche Myofilamentzerstörungen im Bereich der I-Bande (*Pfeil*). Die dazwischenliegenden hellen Partien entsprechen Myofibrillen, die bereits völlig aufgelöst sind. (Vergr. ca. 18 000 : 1)

Während des Dauertonus ist der Sauerstoffbedarf des Muskelparenchyms pathologisch gesteigert. Es entwickelt sich deshalb schleichend eine relative Hypoxie, in deren Gefolge die Organellen der jeweiligen Muskelabschnitte schrittweise zugrunde gehen. Der von uns erhobene Befund von Glykogenansammlungen spricht ebenfalls für diesen hypoxischen Mechanismus, da hierbei der Glykogenabbau vermindert ist. Dieser beschriebene Prozeß erklärt auch, daß man gelegentlich einmal in Muskelbiopsien von Patienten mit „Muskelrheumatismus" lichtoptisch winzige Lymphozytenansammlungen in Nachbarschaft kleiner Faserdegenerate findet. Die Lymphozyten sind nicht Ausdruck einer Entzündung, vielmehr treffen Lymphozyten auf die beschriebenen Mikronekrosen und lagern sich, angelockt durch Abbauprodukte, hier an.

Geht man von diesen pathologisch-anatomischen Befunden und von der davon abgeleiteten Pathogenese aus, so ergeben sich für die Klinik folgende Konsequenzen:

Auslösend für den isolierten Muskeldauertonus, der zur hypoxischen Schädigung führt, ist ein nervaler Reiz. Dieser Reiz kann auf unterschiedliche Weise ausgelöst werden, wie beispielsweise durch Kälte oder struktur- oder funktionsbedingte Fehlhaltungen der Wirbelsäule. Andererseits können psychische Faktoren diesen Mechanismus ebenfalls ohne weiteres auslösen. Ihr Einfluß auf den Tonus, besonders von Rücken- und Halsmuskulatur, ist bekannt [5, 6].

Da am Anfang der Kausalkette eine Fehlinnervation steht und nicht etwa ein entzündlicher Prozeß, ist der „Muskelrheumatismus" das am besten geeignete Objekt für Wärme und andere physikalische Maßnahmen. Der Übergang einer funktionellen Störung in eine morphologische Schädigung kann so verhindert werden.

Sehnengewebe

Die Verhältnisse im Sehnen- und Kapselgewebe sind von denjenigen im Skelettmuskel völlig verschieden: Es handelt sich dabei um straff gelagertes Kollagengewebe vom Typ I, das normalerweise nur wenige Fibrozyten enthält. Das Gewebe ist bradytroph und nur schwach durchblutet. Die Veränderungen, die wir als Substrat des sog. Weichteilrheumatismus nachweisen können, sind folgende:

Wir sehen im normalerweise zellarmen Sehnengewebe herdförmige Wucherungen von Fibroblasten. Die Ursache dieser herdförmigen Zellwucherungen ist unklar. Für einen entzündlichen Prozeß finden sich keinerlei Hinweise. Eine naheliegende Erklärung bieten degenerative Veränderungen in der Sehnenstruktur, die durch Alterung oder mechanische Überbeanspruchung zustandekommen.

Die spärliche Gefäßausstattung des straffen Bindegewebes hat zur Folge, daß dieses stoffwechselträge Gewebe schon normalerweise eine geringe Sauerstoffversorgung besitzt. Wird durch mechanische oder andere Einflüsse die lokale kapilläre Strombahn zusätzlich gedrosselt, so gerät das betroffene Gewebe in eine hypoxische Situation. Nach einem Konzept von Binzus [1, 2], der sich auf die Arbeiten von Warburg stützt, kann Sauerstoffmangel eine Zellproliferation auslösen. Wie dieser Mechanismus im einzelnen abläuft, ist bis heute unklar.

Im Bereich der Zellwucherungen gehen die örtlichen Kollagenfasern, wahrscheinlich durch Freisetzung von Kollagenasen, zugrunde (Abb. 3). Die nächsten Schritte sind Verflüssigung und sekundäre Einlagerung von Kalksalzen mit zunehmender Verkalkung.

Wir sehen in der ungewöhnlichen Proliferation der Mesenchymzellen den morphologischen Ausdruck einer Gewebshypoxie. Es zeigt sich somit, daß Hypoxie, je nachdem ob sie im Parenchym oder Mesenchym auftritt, völlig gegensätzliche Folgen haben kann:

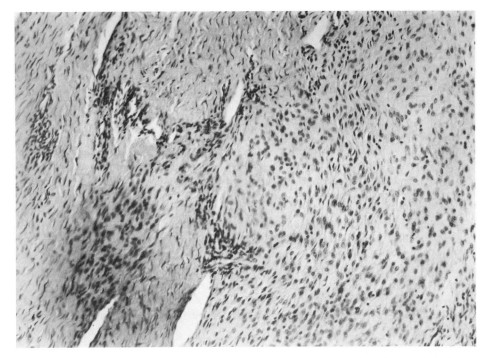

Abb. 3. Sehne: Im rechten Teil hochgradige Proliferation der Fibroblasten mit Auflösung der Kollagen-fasern

In der Skelettmuskulatur kommt es zur Parenchymdegeneration bis zur Nekrose, während im fibrösen Bindegewebe im Gegensatz dazu die Zellen aufblühen, proliferieren und eine mesenchymoide Transformation auftreten kann. Kurz gesagt, bedeutet Hypoxie in der Muskulatur Tod, in der Sehne aktivstes Zellleben. Einen interessanten Einblick in die Vulnerabilität des kollagenen Bindegewebes bieten die Veränderungen beim Karpaltunnelsyndrom (CTS).

Wir fanden in Gewebe von 460 Patienten mit CTS in 37% keinerlei entzündliche Prozesse. In diesen Fällen wird das morphologische Bild beherrscht von einem herdförmigen Zerfall der Kollagenfasern vom Typ I mit begleitendem Zelluntergang. Die überlebenden Fibroblasten lagern sich zu Ketten und unterliegen im Laufe der Zeit einer Umwandlung in Chondrozyten.

Es handelt sich dabei um eine Anpassung der aerob lebenden Fibroblasten an eine anaerobe Situation, die nicht nur zu einer Umwandlung des Phänotyps führt, sondern diese Zellen auch, wie wir elektronenoptisch nachweisen konnten, zur Bildung von Kollagen Typ II befähigen.

Dieser Prozeß wirft ein Licht auf die Pathogenese dieser CTS-Fälle. Wir nehmen an, daß in diesen Fällen entweder eine mechanische Überbeanspruchung oder eine Insuffizienz des kollagenen Gewebes zu einem Strukturverlust mit Gefäßuntergang führt, der sich in der beschriebenen Metaplasie äußert. Der Unterschied zu den oben beschriebenen Sehnen- und Kapselprozessen besteht darin, daß die Veränderungen bei CTS nicht im straffen Sehnengewebe, sondern im lockeren peritendinösen Gewebe ablaufen, das im Gegensatz zum Sehnengewebe normalerweise an eine bessere Gefäßausstattung und Sauerstoffversorgung adaptiert ist. Beobachtungen, daß das CTS gehäuft bei Patienten mit generalisierter Tendomyopathie auftritt, sind möglicherweise geeignet, ein Licht in die Pathogenese der generalisierten Tendomyopathie zu bringen.

Unterhautfettgewebe

Im subkutanen Fettgewebe treten oft Schmerzphänomene auf, die mit Veränderungen im Oberflächenprofil der Haut und tastbaren Verdickungen der Unterhaut verbunden sind. Hierbei ist die echte entzündliche Systemerkrankung, die Panniculitis nodularis nach Pfeifer-Weber-Christian, als eigenständige Erkrankung abzutrennen. Das Gros der verbleibenden schmerzhaften Hautveränderungen läßt eine Beziehung zu übergeordneten Erkrankungen nicht erkennen.

Umfangreiche bioptische Untersuchungen an Gewebe aus schmerzhaftem Unterhautfettgewebe von Patientinnen mit sog. Pannikulitis oder Pannikulose zeigten lichtmikroskopisch keine entzündlichen oder sonstigen pathologischen Phänomene.

Die schmerzhaften Schwellungen im Unterhautfettgewebe, als Pannikulitis oder Pannikulose bezeichnet, sind wahrscheinlich dadurch zu erklären, daß unter Einfluß endokriner Störungen eine lokal gesteigerte Wasseraufnahme stattfindet, die ihrerseits zu Druck und Nervenirritation führt. Für diese These spricht die starke Bevorzugung des weiblichen Geschlechts, bestimmter Körperregionen und bestimmter Altersgruppen.

Polymyalgia rheumatica

Gegenüber dem im Grunde harmlosen „Weichteilrheumatismus" ist die Polymyalgia rheumatica seltener und zeigt eine wesentlich schärfer definierte Symptomatik. Es erkranken vorwiegend ältere Menschen, Frauen sind dabei doppelt so häufig betroffen wie Männer. Befallen sind die Muskeln des Schulter- und Beckengürtels. Die Krankheit ist durch einen spontanen Schmerz in diesem Bereich charakterisiert und führt zu Bewegungseinschränkung im betroffenen Bereich. In etwa 20% der Fälle ist die Muskelsymptomatik mit dem Auftreten einer Arteriitis temporalis vergesellschaftet. Die im allgemeinen stark erhöhte Blutsenkung und die gute Ansprechbarkeit auf eine Kortisontherapie legen den Gedanken nahe, daß hier eine entzündliche Muskelerkrankung vorliegt. Aber auch bei der Polymyalgia rheumatica haben wir in zahlreichen Muskelbiopsien ebenso wie andere Forscher keine entzündlichen Veränderungen nachweisen können.

Erstmals wurden von unserer Arbeitsgruppe elektronenoptische Untersuchungen der Skelettmuskulatur von Patienten mit Polymyalgia rheumatica durchgeführt [4]. In einem größeren Patientengut wurden 15 verschiedene Formen ultrastruktureller Veränderungen nachgewiesen, die alle für sich im Grunde uncharakteristisch sind. Eine Häufung dieser Phänomene aber ergab eine Merkmalskombination, die als charakteristisch für diese Erkrankung angesehen werden kann (Tabelle 1).

Auch hier sprechen die Befunde gegen eine Entzündung der Muskulatur. Sie legen am ehesten eine übergeordnete nervale oder humorale Ursache des Leidens nahe.

Tabelle 1. Übersicht der ultrastrukturellen Veränderungen bei 21 Fällen mit Polymyalgia rheumatica

Fall-Nr.	Sarkolemm	Kern		Filamente				Mitochondrien			T-System	Einlagerungen			
	Einfaltungen	Kettenbildung	Lyse	Dehiszenz der Myofilamente	Verbreiterung und zig-zag-ging des Z-Streifens	„Rod bodies"	Bizarre Formen	Akkumulation	Kristalline Einschlüsse	„Dense bodies"	Vermehrung der Tubuli	Glykogen-vermehrung	Lipid-vermehrung	Lipufuszin-vermehrung	Myelin-figuren
1	X	−	−	X	−	−	−	X	−	−	−	X	X	X	−
2	X	X	X	X	X	X	X	X	X	X	X	X	X	X	X
3	X	−	X	X	X	X	−	X	X	−	−	X	X	X	−
4	X	X	X	X	X	−	−	X	−	−	−	X	X	X	−
5	X	−	−	−	−	X	−	X	−	−	−	X	X	X	−
6	−	−	X	X	X	−	−	X	−	−	X	X	X	X	−
7	X	X	X	X	X	−	X	X	X	X	−	X	X	X	X
8	−	X	X	X	X	−	X	X	−	−	X	X	X	X	X
9	−	−	X	X	−	X	−	X	−	−	X	X	X	X	X
10	X	X	X	X	X	X	X	X	X	X	−	X	X	X	X
11	−	X	−	X	−	−	−	−	−	−	−	X	X	X	X
12	X	−	X	X	X	−	−	X	−	X	−	X	X	X	X
13	−	−	X	X	−	X	X	−	X	X	−	X	X	X	X
14	−	X	X	X	X	−	X	X	−	−	−	X	X	X	X
15	−	X	X	X	−	−	X	X	−	−	X	X	X	X	X
16	−	X	X	X	X	X	X	X	X	X	X	X	X	X	X
17	X	X	X	X	X	X	X	X	X	X	X	X	X	X	X
18	X	−	X	X	−	X	X	X	−	−	X	X	X	X	X
19	−	−	X	X	X	−	X	X	−	X	−	X	X	X	−
20	X	X	X	X	X	X	X	X	X	X	−	X	X	X	−
21	X	−	X	X	X	X	X	X	−	−	−	X	X	X	−

159

Literatur

1. Binzus G (1966) Bestimmung der Stoffwechselzustände in Kapsel, Synovialflüssigkeit und verschiedenen Kapselschichten des normalen Gelenkes aus der LDH-Isoenzymverteilung. Verh Dtsch Orthop Ges 53:163
2. Binzus G, Dettmer N, Josenhans G, Tillmann K (1972) Metabolitische Pathomechanismen der chronischen Polyarthritis und ihre Bedeutung für die Therapie. Z Rheumaforsch 31:137
3. Fassbender HG, Wegner K (1973) Morphologie und Pathogenese des Weichteilrheumatismus. Z Rheumaforsch 32:355
4. Fassbender R, Simmling-Annefeld M (1981) Ultrastrukturelle Untersuchungen der Skelettmuskulatur bei Polymyalgia rheumatica. Verh Dtsch Ges Rheumatol 7:34
5. Weintraub A (1972) Psychosomatik des „Weichteilrheumatismus" – therapeutische Konsequenzen in Kur und Praxis. Z Rheumaforsch 31:273
6. Weintraub A (1973) Vertebragene Syndrome aus psychosomatischer Sicht. In: Fortbildungskurse Rheumatologie, Bd 2. Karger, Basel, S 206

Anschrift des Verfassers:
Prof. Dr. H. G. Fassbender
Leiter Zentrum für Rheuma-Pathologie
Breidenbacherstraße 13
W-6500 Mainz, FRG

III. Teil

Pathophysiologie der generalisierten Tendomyopathie

Neurological Mechanisms of Fibromyalgia

M. Zimmermann

II. Physiologisches Institut der Universität Heidelberg

Zusammenfassung

Bei der Pathogenese der Fibromyalgie wirken zahlreiche Faktoren zusammen, wie aus dem Erscheinungsbild der Schmerzen, den Begleitphänomenen und Ergebnissen klinisch-wissenschaftlicher Untersuchungen abgeleitet werden kann.

Die Ausbreitung des Schmerzes über den ganzen Körper zeigt an, daß die Empfindlichkeit des peripheren und/oder zentralen Nervensystems generell erhöht ist. In der Peripherie ist eine Sensibilisierung der Nozizeptoren durch neurogene Entzündungsvorgänge wahrscheinlich. Mediatoren sind Substanz P und andere Tachykinine, die aus den afferenten Nervenfasern freigesetzt werden und unter anderem immunkompetente Zellen stimulieren. Auch Fehlsteuerungen der Skelettmuskulatur und des sympathischen Nervensystems können eine erregungsfördernde Wirkung im peripheren Nervensystem haben. Substanz P ist auch ein erregender Transmitter für die Übertragung von Schmerzinformation im Rückenmark. Der Gehalt an Substanz P ist bei Fibromyalgie-Patienten erhöht. Als weiterer Mechanismus einer zentralen Sensibilisierung ist ein Mangel des schmerzdämpfenden Neurotransmitters Serotonin wahrscheinlich. Bei der Fibromyalgie wirken also mehrere dysfunktionale Systeme zusammen, weshalb die Bezeichnung „disorder of pain modulation" (38) sinnvoll erscheint.

Introduction

Fibromyalgia is a common diagnosis among the rheumatic diseases with a remarkably high incidence for women. This syndrome is characterized by chronic pain widely distributed through all of the skeletal muscles and other soft tissue (21, 32, 46, 49). Apart from widespread chronic aching pain, focally localized pains can be provoked by palpation of tender points. Other associated features are sensations of muscle tension and of swelling around joints, chronic headaches, irritable bowel syndrome, and poor sleep. The pathogenesis seems to be complex and probably comprises several primary and reactive mechanisms. In relation to nervous system function, the presumed etiological factors contributing to pain of fibromyalgia can be classified according to six pathogenic mechanisms:

- Nociceptor pain, e.g., resulting from inflammation or strain of a skeletal muscle or tendon;
- neurogenic inflammation associated with release of neuropeptides from peripheral endings of primary sensory neurons;
- neuropathic pain, e.g., resulting from nerve or spinal root compression;
- central pain, e.g. resulting from loss of inhibitory control of spinal neurons due to deficiency of inhibitory neurotansmitters;

- dysregulatory or reactive pain, involving pathophysiology of the efferent motor system with ensuring hyper- or hypotonus of postural muscle;
- psychosomatic pain, e.g., pain enhanced by emotional depression or social stress.

Several of these mechanisms may simultaneously be involved in the pain of fibromyalgia most often including a psychosomatic component related to, e.g., the patient's inefficiency in coping with the stress of daily life or that associated with the disease. Knowledge of these mechansims is essential for the differential diagnostic and therapeutic approaches.

The Roles of Nociceptors and Low-Threshold Mechanoreceptors in Fibromyalgia

Nociceptors are the neural sensors which signal potentially harmful stimuli or situations to the central nervous system and give rise to pain sensation and protective behaviors (see reviews: 5, 45, 52, 53). Nociceptors related to fibromyalgia may be those located in muscles, tendons, perivascular sites, but probably not those of the joints. The afferent fibers of nociceptors belong to the thin myelinated (Aδ-) fibers and the non-myelinated (C-) fibers, whose conduction velocities are about 10 and 1 m/s, respectively.

The large sensory fibers (Aα, Aβ, or Groups I and II, conducting at 60 m/s or faster) have mechanosensitive functions primarily involved in proprioception and motor control (e.g., muscle spindles, tendon organs, joint receptors). Although these large fibers do not comprise nociceptors, they may indirectly be involved in a reactive type of pain, when their inputs contribute to the excitation of spinal motoneurons that produce inappropriate muscle contraction resulting in pain. In addition, impulses in Aβ-fibers from low threshold cutaneous mechanoreceptors may evoke allodynia, a type of hyperpathic pain seen in patients suffering from a lesion of the nervous system.

Animal experiments show that nociceptors identified in the muscles respond to heavy local pressure, noxious heat, algesic substances or ischemic muscle contraction (28, 31). During experimental myositis in animals, muscle nociceptors show a considerable increase in ongoing electrical impulse activity and in excitability towards mechanical stimuli (4,14). The sensitization and recruitment of nociceptive fibers might be essential in clinical pain caused by inflammation. Many of the nociceptors respond to endogenous algesic chemical substances such as bradykinin, prostaglandins, leukotrienes, potassium ions, serotonin and, presumably, interleukin-1 and other factors of the immune system involved in the pathophysiology of inflammation.

Simultaneous administration of two of the algesic substances has revealed considerable potentiating effects at nociceptors. Thus, when administration of bradykinin to muscle nociceptors is preceded by serotonin or prostaglandin E_2, the response to bradykinin is much enhanced for some 10 min (29). On the other hand, presence of bradykinin stimulates the synthesis of prostaglandins from their precursor, arachidonic acid (indicated by (+) in Fig. 1). It is likely that such facilitatory interactions are involved in inflammatory pain. In addition, these substances affect local microcirculation: some induce vasoconstriction, others vasodilatation and, most importantly, they result in increased vascular permeability with ensuing extravasation of plasma contents and edema formation (most often microedema). Both inflammation and edema can be present at subclinical levels and, nevertheless, result in increased pain sensation.

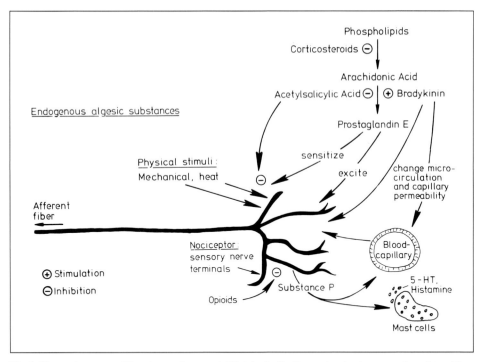

Fig. 1. The nociceptor and its microenvironment. Histologically, the nociceptor is seen as the arbor of free nerve terminals of afferent Aδ- or C-fibers. This sensory nerve ending may respond to high intensity physical stimuli, and many kinds of algesic chemical substances, which occur endogenously, e.g., during inflammation. In addition, the endogenous algesic substances may result in sensitization of the nociceptor. The algesic substances are vasoactive, affecting local microcirculation and increasing permeability of blood capillaries. Substance P, a neuropeptide synthesized in the dorsal root ganglion neurons and distributed to all parts of the primary neuron via axonal transport, is released from the nerve ending and mediates neurogenic inflammation by a direct vascular effect and by mast cell degranulation. Acetylsalicylic acid and related analgesic drugs interfere with the synthesis of prostaglandins and directly with the excitation of the nociceptor terminal. Opioids interfere with the release of substance P and may suppress the excitation of the nociceptor.

Peripheral Analgesic Drug Actions

Anti-inflammatory analgesic drugs produce their pain-relieving effect to a large extent in the periphery. The analgesic action of acetylsalicylic acid can in part be explained by the inhibition of cyclooxygenase, an enzyme involved in the synthesis of prostaglandins (Fig. 1) and other endogenous pain mediator substances. Additional mechanisms have been hypothesized to contribute to the anti-inflammatory and analgesic effects of these drugs, such as the scavenging of oxygen radicals as well as inhibition of leukotriene formation and histamine liberation involved in inflammation. In addition, direct inhibitory actions onto the nociceptor (as indicated in Fig. 1) contribute to the analgesic action in the peripheral nervous system (16).

Neurogenic Mechanisms of Vascular and Inflammatory diseases

Afferent C-fibers in a somatosensory nerve have both sensory and neurosecretory functions (9), and evidence suggests that both of these contribute to fibromyalgia (27). The neuropeptides substance P, calcitonin gene-related peptide (CGRP), and neurokinin A are released from the peripheral endings of the C-fibers (Fig. 1); they induce an increase of local microcirculation and plasma extravasation. Apart from their direct vasodilatatory action the peptides stimulate mast cells and other factors of the immune system, which in turn result in a release of vasoactive serotonin and histamine (24). These phenomena have been termed neurogenic inflammation, subsuming a series of early events following a noxious stimulus and, possibly, other activations of C-fibers (9).

The fast spreading neurogenic inflammatory response (within minutes) around a trauma is mediated via peptide release from the axon collaterals of the afferent nociceptive C-fibers that were excited by the stimulus, a mechanism termed the axon reflex 50 years ago (26). However, apart from this phasic phenomenon there is evidence that neuropeptides from afferent nerve fibers are involved in control of microcirculation of muscle (33) and other areas.

There is increasing evidence that a number of chronic diseases involve pathophysiological neurogenic and peptidergic mechanisms, such as migraine, asthma, irritable bowel syndrome, urogenitary disease and arthritis. As to the latter example, in animals with an experimentally induced polyarthritis the content in substance P of sensory C-fibers is much enhanced (25), and infusion of substance P into the joint increased the severity of arthritis. Following depletion of substance P by neonatal treatment of the rats with capsaicin (10) or after nerve transection (11) the arthritis was less severe. These results suggest a causal relationship between the release of substance P from C-fibers and the severity of the arthritis. It is conceivable that this increase in substance P content is due to increased synthesis of the peptide in the dorsal root ganglion cell body, and that this enhanced gene expression is relevant for the chronic joint disease.

As to the possible contribution of peptidergic mechanisms to the pathophysiology of fibromyalgia, evidence at present is rather indirect. For example, in fibromyalgia substance P levels in the CSF are abnormally high (41), whereas CGRP levels are normal (42). This indicates an increased production of substance P in the afferent C-fibers, and therefore, enhanced release in the periphery is also likely. This suggestion is supported by the observation of increased neurogenic inflammation in fibromyalgia patients (27). Also, there is a high coincidence of fibromyalgia with a vascular dysregulation known as Raynaud's phenomenon (41), and it is likely that this involves a peptidergic mechanism.

Apart from its release at peripheral nerve endings, substance P is also an excitatory neurotransmitter or neuromodulator in the spinal dorsal horn (see below).

Mechanisms of Neuropathic Pain, a Component of Pain in Fibromyalgia?

Fibromyalgia is often associated with a carpal tunnel syndrome or other painful neuropathy (32). In an entrapment neuropathy-persistent compression of a nerve alters the functional properties of the nerve fibers, so that light mechanical stimuli gives rise to abnormal impulse discharges in afferent fibers (20) and the animals show behavioral signs that indicate pain (3). The abnormal impulse discharge probably is a condition for some neuralgias and paresthesias experienced by patients with a nerve-compression neuropathy.

Paresthesias and neuralgia also are common phenomena in polyneuropathies, such as diabetic polyneuropathy. It is conceivable that these sensory abnormalities also involve functional changes of the nerve fiber membranes, probably being induced by deficiencies in nerve metabolism. It seems that both mechanical irritation, e.g., by edematous swelling and metabolic disturbance of nerve may occur simultaneously, and thus induce an increased risk of neuropathic pain in the elderly.

The pathophysiological nerve excitations in compression neuropathia probably are due to hyperexcitability of neuronal membranes (12). Anticonvulsant drugs (e.g., phenytoin or carbamazepine) may be effective in case a component of lancinating pain is involved in the neuropathic disease. Treatment with tricyclic antidepressants might also provide pain relief in these neuropathic pain syndromes.

A well investigated case for neuropathic pain is nerve transection. Nerve sprouts form at the proximal stump where abnormal (ectopic) nerve impulse generation develops, particularly in C-fibers (6, 55). In addition, after nerve trauma release of substance P and CGRP was observed over many weeks from the sprouting nerve fibers (43), and far reaching biochemical responses are initiated by the lesion. Thus, synthesis of substance P and CGRP decreased and that of vasoactive intestinal peptide (VIP) increased in dorsal root ganglion cells for several weeks after a nerve lesion (36). Variations in peptide synthesis were also seen in spinal dorsal horn neurons, indicating transynaptic modulation of gene expression. These longlasting biochemical sequelae induced in peripheral and central neurons following trauma to a peripheral nerve might be relevant for the pathogenesis of neuropathic pain.

A Reactive Component in Pain Induced by Dysfunction of Motor Control

It is clinically well established that many pain states of the skeleto-muscular system are associated with muscle hypertonus, particularly involving the muscles of the postural system. The contention that muscle hypertonus may be the cause rather than the consequence of some pain states (see reviews: 17, 40) is supported by the following observations in patients with chronic low back pain:

- patients show improvement of pain by biofeedback training aimed at reducing EMG levels;
- the enhancement of EMG of the back muscles in response to emotional stress is more pronounced and exhibits a slower decay in back pain patients than in subjects without back pain.

I would like to emphasize the idea that some of the pain in fibromyalgia may be induced, aggravated, or perpetuated by a state of hypertonus of the postural muscles. The obvious paradox is that EMG measurements do not show abnormal EMGs in fibromyalgia patients, although the patients report subjective sensations of muscle tension (50). Presumably, tonic EMG is not an adequate measure for the type of motor system dysfunction involved in the disease, and the dynamic analysis and biofeedback assessment mentioned above might yield better insights into mechanisms.

The schematic diagram in Fig. 2 should help to explain this idea. Here, an afferent input from nociceptors to the spinal cord will elicit contraction of some muscles by activating spinal motor reflexes. The primary nociceptive stimulus could be at any site, e.g., in

167

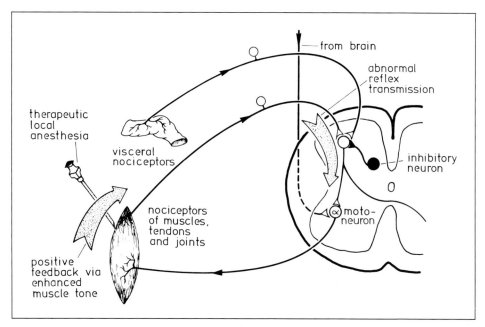

Fig. 2. Presumed role of muscle spasm or hypertonus in the maintenance of reactive pain related to dysfunction of the motor control system. Several excitatory influences, i.e., from the segmental afferent input and from the brain, contribute to the excitation of alpha-motoneurons and determine the level of muscle contraction (or muscle tone). An abnormally high muscle tone might result in excitation or sensitization of nociceptors of muscle, tendons and joints. The ensuing nociceptive input to the spinal cord might induce spinal motor reflexes. If the tonic components of the reflexes have an abnormally high gain in the spinal cord (arrow "abnormal reflex transmission") the ensuing excessive muscle contraction may activate nociceptors in muscle and tendons (arrow "positive feedback"). This vicious circle may be further potentiated or depressed by various segmental and supraspinal inputs to the motoneuron. Administration of local anesthetics in myofascial trigger points, activation of inhibitory mechanisms in the spinal cord, including the effects of myotonolytic drugs, or behavioral manipulation of descending influences may be used to interrupt the deleterious positive feedback between muscle contraction and nociceptor excitation.

a visceral organ or in the muscle itself, or may be due to peripheral nerve irritation. Excitatory input to the motoneurons descending from the brain may also contribute to their enhanced excitability, a mechanism through which emotional stress can contribute to muscle tension. The ensuing maintained muscle contraction may stimulate the nociceptors in the muscle or tendons, which will induce pain sensations associated with muscle hypertonus. Eventually, this nociceptor activity induced by prolonged muscle contraction might in turn contribute to the excitatory input of the reflex of this muscle (Fig. 2). Thus, a vicious circle might become active, where muscle contraction stimulates nociceptors, and these nociceptors in turn elicit reflexes increasing the muscle contraction.

The build-up of this positive feedback by which muscular pain is maintained may involve some abnormally enhanced reflex transmission in the spinal cord (indicated in Fig. 2). Results from animal experiments indicate that a long term (i.e., days or weeks) increase in spinal reflex gain can be induced by a shortlived peripheral trauma (47). Such plasticity of central nervous circuits as a mechanism of the pain chronification process recently has found much attention among neuroscientists (13, 54). Treatment modalities should be aimed at interrupting such vicious circles at strategic sites in the periphery or in the central nervous system (see below).

Therapeutic Approaches to Reactive Pain

Any therapeutic measure decreasing the excitation of the motoneurons will decrease the muscle tension. One way is to block the afferent nociceptive impulses, another to activate inhibitory neuronal systems in the spinal cord, and still another, to modify the excitatory drive descending from the brain to the spinal cord.

Decrease or block of the afferent nociceptive input might be achieved by an anti-inflammatory analgesic drug, by a local anaesthetic infiltration of a trigger point (39) or by a nerve block. Inhibition in the spinal cord (see below) could be activated by transcutaneous electrical nerve stimulation (TENS), acupuncture, or by pharmacological agents decreasing the spinal reflex gain, such as centrally acting muscle relaxants. The descending control of the spinal reflex transmission could be behaviorally modified by educating the patient to voluntarily adjust his postural habits, by appropriate physical exercise or by EMG biofeedback training (40).

Pathophysiology of the Sympathetic Nervous System

Dysregulation of the efferent sympathetic system has also been recognized to induce or maintain several pain syndromes, subsumed as sympathetic algodystrophies (22). Raynaud's disease has a particularly high incidence in patients with fibromyalgia, which suggests that the disease is associated with a sympathetic dysregulation or another neurogenic disturbance. In these cases, regional sympathetic blocks with local anesthetics can be of considerable therapeutic value (2).

Central Nervous Mechanisms Involved in Fibromyalgia

Central nervous processing of pain information is the basis of conscious pain perception. It has been hypothesized that fibromyalgia is a pain modulation disorder (38), and there are indications that central dysfunction may contribute to it. The findings in support of this are the following:

− in fibromyalgia patients the levels of substance P in the CSF are abnormally high (41), suggesting overactivity of substance P as an excitatory transmitter in the pain system;
− fibromyalgia and the associated sleep disorder respond well to treatment with antidepressant drugs which are known to strengthen monoaminergic inhibitory systems.

The best studied part of the central pain system is the circuitry of the dorsal horn, which includes a powerful inhibitory control of sensory transmission (1, 5, 45, 48, 51). A schematic survey of the functional anatomy is shown in Fig. 3. Pain information in the afferent fibers is first relayed onto dorsal horn neurons. Here, fast and slow excitatory transmitters are released from the presynaptic nerve endings, thus mediating different temporal components of a pain sensation. Substance P is considered a slow transmitter, whereas glutamic acid subserves fast transmission.

Many inhibitory transmitters have been found to be at work on the dorsal horn neuron, some of which have been included in Fig. 3 (inset). Enkephalin and dynorphin are contained in spinal inhibitory interneurons and induce inhibition via pre- or postsynaptic

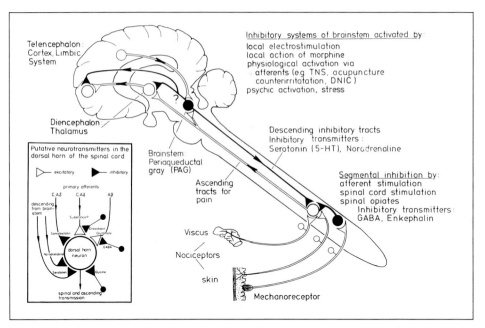

Fig. 3. Schematic diagram of the transmission of pain-related information in the spinal cord and brain, and some inhibitory nervous mechanisms involved (shown in black). Both segmental spinal and descending inhibitory systems are included. Inset (left): Putative neurotransmitter substances in the spinal dorsal horn. The convergence of some excitatory and inhibitory synaptic terminals onto a dorsal horn neuron is schematically shown, summarizing data from behavioral-pharmacological, neurophysiological, histochemical and neurochemical studies. Some additional putative transmitters (not shown) have been localized histochemically in the dorsal horn, e.g., acetylcholine, neurotensin, vasoactive intestinal peptide (VIP), dynorphin, calcitonin gene-related peptide (CGRP), cholecystokinin (CCK).

receptors. Other segmental inhibitory mechanisms are related to glycine or gamma-aminobutyric acid (GABA). Serotonin (5-HT) and noradrenaline have been identified as transmitters involved in descending inhibitory controls of nociceptive transmission in the dorsal horn.

The descending controls of dorsal horn transmission (Fig. 3) can be directly activated by focal electrical stimulation or microinjection of morphine in the medial brainstem, e.g., the periaqueductal gray (1, 8, 18, 48). However, the descending, as well as the segmental inhibitory systems can also be activated by afferent stimulation such as transcutaneous electrical nerve stimulation (TENS), acupuncture or other counter-irritation procedures (23).

When we manipulated serotonin synthesis (8) by pretreating the animals with parachlorophenylalanine (PCPA), a toxin known to block 5-HT synthesis and thus resulting in depletion of this neurotransmitter, the descending inhibition from the PAG to the dorsal horn was significantly reduced, indicating that 5-HT is a mediator of the descending control from PAG.

The decreased potency of descending inhibition in animals treated with PCPA suggests that some chronic pain might be due to pathophysiological dysfunction of serotoninergic inhibitory systems. In fact, PCPA has been used in a clinical study more than 20 years ago for the treatment of headache, and some of these patients developed a generalized pain syndrome (37) reminiscent of fibromyalgia (Federigo Sicuteri, personal communication 1990). This observation is in line with the contention that in fibromyalgia a deficiency of serotoninergic inhibitory mechanisms might contribute to the pain.

This concept of central deficiency of serotonin has been used therapeutically in an attempt to treat chronic pain by dietary supplementation of pain patients with L-tryptophan, a biochemical precursor of 5-HT (34). The analgesic effect of tricyclic antidepressants has been attributed to the ability of these drugs to block the reuptake of 5-HT (and/or noradrenaline which is also a transmitter involved in descending inhibition), thus resulting in a higher level of available inhibitory transmitter. Pain behavior in animals was greatly reduced during daily treatment with amitriptyline, a tricyclic antidepressant drug (35).

Apart from the transmission of electrical nerve impulses coming from the peripheral site of pathophysiology, the central nervous system reveals several slow reactions resulting in neuronal plasticity (13). Thus, in rats, spinal reflex transmission remains at a much enhanced level for weeks following a (transient) peripheral trauma (47). The synthesis of endogenous opioids and several other neuropeptides in the spinal cord is greatly enhanced during experimental joint inflammation (30). The spatial distribution and functional properties of neurons in the somatosensory cortex are changed after arthritis (19). Thus, apart from the peripheral pathophysiology, the central nervous system undergoes slow changes which might be important in the development of the chronic disease and pain.

Summary and Conclusions

Several neuronal mechanisms may contribute to the etiopathogenesis of pain in fibromyalgia. Activation of nociceptive nerve endings by the mechanical distortions and chemical irritants related to subclinical pathology and inflammation may be a primary factor of this pain. In particular, neurogenic inflammation mediated by release of substance P and other neuropeptides from afferent nerve fibers are likely to contribute to the disease, as is indicated by the abnormally high levels of substance P, and the high incidence of Raynaud's phenomenon in patients with fibromyalgia. Neuropathic components due to nerve compression or metabolic deficiency may also be causes of pain. Of particular interest are pain mechanisms related to abnormal muscle tone due to dysfunction of motor control by the nervous system, a factor possibly contributing to secondary chronicity of pain. In the central nervous system transmitter or receptor dysfunction can contribute to enhanced sensitivity of pain information transmission. There are indications that both a surplus of substance P release and a deficiency of serotonin, an inhibitory transmitter, may occur in patients with fibromyalgia. However, many answers are still vague and will require research efforts in the future.

References

1. Basbaum AI, Fields HL (1984) Endogenous pain control systems: brainstem spinal pathways and endorphin circuitry. Annu Rev Neurosci 7:309–338
2. Bengtsson A, Bengtsson M (1988) Regional sympathetic blockade in primary fibromyalgia. Pain 33:161–167
3. Bennett GJ, Xie Y-K (1988) A peripheral mononeuropathy in rat that produces disorders of pain sensation like those seen in man. Pain 33:87–107
4. Berberich P, Hoheisel U, Mense S, Skeppar P (1987) Fine muscle afferent fibres and inflammation: changes in discharge behaviour and influence on gamma-motoneurones. In: Schmidt RF, Schaible H-G, Vahle-Hinz C (eds) Fine Afferent Nerve Fibers in Pain. VCH-Verlag, Weinheim, pp 165–175
5. Besson JM, Chaouch A (1987) Peripheral and spinal mechanisms of nociception. Physiol Rev 67:67–186
6. Blumberg H, Jänig W (1984) Discharge pattern of afferent fibers from a neuroma. Pain 20:335–361
7. Carstens E, Fraunhoffer M, Zimmermann M (1981) Serotonergic mediation of descending inhibition from midbrain periaqueductal gray, but not reticular formation, of spinal nociceptive transmission in the cat. Pain 10:149–167
8. Carstens E, Klumpp D, Zimmermann M (1980) Differential inhibitory effects of medial and lateral midbrain stimulation on spinal neuronal discharges to noxious skin heating in the cat. J Neurophysiol 43:332–342
9. Chahl LA, Szolcsanyi J, Lembeck F (eds) (1984) Antidromic vasodilatation and neurogenic inflammation. Akademiai Kiado, Budapest
10. Colpaert FC, Donnerer J, Lembeck F (1983) Effects of capsaicin on inflammation and on the substance P content of nervous tissues in rats with adjuvant arthritis. Life Sci 32:1827–1834
11. Courtright LJ, Kuzell KC (1965) Sparing effect of neurological deficit and trauma on the course of adjuvant arthritis in the rat. Ann Rheum Dis 24:360–368
12. Culp WJ, Ochoa J (eds) (1982) Abnormal nerves and muscles as impulse generators. Oxford University Press, New York Oxford
13. Devor M (1988) Central changes mediating neuropathic pain. In: Dubner R, Gebhart GF, Bond MR (eds) Proceedings of the Vth World Congress on Pain. Pain Research and Clinical Management, vol 3. Elsevier, Amsterdam 1988, pp 114–128
14. Diehl B, Hoheisel U, Mense S (1988) Histological and neurophysiological changes induced by carrageenan in skeletal muscle of cat and rat. Agents and Actions 25:210–213
15. Duggan AW, North RA (1984) Electrophysiology of opioids. Pharmacol Rev 35:219–281
16. Ferreira S (1989) Peripheral memory of inflammatory pain. Int Congr Rheumatol, Rio de Janeiro 1989
17. Flor H, Turk DC (1984) Etiological theories and treatments for chronic back pain. I. Somatic models and interventions. Pain 19:105–121
18. Gebhart GF, Sandkühler J, Thalhammer JG, Zimmermann M (1984) Inhibition in spinal cord of nociceptive information by electrical stimulation and morphine microinjection at identical sites in midbrain of the cat. J Neurophysiol 51:75–89
19. Guilbaud G (1988) Peripheral and central electrophysiological mechanisms of joint and muscle pain. In: Dubner R, Gebhart GF, Bond MR (eds) Proceedings of the Vth World Congress on Pain. Pain Research and Clinical Management, vol 3. Elsevier, Amsterdam, pp 201–215
20. Howe JF, Loeser JD, Calvin WH (1977) Mechanosensitivity of dorsal root ganglia and chronically injured axons: a physiological basis for the radicular pain of nerve root compression. Pain 3:25–41
21. Hug C, Gerber NJ (1990) Fibromyalgiesyndrom, oft verkannte Realität. Schweiz Med Wochenschr 120:12, 395–401
22. Jänig W (1985) Causalgia and reflex sympathetic dystrophy: In which way is the sympathetic nervous system involved? Trends in Neurosci 8:471–477
23. Le Bars D, Dickenson AH, Besson JM (1982) The triggering of bulbo-spinal serotonergic inhibitory controls by noxious peripheral inputs. In: Sjölund B, Björklund A (eds) Brain Stem Control of Spinal Mechanisms. Elsevier Biomedical Press, Amsterdam
24. Lembeck F, Gamse R (1982) Substance P in peripheral sensory processes. In: Porter R, O'Connor M (eds) Substance P in the Nervous System. Ciba Foundation Symposium 91. Pitman, London, pp 35–49

25. Levine JD, Clark R, Devor M, Helms C, Moskowitz MA, Basbaum AI (1984) Intraneuronal substance P contributes to the severity of experimental arthritis. Science 226:547–549
26. Lewis T (1942) Pain. Macmillan, London
27. Littlejohn GO, Weinstein C, Helme RD (1987) Increased neurogenic inflammation in fibrositis syndrome. J Rheumatol 14:1022–1025
28. Mense S (1977) Nervous outflow from skeletal muscle following chemical noxious stimulation. J Physiol (Lond) 267:75–88
29. Mense S (1981) Sensitization of group IV muscle receptors to bradykinin by 5-hydroxytryptamine and prostaglandin E_2. Brain Res 225:95–105
30. Millan MJ, Czlonkowski A, Morris B, Stein C, Arendt R, Huber A, Herz A (1988) Inflammation of the hind limb as a model of unilateral, localized pain: influence on multiple opioid systems in the spinal cord of the rat. Pain 35:299–312
31. Mills KR, Newham DJ, Edwards RHT (1984) Muscle Pain. In: Wall PD, Melzack R (eds) Textbook of Pain. Churchill Livingstone, London, pp 319–330
32. Müller W (1987) The fibrositis syndrome: Diagnosis, differential diagnosis and pathogenesis. Scand J Rheumatol (Suppl 65):40–53
33. Ohlen A, Lindbom L, Hökfelt T, Hedquist P, Staines W (1987) Effects of substance P and calcitonin gene-related peptide on the skeletal muscle microcirculation. In: Henry JL, Couture R, Cuello AC, Pelletier G, Quirion R, Regoli D (eds) Substance P and Neurokinins. Springer, New York, pp 192–194
34. Seltzer S, Marcus R, Stoch R (1981) Perspectives in the control of chronic pain by nutritional manipulation. Pain 11:141–148
35. Seltzer Z, Tal M, Sharav Y (1989) Autotomy behavior in rats following peripheral deafferentation is suppressed by daily injections of amitriptyline, diazepam and saline. Pain 37:245–250
36. Shebab SAS, Atkinson E (1986) Vasoactive Intestinal Polypeptide (VIP) increases in the spinal cord after peripheral axotomy of the sciatic nerve originate from afferent neurons. Brain Res 372:37–44
37. Sicuteri F (1976) Headache: Disruption of pain modulation. In: Bonica JJ, Albe-Fessard D (eds) Advances in Pain Research and Therapy, vol 1. Raven Press, New York, pp 871–880
38. Smythe HA (1979) Fibrositis, a disorder of pain modulation. Clin Rheum Dis 5:823–832
39. Travell JG, Simons DG (1983) Myofascial pain and dysfunction: The trigger point manual. William & Wilkins, Baltimore
40. Turk DC, Flor H (1984) Etiological theories and treatments for chronic back pain. II. Psychological models and interventions. Pain 19:209–233
41. Vaeroy H, Helle R, Forre O, Kass E, Terenius L (1988) Elevated CSF levels of substance P and high incidence of Raynauds phenomenon in patients with fibromyalgia: New features for diagnosis. Pain 32, 21–26
42. Vaeroy H, Sakurada T, Forre O, Kass E, Terenius L (1989) Modulation of pain in fibromyalgia (Fibrositis syndrome): cerebrospinal fluid (CSF) investigation of pain related neuropeptides with special reference to calcitonin gene-related peptide (CGRP). J Rheumatol 16 (Suppl 19):94–97
43. White D, Zimmermann M (1988) Changes in the content and release of substance P and calcitonin gene-related peptide in rat cutaneous nerve neuroma. In: Dubner R, Gebhart GF, Bond MR (eds) Proceedings of the Vth World Congress on Pain. Pain Research and Clinical Management, vol 3. Elsevier, Amsterdam, pp 109–113
44. Willis WD (1982) Control of nociceptive transmission in the spinal cord. Springer, Berlin
45. Willis WD (1985) The Pain System. Karger, Basel
46. Wolfe F (1989) Fibromyalgia: the clinical syndrome. Rheum Dis Clin North Am 15:1–18
47. Woolf CJ (1984) Long term alterations in the excitability of the flexion reflex produced by peripheral tissue injury in the chronic decerebrate rat. Pain 18:325–343
48. Yaksh TL (ed) (1986) Spinal Afferent Processing. Plenum, New York
49. Yunus MB (1989) Fibromyalgia syndrome: New research on an old malady. Br Med J 298:474
50. Zidar J, Bäckman E, Bengtsson A, Henriksson KG (1990) Quantitative EMG and muscle tension in painful muscles in fibromyalgia. Pain 40:249–254
51. Zieglgänsberger W (1986) Central control of nociception. In: Mountcastle VB, Bloom FE, Geiger SR (eds) Handbook of Physiology – The Nervous System IV. Williams & Wilkins, Baltimore, pp 581–645
52. Zimmermann M (1976) Neurophysiology of nociception. In: Porter R (ed) International Review of Physiology. Neurophysiology II, Vol 10. University Park Press, Baltimore, pp 179–221

53. Zimmermann M (1979) Peripheral and central nervous mechanisms of nociception, pain, and pain therapy: facts and hypothesis. In: Bonica JJ, Liebeskind JC, Albe-Fessard DG (eds) Advances in Pain Research and Therapy, Vol 3. Raven Press, New York, pp 13 – 29

54. Zimmermann M (1991) Central nervous mechanisms modulating pain-related information: interaction with peripheral input. In: Casey KL (ed) Pain and Central Nervous System Disease: The Central Pain Syndromes. Raven Press, New York, pp 183 – 199

55. Zimmermann M, Koschorke G-M (1987) Chemosensitivity of nerve sprouts in experimental neuroma of cutaneous nerves of the cat. In: Schmidt RF, Schaible H-G, Vahle-Hinz C (eds) Fine Afferent Nerve Fibers and Pain. VCH, Weinheim, pp 105 – 113

Anschrift des Verfassers:
Prof. Dr. M. Zimmermann
II. Physiologisches Institut
der Universität Heidelberg
Im Neuenheimer Feld 326
D-W-6900 Heidelberg

Reflexmechanismen als Ursache von lokalen und generalisierten Tendomyopathien (GTM)

H. Menninger

Rheumazentrum, Bad Abbach

Reflex Mechanism as Cause of Localized and Generalized Tendomyopathies (GTM)

Summary: This paper presents an arthromusculoneurologic model which explains the appearance of tendomyopathies at sites distant from nociceptive stimuli. The model distinguishes the nociceptive input from central nervous processing and the tendomyopathic output. TM which result from stimuli active at a site distant from their own localization are classified as type II, in contrast to type I, in which pain occurs exactly at the site of nociception (e.g., secondary to local injury). As a result, the model enables to plan a therapeutic intervention following a causal perspective: TM-type I requires treatment at the site of pain, but TM-type II requires treatment at the site of nociceptive input.

Finally, two etiopathogenetically different classes of generalized TM are distinguished: one class with predominating biomechanical factors ("static-myalgic syndromes") giving rise to an increased amount of nociceptive impulses emerging from the periphery. Another class refers to a rheumatic pain modulation disorder with abnormal processing of peripheral impulses in the central nervous system as part of a neurovegetative multi-organ involvement.

Zusammenfassung: Im vorliegenden Beitrag wird ein arthro-muskulo-neurologisches Modell vorgestellt, auf dessen Basis die Entstehung von Tendomyopathien als Folge eines anderenorts entstehenden nozizeptiven Impulseinstroms erklärt werden kann. Dabei wird unterschieden zwischen Reizzentrum, Afferenz, zentralnervöser Verarbeitung und Efferenz. Tendomyopathien (TM), die reaktiv als Folge eines anderenorts einsetzenden nozizeptiven Impulseinstroms entstehen, werden als TM-Typ II angesprochen und den TM-Typ I, einem Pendant des Nozizeptorenschmerzes, gegenüber gestellt. Das Modell ermöglicht die Therapie von TM in einer nach kausalen Gesichtspunkten geordneten Strategie: bei TM-Typ I wird am Schmerzort, bei TM-Typ II am Reizzentrum behandelt.

Abschließend werden ätiopathogenetisch zwei Hauptformen bei der GTM unterschieden, eine periphere Form, die durch Funktions- und Strukturstörungen der Haltungs- und Bewegungsorgane mit einem gesteigerten nozizeptiven Impulseinstrom gekennzeichnet ist, von einer systemischen Form mit Multiorganbeteiligung, bei der eine zentralnervöse Verarbeitungsstörung peripherer Impulse vorliegt.

Klinische Beispiele

Ätiopathogenetische Hypothesen ergeben sich vorrangig aus der klinischen Beobachtung. Deswegen werden vorweg einige repräsentative Fallbeispiele angeführt:

– Eine 60jährige, sonst gesunde Patientin klagt über Schmerzen in der Kniekehle. Hier findet sich ein isolierter Druckschmerz an den Beugesehnen mit entsprechendem Streckdefizit und weichem Anschlag bei der Extension. Palpationsbefund und Bandapparat unauffällig. Sonographisch Nachweis einer kleinen $3 \times 1,5$ cm großen Poplitealzyste. Radiologisch geringfügige Gonarthrose. Krankengymnastische Maßnahmen erfolglos. Erst die Ergußaspiration und Instillation eines Lokalanästhetikums (LA; hier: Mepivacain 1%ig 2 ml) führt zur Schmerzfreiheit und Normalisierung des Untersuchungsbefundes.

- Eine 55jährige Patientin mit chronischer Polyarthritis inkl. destruierender Gonarthritis klagt über einen in Ruhe und unter Belastung auftretenden gleichseitigen Trochanterschmerz. Hüftgelenkbeweglichkeit unauffällig. Druckschmerz der am Trochanter inserierenden Sehnenansätze. Mit Injektion von LA in das Kniegelenk verschwindet dieser Befund sofort.

- Eine 50jährige Patientin mit Dysplasiecoxarthrose klagt über empfindliche Leistenschmerzen. Die Hüftgelenkbeweglichkeit ist entsprechend dem radiologischen Befund eingeschränkt. Zusätzlich besteht eine empfindlich druckschmerzhafte Verspannung des Leistenbandes in seinem Ansatzbereich am Tuberculum pubicum. Bei der Hüftgelenkpunktion kann der auch sonographisch sichtbare Gelenkerguß aspiriert werden. Nach intraartikulärer Injektion von Mepivacain (MP) 5 ml verschwindet der Leistenbandbefund sofort und die Schmerzhaftigkeit der linken Hüfte ist erheblich gebessert.

- Ein 42jähriger Handwerker wird wegen hartnäckiger lumbosakraler Rückenschmerzen zugewiesen. Multiple zuvor durchgeführte physikalisch-medizinische Behandlungsversuche hatten keinen Erfolg erbracht. Die Untersuchung ergibt eine Fehlstatik mit reversibler sternosymphysaler Belastungshaltung; periumbilikal finden sich multiple Triggerpunkte, nach deren gezielter Injektion mit LA der Rückenschmerz prompt verschwindet und sich der Fingerbodenabstand normalisiert.

- Ein 64jähriger Patient mit chronischer Polyarthritis klagt über nächtlichen Schulterschmerz. Klinisch findet sich eine Periarthropathia humeroscapularis, jedoch keine Omarthritis. Ferner ergibt sich eine mäßiggradige Handgelenkarthritis ipsilateral. Nach Injektion von 2 ml MP intraartikulär in das Handgelenk verschwindet der Schulterschmerz sofort und die hiermit verbundene schmerzhafte Abduktionseinschränkung beim schmerzhaften Bogen [4].

Zusammenfassend zeigen diese Beobachtungen, daß Schmerzen in Muskeln, Sehnen und Bändern der oberen und unteren Extremitäten sowie am Rumpf bei Patienten beiderlei Geschlechts mit und ohne Gelenkerkrankungen *von der Ferne* aus einer als *Reizzentrum* anzusprechenden Struktur des Bewegungsapparates ausgelöst und von dort durch gezielte Lokalanästhesie behoben werden können. Obwohl die Schmerzbesserung meist nur für die Dauer der LA-Wirksamkeit anhält, also einige Stunden, beweist sie den vermuteten Kausalzusammenhang zwischen Reizzentrum und ferngesteuertem Schmerzereignis.

Ätiopathogenese und Klassifikation von TM

Einer traditionellen Vorstellung folgend, wird allgemein angenommen, daß der Schmerz dort empfunden wird, wo die Reizwirkung ansetzt (Abb. 1). Diese Auffassung trifft jedoch nur für den *Nozizeptorenschmerz* zu, bei dem durch Reizung sensibler in der Körperperipherie gelegener Nervenendigungen (Reizzentrum) schädigende Einwirkungen an das Zentrum gemeldet werden. Liegen Reizzentrum und Schmerzort in ein und demselben Muskel bzw. seiner Sehne, sprechen wir vom *TM-Typ I* (Tabelle 1). Hierin sind beispielsweise eine Entzündung, eine Zerrung oder ein Trauma an Muskel bzw. seiner Sehne einzuordnen. Auch die von Travel u. Simons [16] sowie Simons [15] beschriebenen Triggerpunkte von Muskelbäuchen gehören hierher.

Die in den o. g. Fallbeispielen dargestellten Beobachtungen zeugen jedoch von einer weiteren Subklasse innerhalb der TM. Sie zeigen nämlich, daß der Schmerz „ferngezündet" sein kann. Dabei werden die im Reizzentrum entstehenden nozizeptiven Impulse an das ZNS weitergeleitet (Afferenz) und dann zentralnervös verarbeitet; schließlich führen sie zu einem andernorts gelegenen Schmerzereignis. Liegt dieses in einem Muskel oder seiner Sehne, sprechen wir von einer *TM-Typ II* bzw. einer *reflektorischen TM*.

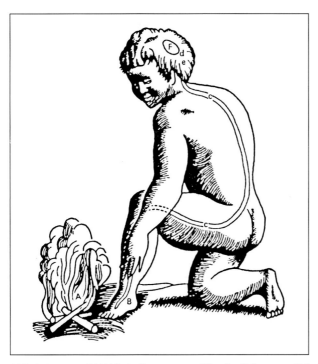

Abb. 1. Descartes' (1644) Auffassung vom Weg des Schmerzes. (Mit freundlicher Genehmigung aus [7])

Tabelle 1. Lokalisierte Tendomyopathien: kausale Einteilung. (Nach [9])

Klassifikation	Ätiologie	Beispiel	Pathogenese	Behandlung
Typ I	struktureller Schaden	– Sehnenzerrung – Enthesitis	Nozizeptoren-schmerz	am Schmerzort
Typ II	funktionell-reflektorische Störung		reflektorische Ausstrahlung	am primären Reizzentrum
	a) bei strukturell-definier-barer Organerkran-kung	– Schulterschmerz bei Handgelenkarthritis – Abwehrspannung bei akutem Abdo-men		
	b) bei Funktionsstörung ohne erkennbares strukturelles Korrelat	– Epikondylopathie bei Fehlhaltung ei-ner normal struktu-rierten Wirbelsäule – Tendomyopathie bei konstitutionel-ler Gelenkhypermo-bilität		

Die klinische Erfahrung lehrt uns, daß als Reizzentren für TM-Typ II sämtliche mit Nozizeptoren versehenen Strukturen des Körpers in Frage kommen. TM-Typ II stellen lediglich die uniforme Antwort des Körpers auf diverse Reize dar. Durch eine systematische klinische Untersuchung muß deshalb festgestellt werden, ob das Reizzentrum beispielsweise

– in den inneren Organen (Beispiel: Periarthropathia humeroscapularis bei Pencoast-Tumor, schmerzhafte Abwehrspannung der Bauchwand bei Abdominalprozessen etc.);
– in den Gelenken und Knochen (Beispiele: Hüftschmerz bei Gonarthritis oder -arthrose, Schulterschmerz bei Handgelenkarthritis);
– oder in der Muskulatur selbst liegt.

Zu letzterem Punkt ist folgende wesentliche Ergänzung anzufügen: Die Muskulatur besitzt nicht nur eine motorische, sondern auch eine ausgiebige sensible Versorgung, deren Nervenendigungen unterschiedliche nozizeptive Reize aufnehmen können [11]. Somit kann die Muskulatur selbst als Reizzentrum für andernorts sich manifestierende TM-Typ II fungieren. Als Reizzentrum können dabei wie bei den TM-Typ I lokale Strukturstörungen wirksam werden. Wir haben jedoch zusätzlich den Eindruck gewonnen, daß die durch Nichtgebrauch entstandene Verkürzung von Muskeln, Sehnen und Bändern ein myotendinäres Reizzentrum bewirken kann, und sind deshalb zu der Ansicht gelangt, daß die hierdurch hervorgerufenen rein funktionellen, reflektorischen TM einen erheblichen Anteil der bei unserem Krankengut erfahrbaren Schmerzzustände ausmachen. *Der Bewegungsapparat ist der wichtigste Spender nozizeptiver Reize.*

Welcher Art sind nun die Nachbarschaftsbeziehungen zwischen Reizzentrum und zugehörigen reflektorischen TM? Reflektorische TM treten sowohl in der unmittelbaren Nachbarschaft des Reizzentrums als auch entfernt von ihm auf. Dabei können von einem kontrakten Muskel reflektorische TM in der antagonistischen als auch in der distal oder proximal gelegenen synergistischen Muskulatur der Nachbargelenke ausgehen. Hieraus ist für die Untersuchungstechnik zu folgern, daß immer die gesamte Muskelkette einschl. Agonisten und Antagonisten klinisch untersucht werden muß. *Ferner kann hieraus abgeleitet werden, daß von einem Reizzentrum sowohl lokalisierte, als auch zur Generalisation neigende TM ausgehen können.* Die Schmerzintensität hängt dabei von der Stärke der afferenten Impulse sowie den Verarbeitungsmodalitäten des ZNS ab.

Hypo- und hypertone TM

Brügger [2, 3] unterscheidet unter klinischen Gesichtspunkten bei den (von ihm als Tendomyosen bezeichneten) reflektorischen TM hypo- und hypertone TM. Die klinischen Merkmale sind in Tabelle 2 zusammengefaßt.

Tabelle 2. Symptome und Zeichen der Tendomyopathien

Hypertone TM	Hypotone TM
Spontan-/Bewegungsschmerz	Spontan-/Bewegungsschmerz
Druckschmerz	Druckschmerz
Dehnungsschmerz	Anspannungsschmerz
Verkürzungstendenz	Atrophietendenz
Steifigkeitsgefühl	Schwächegefühl

Er versteht unter einer hypotonen TM eine Muskel-/Sehnenschmerzhaftigkeit, die durch Anspannungsschmerz, Schwächegefühl und Atrophietendenz gekennzeichnet ist, also einen Zustand, der auf eine Nichtbetätigung des Muskels hinausläuft. Umgekehrt ist eine hypertone Tendomyose durch Dehnungsschmerz, Steifigkeitsgefühl und Verkürzungstendenz gekennzeichnet, also einen Zustand mit der Unfähigkeit zur Erschlaffung. Hypo- und hypertone TM finden sich einander zugeordnet in antagonistischen Muskelpaaren, während die Synergisten innerhalb einer Muskelkette jeweils in der gleichen Weise funktionell verändert sind. Dieses Konzept hat Bedeutung für die Untersuchungstechnik von Muskelgruppen: denn bei TM muß man immer die gesamte synergistische und antagonistische Muskelkette untersuchen.

Das in Tabelle 2 aufgeführte tendomyotische Syndrom muß nicht immer vollständig vorhanden sein. Wie aus den oben geschilderten Fallbeispielen hervorgeht, steht manchmal nur die Dehnungs- bzw. Anspannungsschmerzhaftigkeit im klinischen Vordergrund, in anderen Fällen das Steifigkeits- bzw. das Schwächegefühl. Ein Teil dieser Beschwerden (Müdigkeit, Steifigkeit) wurde in einer nordamerikanischen Studie gehäuft bei der Fibromyalgie gefunden [17], was auf die funktionelle Genese dieses Krankheitsbildes hinweist.

Untersuchungstechnik

Tabelle 3 faßt diejenigen Untersuchungsbefunde am Einzelmuskel zusammen, anhand derer TM klinisch erkannt werden können. Dabei wird unterschieden zwischen subjektiven Beschwerden (die vom Patienten erfragt werden müssen und deshalb von seiner Compliance abhängen), semiobjektiven Befunden (die seitens Arzt oder Patient bestimmten Täuschungseffekten unterliegen können) sowie objektiven Befunden (die mit rein klinischen Mitteln gesichert werden können).

In der *Anamneseerhebung* wird durch die Frage nach Spontan-, Ruhe- und Bewegungsschmerz die schmerzhafte Körperregion eingegrenzt. Durch die anschließend folgende *Palpation* wird bestätigt bzw. ausgeschlossen, ob der Schmerz von der Muskulatur oder einer anderen Struktur wie der Haut, den Ligamenten oder dem Knochen ausgeht.

Tabelle 3. Klinische Untersuchungsbefunde an der Muskulatur

Subjektiv	Semiobjektiv	Objektiv
Spontanschmerz [a,b,c]	Druckschmerz [a,b,c]	
− Ruhe	− ohne Ausstrahlung	
− Bewegung	− mit Ausstrahlung	
Schwäche [b]	Kraftlosigkeit [b]	Atrophietendenz [b]
	Anspannungsschmerz [b]	
Steifigkeit [c]	Dehnungsschmerz [b]	Verkürzung
		Verhärtung [c]
		− punktförmig
		− flächig
	Verspannter Muskelstrang	Zuckungsreaktion [a]
		Muskelzittern [b,c]

[a] Triggerpunkt.
[b] Hypotone Tendomyose.
[c] Hypertone Tendomyose.

Bei der Muskelpalpation werden die Muskelbäuche, der muskulotendinäre Übergang, der Sehnenbereich und die Sehneninsertion untersucht. Dabei wird auf das Ausbreitungsmuster eines evtl. auftretenden Ausstrahlungsschmerzes geachtet. Durch die *Provokation* einer Schmerzempfindung durch aktive Anspannung bzw. durch passive Dehnung des inkriminierten Muskels wird nochmals die muskuläre Genese des Schmerzes bestätigt. Ein Dehnungsschmerz geht oft mit einer Muskelverkürzung (meßbar am verminderten angulären Ausschlag mit weichem Anschlag) sowie einem Steifigkeitsgefühl einher, ein Anspannungsschmerz mit einer Atrophietendenz und Abschwächung. Ob eine *Muskelverkürzung* vorliegt, wird bei der angulären Gelenkbewegung festgestellt; es liegt dann ein Extentionsdefizit mit weichem Anschlag vor (Untersuchungstechnik vgl. [10]).

In einem nochmaligen Palpationsdurchgang wird die Konsistenz des Muskelbauches beurteilt. Dabei wird auf punkt- oder strangförmige Muskelverhärtungen geachtet, die nach Simons [15] durch mechanische Irritation (z. B. Nadelstich) mit einer Zuckungsreaktion reagieren sollen und dann als *Triggerpunkte* angesprochen werden. Triggerpunkte stellen das untersuchungstechnische Korrelat des muskulofaszialen Schmerzsyndroms dar [1, 15]. Ganz anderer Qualität sind flächige Muskelhärten, die oft indolent sind (solche finden sich z. B. oft im Bereich des Erector trunci); sie können jedoch auch diffus druckschmerzhaft sein und im Rahmen einer ausgeprägten Muskelverkürzung auftreten (Beispiel: Adduktorenspasmus bei der Coxarthrose).

Das *Muskelzittern* entsteht durch eine Koordinationsstörung zwischen Antagonisten und Agonisten. Es findet sich oft als Begleitphänomen von TM, und da es sich um ein objektivierbares Zeichen handelt, ist es bei den sonst symptomarmen Patienten mit Tendomyopathien von besonderem Wert. Zu seiner Erkennung wird eine aktive Extremitätenbewegung passiv geführt, wobei das Muskelzittern (etwa 5mal/s) zumeist besser palpiert als gesehen werden kann.

Kausale Abklärung einer TM

Hierzu wird empfohlen, der Reihe nach folgende Fragen untersuchungstechnisch zu beantworten:

- Liegt im betroffenen Muskel bzw. seiner Sehne ein Strukturschaden im Sinne einer TM-Typ I vor (z. B. Sportschaden, lokale Entzündung)?
- Falls dies nicht zutrifft, ist dann die Erkrankung eines inneren Organs verantwortlich für die Entstehung einer reflektorischen TM-Typ II?
- Falls dies nicht zutrifft, liegt dann im nächstbenachbarten oder in einem weiter entfernt gelegenen Gelenk eine Strukturstörung (etwa eine Arthritis, eine Arthrose oder eine Dysfunktion) als Ursache einer TM-Typ II vor? Durch Anwendung einer intraartikulär applizierten diagnostischen Lokalanästhesie kann geklärt werden, ob ein solcher Kausalzusammenhang vorliegt.
- Falls kein pathologischer Befund an den Gelenken oder inneren Organen erhoben werden kann, muß das Reizzentrum für die TM-Typ II in der antagonistischen oder synergistischen Muskulatur liegen. Die Muskulatur muß deshalb nun nach den in Tabelle 3 aufgeführten Symptomen und Zeichen abgesucht werden. Tabelle 4 beinhaltet die klinische Methodik der Muskeluntersuchung.

Tabelle 4. Klinische Methodik zur Untersuchung eines Muskels oder einer Muskelgruppe

Methode	Mögliche Befunde
Inspektion	Atrophie, Verkürzung
Palpation der Sehnenregion	Sehnendruckpunkt
Palpation des Muskelbauches	Triggerpunkt, Verkürzung
Passive Dehnung	Verkürzung, Dehnungsschmerz
Isometrischer Widerstandstest	Schwäche, Anspannungsschmerz
Komplexbewegungen	Steifigkeit, Schwäche, Muskelzittern

Zwei Beispiele mögen dieses Vorgehen erläutern:

Ein 39jähriger Stadtangestellter mit sitzendem Beruf klagt über einen seit Monaten bestehenden Abduktionsschmerz in der rechten Schulter. Die lokale Behandlung mit Elektro- und Thermotherapie hatte keinen Erfolg gebracht. Objektiv findet sich ein Druckschmerz am Tuberculum majus mit schmerzhaftem Bogen im Sinne eines Supraspinatussehnensyndroms; der Supraspinatusbauch zeigt visuell eine geringgradige Atrophie. Als Ursache für eine reflektorische TM-Typ II (und zwar einer hypotonen Form) findet sich eine Kontraktur dieses M. subscapularis, die ihrerseits als Folge einer sternosymphysalen Belastungshaltung [3, 5, 10] mit habituellem Rundrücken und unwillkürlicher Innenrotation der Schulter entstanden ist. Die krankengymnastische Dehnung des Muskels, unterstützt durch Haltungskorrektur auch im Arbeitsleben, führte zur Heilung.

Ein 50jähriger Patient klagt über Schmerzen im Trochanterbereich beim Gehen. Objektiv findet sich ein Trendelenburgsches Zeichen mit Schwäche und angedeuteter Atrophie der Hüftabduktoren. Die physiotherapeutische Lokalbehandlung war erfolglos geblieben. Erst die Behebung einer bis dahin unerkannt gebliebenen schmerzhaften Verkürzung der Hüftadduktoren durch detonisierende Behandlungstechniken führten zur Heilung. Ursächlich bestand eine sternosymphysale Belastungshaltung; ihre Mitbehandlung unter Einbezug ergotherapeutischer Maßnahmen konnte den Behandlungserfolg langfristig sichern. Eine Coxarthrose lag nicht vor.

Ätiopathogenetische Hauptfaktoren für die Entstehung von reflektorischen TM

Diese sind in Tabelle 5 aufgeführt. Die *Gelenkhypermobilität* tritt selten als Ehlers-Danlos-Syndrom oder Marfan-Syndrom auf; viel häufiger gibt es das lokalisierte oder generalisierte konstituelle Hypermobilitätssyndrom [6]. Dabei kommt es durch Alltagsbelastungen zu einem permanenten Reizzustand in den Ligamenten der überbeweglichen Gelenke mit dem Ergebnis lokalisierter, überlastungsbedingter TM-Typ I und zur Ausstrahlung neigender TM-Typ II; hierdurch können generalisierte Schmerzzustände hervorgerufen werden. Besonders Individuen mit leptosomem Körperbau und allgemeiner Muskelinsuffizienz sind hiervon betroffen. Auch Sportlehrerinnen und Hausfrauen, die ihre Gelenke ständig auf Überbeweglichkeit trainieren, werden hiervon nicht verschont.

Auf die Bedeutung der *Gelenkhypomobilität mit Band- und Muskelverkürzungen* wurde weiter oben bereits eingegangen. Dieser Gruppe unterzuordnen sind die statisch-myalgischen Syndrome, die bei Skoliosen oder Rundrückenbildungen zu einem Mischbild von TM-Typ I und -Typ II lokalisierter oder generalisierter Art führen. Dabei stellt der *habituell erworbene Rundrücken* die epidemiologisch wichtigste Art von Fehlstatik dar; sie ist in allen Bevölkerungs- und Berufsgruppen weit verbreitet und wird durch unsere Lebensart bedingt, die durch Inklination von BWS und LWS gekennzeichnet ist. Aber auch strukturelle Erkrankungen der Wirbelsäule wie der *M. Bechterew* oder *M. Scheuermann* sowie die Wirbelkörperverformungen bei *Osteofraktose* wirken sich im Sinne eines Rundrückens aus. Die hiermit verbundenen Band- und Muskelverkürzungen im Bereich

Tabelle 5. Ätiopathogenetische Hauptfaktoren zur Entstehung funktionell reflektorischer Tendomyopathien

---

1. Hypermobilität
   1.1 angeborener Strukturschaden
   Ehlers-Danlos-Syndrom
   Marfan-Syndrom
   1.2 konstitutionell erworben
   – zirkumskript
   – generalisiert
2. Hypomobilität
   2.1 mit Rundrücken
   a) ohne somatische Erkrankung: habituell erworbener Rundrücken
   a1: Leptosome mit schwachem Muskelkorsett
   a2: Hochgewachsene Individuen
   a3: Arbeitsbedingter Rundrücken
   – Büroarbeiter
   – Handwerker
   – Hausfrauen
   – Bettlägerige
   – Depressive Stimmungslage, Schlafentzug, Streß
   b) mit somatischer Erkrankung
   b1: Rundrücken bedingt durch Strukturstörungen der Wirbelsäule
   – M. Scheuermann
   – M. Bechterew
   – Osteoporose mit Wirbelkörperverformungen
   b2: Rundrücken erzwungen durch Erkrankungen der Extremitäten
   b3: Rundrücken als Komplikation innerer Erkrankungen
   2.2 Skoliosen

---

der Wirbelsäule sind die oft unerkannte Ursache für reflektorische TM im Bereich von Rumpf und Extremitäten; sie werden allzu oft als direkter (entzündlicher) Ausdruck der Grunderkrankung fehlbeurteilt, was zu eklatanten Fehlschlüssen hinsichtlich der therapeutischen Konsequenzen führen kann.

Weitere Möglichkeiten zur Entwicklung generalisierter TM gehen von *Erkrankungen der Extremitäten* und der *inneren Organe* aus. Jede *chronische Erkrankung* führt letztlich zu einer gebeugten Körperhaltung mit Streckdefizit in den großen Gelenken und Innenrotation der Schultern, wodurch auch unter Beteiligung reflektorischer TM schwere multilokuläre Schmerzzustände hervorgerufen werden können.

Prophylaktische und therapeutische Maßnahmen

Eine Übersicht ist in Tabelle 6 gegeben. Am Beginn steht die Aufklärung des Patienten. Er muß sich über die Risikofaktoren wie Dauerstreß der Gelenke bei Gelenkhypermobilität, Kontrakturen von Bändern, Muskeln und Gelenken und die Bedeutung jeglicher Fehlstatik als Ursache von tendomyopathischen Schmerzen klar werden. Dann wird er verstehen, daß er im Falle einer Gelenkhypermobilität nicht durch permanente Überlastung oder Überstreckung den nozizeptiven Impulseinstrom weiter verstärken darf. Beim habituell erworbenen Rundrücken muß der Patient selbstkritisch seine Fehlstatik in bezug auf seine Alltagstätigkeiten zu durchleuchten und die Prinzipien der Haltungs-

Tabelle 6. Prophylaktische und therapeutische Maßnahmen bei reflektorischen Tendomyopathien

a) Prophylaktisch:
  – Vermeidung von Gelenk- und Muskelkontrakturen durch Haltungskorrektur
  – Ganzkörperfitneß
  – Muskeltraining
  – optimale zentralnervöse Verarbeitung des nozizeptiven Impulseinstroms durch genügend Schlaf und psychische Ausgeglichenheit

b) Therapeutisch:
  – Lokalanästhesie des Reizzentrums
  – manuelle Mobilisation bzw. Manipulation von Gelenkblockierungen
  – Mobilisation von Gelenk- und Muskelkontrakturen
  – Stabilisationsbehandlung bei Gelenkhypermobilität

korrektur mit Betonung einer optimalen thorakolumbalen sowie zervikothorakalen Lordose zu beobachten lernen (Haltungsbewußtsein). Soweit bei strukturell bedingtem Rundrücken die Fehlstatik noch reversibel ist, sind diese heilgymnastischen Prinzipien entsprechend anzuwenden.

Zur Behebung aktueller Beschwerden werden die diagnostische bzw. therapeutische Lokalanästhesie am Reizzentrum, die Mobilisation oder Deblockierung hypomobiler Gelenke und die heilgymnastische Funktionsbehandlung zur Behebung jeglicher Kontrakturen sowie zur Stabilisation hypermobiler Gelenke eingesetzt (ausführliche Beschreibung vgl. [10]).

Beziehungen reflektorischer TM zum Krankheitsbild der generalisierten Tendomyopathie von Müller [13, 14]

Unserer Ansicht nach muß man prinzipiell zwei ätiopathogenetische Komponenten generalisierter Formen von TM unterscheiden (Abb. 2). Bei der einen (oben vorrangig abgehandelten Form mit statisch-myalgischem Syndrom als charakteristischem Beispiel) stehen periphere Mechanismen mit einem erhöhten nozizeptiven Impulseinstrom im Vordergrund; entsprechende klinische Beispiele wurden eingangs geschildert. Der tendomyo-

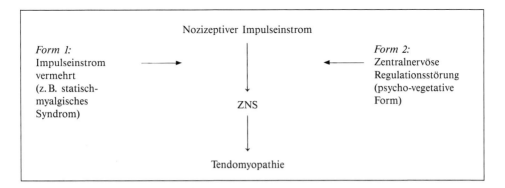

Abb. 2. Generalisierte Tendomyopathie: Unterscheidung zweier ätiopathogenetischer Formen

183

pathische Schmerz entsteht hierbei entweder am Ort einer Nozizeptorenreizung (TM-Typ I) bzw. distant davon (TM-Typ II) als Ergebnis strukturell oder funktionell faßbarer Veränderungen in den verschiedenen Geweben des Körpers, insbesondere in den Haltungs- und Bewegungsorganen (Reizzentrum). Besonders Handwerker, Bauern, Fließbandarbeiter und Individuen mit einseitiger Belastung sind hiervon besonders betroffen. In einer 40 Patienten mit GTM umfassenden Untersuchungsserie haben wir in allen Fällen einen Rundrücken als mögliche Ursache der Beschwerden beobachtet [5].

Bei einer zweiten, psychovegetativen Form der GTM, die Müller et al. [13, 14] besonders bei Gastarbeitern und Hausfrauen beobachtet haben, dürfte eine zentralnervöse Verarbeitungsstörung des peripheren Impulseinstromes im Vordergrund stehen, und psychosomatische Faktoren spielen eine wichtige Rolle; funktionelle Herzbeschwerden, Colon irritabile, Dysmenorrhoe u. a. vegetative Störungen ergänzen die Symptomatik. Periphere Störungen besitzen ursächlich nur eine untergeordnete Bedeutung, sind jedoch von physiotherapeutischer Relevanz, da durch ihre Behebung der afferente Impulseinstrom in das ZNS reduziert werden kann. Moldofsky [12] spricht von „rheumatic pain modulation disorder".

Hierzu passend unterscheidet man neuerdings in der angelsächsischen Literatur das Fibromyalgiesyndrom (Form 2 in Abb. 2) als einem systemischen Krankheitsbild von einem myofaszialen Schmerzsyndrom (Form 1 in Abb. 2) mit definierten pathologischen Befunden an der Muskulatur [1, 15]. Die angelsächsischen und unsere Konzepte widersprechen sich nicht, sondern ergänzen sich!

Im Einzelfall können sich die beiden Formen generalisierter Tendomyopathien überlagern. Für die Therapie folgt hieraus, daß immer nach den peripheren Ursachenkomponenten zu fahnden ist, auch wenn eine zentrale Regulationsstörung als ätiopathogenetischer Hauptfaktor angenommen wird; denn durch die in Tabelle 6 aufgeführten therapeutischen Maßnahmen können rückwirkend auch die sonst schwer faßbaren zentralnervösen Faktoren günstig beeinflußt werden.

Literatur

1. Bennett RM (1990) Myofascial Pain Syndromes and the Fibromyalgia Syndrome: A Comparative Analysis. In: Fricton JR, Awad E (eds) Advances in Pain Research and Therapy, Vol 17. Raven Press, New York, pp 43–65
2. Brügger A (1958) Über die Tendomyose. Dtsch Med Wochenschr 83:1048–1054
3. Brügger A (1977) Die Erkrankung des Bewegungsapparates und seines Nervensystems. Grundlagen und Differentialdiagnose. Ein interdisziplinäres Handbuch für die Praxis. Fischer, Stuttgart
4. Hiemeyer K, Joist R, Menninger H (1989a) Nachweis der funktionellen Genese von Schulterschmerzen bei chronischer Polyarthritis durch diagnostische Lokalanästhesie entzündeter distaler Gelenke. Eine Pilotstudie. Z Rheumatol 48:139–143
5. Hiemeyer K, Lutz R, Menninger H (1989b) Generalisiertes Auftreten von schmerzhaften Druckpunkten an Sehnen und Muskeln beim habituellen Rundrücken; ein Beitrag zur Diskussion um das Fibromyalgiesyndrom (FMS). Aktuell Rheumatol 14:193–201
6. Lewit K (1987) Manuelle Medizin im Rahmen der medizinischen Rehabilitation. Urban & Schwarzenberg, München
7. Melzack R (1978) Das Rätsel des Schmerzes. Hippokrates, Stuttgart
8. Melzack R, Wall PD (1965) Pain mechanisms: a new therory. Science 150:971
9. Menninger H, Hiemeyer K (1989) Pathogenese von Sehnen-/Muskelschmerzen unter besonderer Berücksichtigung der Körperhaltung – Ein konzeptioneller Beitrag zum Verständnis der generalisierten Tendomyopathie (GTMP). Z Rheumatol 48:281–287
10. Menninger H, Hiemeyer K (1990) Tendomyopathien (TM). In: Gerok W (Hrsg) Innere Medizin der Gegenwart. Band „Rheumatologie", Teil C: Krankheitsbilder, Teil D: Beziehungen zwischen Erkrankungen anderer Organsysteme und Bewegungsapparat. Urban & Schwarzenberg, München

11. Mense S (1990) Physiology of Nociception in Muscels. In: Fricton JR, Awad E (eds) Advances in Pain Research and Therapy, Vol 17. Raven Press, New York, pp 67–86
12. Moldofsky H (1986) Sleep and muscular sceletal pain. Am J Med 81 (Suppl 3A):85–89
13. Müller W, Perini C, Battegay R, Labhardt F (1981) Die generalisierte Tendomyopathie (Generalisiertes Fibrositis-Syndrom). Internist Welt 7:268–277
14. Müller W (1987) Muskelschmerzen bei lokalisierten und generalisierten Tendomyopathien. Internist 28:659–667
15. Simons D (1990) Muscular pain syndromes. In: Fritton JR, Awad E (eds) Advances in pain research and therapy, Vol 17. Raven Press, New York
16. Travel JG, Simons DG (1983) Myofascial pain and dysfunction. The trigger point manual. Williams & Wilkins, Baltimore
17. Wolfe F, Smythe HA, Yunus MB et al. (1990) The American College of Rheumatology 1990 Criteria for the Classification of Fibromyalgia; Report of the Multicenter Criteria Committee. Arthritis Rheum 33:160–172

Anschrift des Verfassers:
Prof. Dr. H. Menninger
Chefarzt der Med. Klinik I
Rheumazentrum Bad Abbach
Postfach
8403 Bad Abbach

Psychosomatische Aspekte aus psychophysiologischer Sicht

W. Pöldinger

Psychiatrische Universitätsklinik, Basel

Psychosomatic Aspects from a Psychophysiological Perspective

Summary: Psychosomatic medicine can be approached from several points of view; one of them is the psychophysiological approach. This contribution places particular emphasis on reticular formation. The reticular formation is fed by specific impulses and enervates the brain to a higher level of activation by very fast unspecific impulses. In a phylogenetic perspective this higher level of activation was the antecedent of fight and flight.

We distinguish between:

1) a cortical arousal reaction in the sense of a waking reaction;
2) the affective arousal reaction which generally evokes anxiety;
3) the vegetative arousal reaction which raises the blood pressure and herewith the activity readiness; and
4) the spinal arousal reaction which raises the muscular activity via descending pathways to the spinal cord. When this reaction occurs permanently, rather than on command, it leads to an increased muscle tension, which together with other reactions can easily become one of the prerequisites for a generalized tendomyopathia.

Wenn wir uns mit den psychosomatischen Problemen einer Krankheit beschäftigen, so müssen wir natürlich immer auch an die zugrundeliegenden psychophysiologischen Aspekte denken, denn es gibt kein seelisches Leben und auch keine somatischen Reaktionen, wenn in den Neuronen keine Elektronen transportiert werden und die Impulse an den Synapsen nicht biochemisch übertragen werden.

Im Laufe der Geschichte der Schlafforschung wurden verschiedene Schlafzentren entdeckt. Akert [1] hat 5 derartige Lokalisationsgruppen zusammengestellt, welche in Abb. 1 schematisch dargestellt werden. Für die Lokalisation eines Wachzentrums waren vor allem die elektrischen Reizversuche an Tieren, welche Moruzzi u. Mogoun [7] veröffentlichten, maßgeblich. Während Schlaf von verschiedenen, nicht zusammenhängenden Strukturen des Hirnstammes ausgelöst werden kann, zeigten die Untersuchungen dieser beiden Autoren, daß es ein geschlossener Faserzug netzartiger Zellen des Hirnstammes ist, von welchem aus eine Weckreaktion möglich ist. Des netzartigen Aussehens des Zellsystems wegen wird diese Struktur „Formatio reticularis" genannt. Ihre Lokalisation wird ebenfalls in Abb. 1 schematisch dargestellt.

Die Funktion der Formatio reticularis ist in dem Sinne zu verstehen, daß von den zentripetalen sensorischen Bahnen, welche spezifische Sinnesreize über die Schaltstellen des Hirnstammes (Thalamus) zur Gehirnrinde bringen, Kollateralen zur Formatio reticularis abgeben, von welcher aus die Gehirnrinde (Kortex) auf unspezifische Weise gereizt wird, der es ihr ermöglicht, die spezifischen Sinnesimpulse zu verarbeiten.

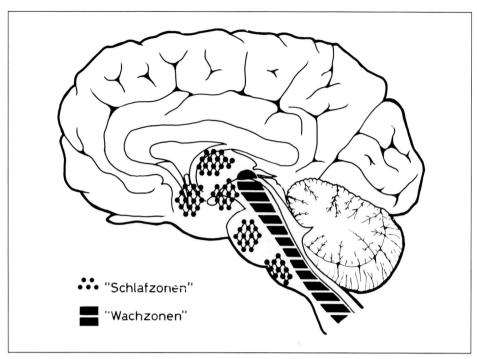

Abb. 1. Schlafzonen im Gehirn des Menschen. (Nach [1])

Durchtrennungsversuche, welche Bremer [3] schon 1935 publizierte, hatten bereits einen Hinweis darauf gegeben, daß in diesem Bereich ein Wachzentrum liegen müsse, denn eine Durchschneidung des Katzenhirnstammes weit vorne – vor dem Eintritt der Hirnnerven (cerveau isolé) – führte zu einem Schlafzustand der Gehirnrinde, welcher durch Weckreize (inkl. zerebrale) nicht zu unterbrechen war, während eine Durchschneidung im Beginn des Halsmarkes (encéphale isolé) den Wach-Schlaf-Rhythmus und die Weckbarkeit der Tiere aus dem Schlaf nicht beeinträchtigte.

Abgesehen von der Wirkung der Formatio reticularis auf die Gehirnrinde muß natürlich auch mit Rückkoppelungsmechanismen des Kortex auf die Formatio reticularis gerechnet werden. Dafür spricht u. a. auch die Tatsache, daß es nach angespannter geistiger Tätigkeit oder Reizüberflutung zu Einschlafstörungen kommen kann.

Im Elektroenzephalogramm (EEG) – dem Hirnstromwellenbild – zeigt sich die Wirkung der Formatio reticularis deutlich, wenn man eine wache Versuchsperson, welche aber die Augen geschlossen hat, plötzlich auffordert, diese zu öffnen (Abb. 2). Während bei geschlossenen Augen langsamere Wellenformationen mit höherer Amplitude das Kurvenbild behrrschen, kommt es nach dem Öffnen der Augen zu einer zunehmenden Verflachung der Amplitude. Mit dem Öffnen der Augen werden nämlich von der Sehbahn Impulse zur Formatio reticularis abgegeben, welche dann zu der Stimulierung des Kortex führen, die sich in der Frequenzzunahme und Amplitudenerniedrigung äußert. Das EEG ist als Integral der Einzelentladungen zahlreicher Ganglienzellen aufzufassen. Je gleichartiger der Rhythmus der einzelnen Zellen, desto langsamer die Frequenz und desto höher die Amplitude, und je ungleichartiger die Entladungsfolge der einzelnen Zellen, desto flacher die Amplitude und desto schneller die Frequenz. Je individueller und unter-

188

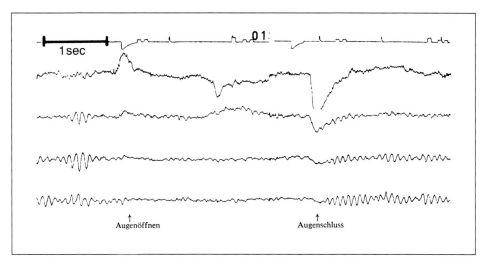

Abb. 2. Unterdrückung beim Augenöffnen und Wiederauftreten desselben bei neuerlichem Augenschluß bei einer gesunden, entspannten Versuchsperson. Die Artefakte in den beiden oberen Ableitungen rühren von den Lidbewegungen beim Öffnen und Schließen der Augen her

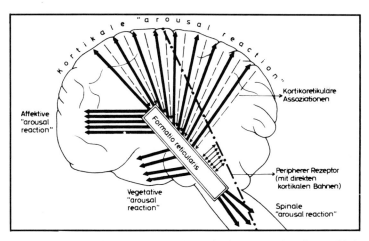

Abb. 3. Formatio reticularis als zentrales Projektionssystem für die verschiedenen Formen der „arousal reaction". (Nach Wandrey u. Leutner)

schiedlicher aber die Einzelentladungen sind, desto größer ist auch die Funktionsfähigkeit des Gehirns.

Wenn wir jetzt noch einmal auf die Weckreaktion zurückkommen, die dann auftritt, wenn man bei geschlossenen Augen diese plötzlich öffnet, so sehen wir nicht nur ein Schnellerwerden der Gehirnwellen, vor allem im Bereich der optischen Rinde, sondern wie Abb. 3 zeigt, auch weitere Aktivitäten. Man kann dies beobachten, wenn man beispielsweise plötzlich in einer ruhigen Versammlung ein lautes Geräusch auslöst. Die Leute werden nicht nur hellwach, dies wäre die kortikale „arousal reaction", gleichzeitig beschleunigt sich aber auch der Puls und steigt der Blutdruck, das wäre die vegetative

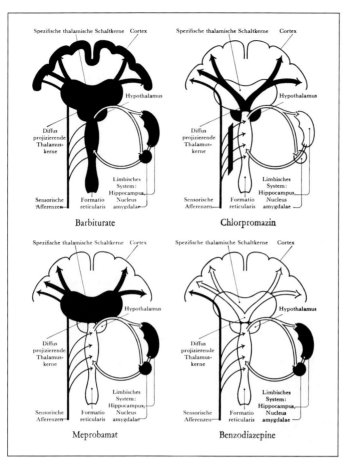

Abb. 4. Schematische Darstellung der Hauptangriffsorte verschiedener dämpfender und schlaßanstoßender Pharmaka in Dosen mit eben nachweisbarem Effekt auf das Zentralnervensystem. (Die Hauptangriffsorte sind hier Schwarz getönt)

„arousal reaction" und u. U. tritt Angst auf, dies wäre die affektive „arousal reaction". Durch absteigende Bahnen zum Rückenmark kommt es aber auch zu einer Anspannung der Muskulatur, die Leute zucken zusammen, dies wäre die spinale „arousal reaction".

Dies ist ein normales physiologisches Geschehen, und man könnte diese Erscheinungen in Folge eines lauten Geräusches auch als psychosomatische Reaktion beschreiben.

Wenn aber ein derartiger Aktivierungszustand anhält und nicht wieder abklingt, dann müßten wir von einer psychosomatischen Störung sprechen, denn dies würde z. B. bedeuten, daß der Blutdruck nicht nur vorübergehend ansteigt, sondern oben bleibt, oder daß eine Innovation der Stammuskulatur nicht nur zu einer vorübergehenden Anspannung, sondern zu einer dauernden Anspannung führt, die dann Schmerzen verursachen kann.

Dies ist auch der Grund, warum man über die Formatio reticularis verschiedene psychosomatische Beschwerden beeinflussen kann, indem man, wie Abb. 4 zeigt, verschiedene Psychopharmaka einsetzen kann. So würde z. B. der Einfluß von Barbituraten eine Gesamtbeeinflussung dieses Systems zeigen, das ja letztlich vor allem aus der Formatio reticularis selbst und dem limbischen System besteht, der zentralen Repräsentanz unserer

Stimmungen, Affekte und Emotionen. Dieses limbische System wieder ist das einzige Kreissystem, und es mündet in die Formatio reticularis ein. Es ist daher verständlich, daß man z. B. am Abend nicht einschlafen kann, wenn man den ganzen Tag über in einer starken Emotion, z. B. in einem Angstzustand, war. Barbiturate würden nun eine Beeinträchtigung aller dieser Systeme bedeuten, während beispielsweise Neuroleptika nur eine Reizabschirmung aus der Peripherie und damit eine Beruhigung der Formatio reticularis verursachen. Benzodiazepine selbst wieder beeinflussen aber vor allem nur das limbische System und sind deswegen vor allem bei Angstzuständen so wirkungsvoll.

Als Beispiel sei zum Abschluß ein junger Geiger zitiert, der durch verschiedene Umstände rasch an den Platz des Konzertmeisters eines bekannten Orchesters kam. Nach einem halben Jahr traten zunehmende Schmerzen im Bereich der rechten Schulter auf, für welche keine somatische Ursache gefunden werden konnte. Verschiedene medikamentöse und physiotherapeutische Maßnahmen brachten keinen entscheidenden Erfolg.

Ein ausführliches Gespräch ergab dann aber, daß sich der junge Konzertmeister doch nicht ganz sicher an seinem Pult fühlt und unter einem ständigen Streß stand, er könnte einen Fehler machen oder es könnte sich herausstellen, daß jemand anderer es besser machen könnte. Er stand also im wahrsten Sinne des Wortes unter Spannungen, und die Verordnung eines Tranquilizers behob rasch die Schmerzen. Gleichzeitig befolgte er den Rat, sich ein halbes Jahr beurlauben zu lassen und am 2. Pult eines anderen bekannten Orchesters zu spielen. Nach einem halben Jahr war er beschwerdefrei, kehrte an das 1. Pult des Orchesters zurück, in welchem er den Posten eines Konzertmeisters bekleidete und hatte in den folgenden Jahren, man kann jetzt schon sagen Jahrzehnten, nie mehr Beschwerden in seiner rechten Schulter.

Zusammenfassend kann man also sagen, daß über eine Aktivierung der Formatio reticularis, z. B. durch Angst oder Streß, es auch zu einer dauernden Aktivierung der absteigenden Bahnen kommt, wodurch es zu einer Überaktivierung im Bereich der Nerveninnovationen kommen kann. Dadurch wieder kann es im Sinne der Psychosomatik zu psychosomatischen Störungen im Bereiche von Muskeln und Muskelansätzen kommen.

Literatur

1. Akert K (1965) The Anatomical Substrate of Sleep. In: Akert K, Bally C, Schade JP (eds) Sleep Mechanism. Elsevier, Amsterdam
2. Birkmayer W, Pilleri G (1965) Die retikuläre Formation des Hirnstammes und ihre Bedeutung für das vegetativaffektive Verhalten. Hoffmann-La Roche, Basel
3. Bremer F (1935) Cerveau isolé et physiologie du sommeil. CR Soc Biol 118:1235−1241
4. Bremer F (1936) Nouvelles recherches sur le méchanisme du sommeil. CR Soc Biol 122:460−464
5. Harrer G, Harrer H, Pöldinger W, Revers J, Simon WC (1973) Musik und Vegetativum. Ciba-Geigy, Basel
6. Luban-Pozza B, Pöldinger W (1989) Der psychosomatisch Kranke in der Praxis, 5. Aufl. Springer, Berlin Heidelberg New York Tokyo
7. Moruzzi G, Magoun HW (1949) Brain stem reticular formation and activation of the EEG. Electroencephalogr Clin Neurophysiol 1:455−473
8. Pöldinger W (1985) Über systemisches und perspektivisches Denken in der Psychiatrie. Schweiz Ärzteztg 66:1344−1348, 1765−1766

Anschrift des Verfassers:
Prof. Dr. W. Pöldinger
Ärztlicher Direktor der Psychiatrischen
Universitätsklinik Basel
Wilhelm-Klein-Straße 27
CH-4025 Basel

Streß und Angst – Pathoplastische Faktoren bei der generalisierten Tendomyopathie

F. Labhardt

Schmerzklinik Kirschgarten, Basel

**Stress and Anxiety –
Pathoplastic Factors in Fibromyalgia**

Summary: Anxiety and stress are two important factors in the occurrence and the course of tendomyopathia. However, many patients are disturbed by the, for them, yet unknown illness. This results in a vicious circle between the painful symptoms and their inducing factors. Informative dialogues with therapists, psychotherapy, and relaxation methods such as autogenic training can contribute to the amelioration of the symptoms.

Streß und *Angst* sind nahe miteinander verwandt, insofern, daß beide stimulative und nozizeptive Funktionen ausüben (Eustreß und Distreß).

Immer sollte versucht werden, nozizeptiven Streß in stimulativen umzuwandeln, was freilich nicht immer gelingt. Immerhin erfüllt Angst beispielsweise einen stimulativen Auftrag, wenn sie auf eine nahende Gefahr hinweist. Angst zeigt dabei verschiedene Ausgestaltungen, wie Real-, Vital- und Gewissensangst. Beispiele sind die Angst bei einem Kriegsausbruch (Realangst), bei einem Herzinfarkt (Vitalangst) und bei Unterlassung eines verpflichtenden Auftrages (Gewissensangst). Angst ist eine Art des nozizeptiven und seltenerweise auch stimulativen Streß', wenn durch sie eine positive Situation im Menschen oder menschlichen Organismus hervorgerufen wird.

Streß ist ein allgemein verwendeter Begriff, der in Wirklichkeit aber schwer zu umschreiben ist. Am ehesten kann er durch den deutschen Ausdruck „Belastung" gekennzeichnet werden. Selbst dann ist er Gegenstand vielfacher Deutung. So wird unter Streß im medizinischen Sinne etwas anderes verstanden, als wenn das Wort alltäglich verwendet wird. Häufig wird auch zu Unrecht angenommen, Streß sei grundsätzlich etwas Negatives oder gar Schädliches. Dabei ist er Bestandteil des Lebens und identisch mit allen körperlichen und seelischen Einflüssen, die auf unseren Organismus einwirken. Ein Leben ohne ihn wäre nicht denkbar, denn es bedarf zu seiner Abwicklung eines beständigen Anreizes.

Was man landläufig allerdings unter Streß versteht, empfindet man als etwas Störendes, Belästigendes und Beeinträchtigendes. Unter diesem Aspekt spricht man von schädlichem, „nozizeptivem Streß". Zahllose Menschen klagen darüber und umschreiben ihn auf verschiedenste Weise seelisch und körperlich: gehetzt zu werden, unfrei und nicht sich selbst sein zu können, unter Druck zu stehen, Angst zu empfinden, gedanklich zerrissen zu werden, innere Spannung wahrzunehmen, unter Kopfdruck zu leiden, körperliche Beengung zu verspüren. Somit ist Streß als ein Symptom anzusehen, das uns auf einen bestimmten Zustand menschlichen Lebens hinweisen sollte. Dennoch sind wir oft unfähig zu reagieren und werden durch den Streß förmlich in Bann gehalten. Viele Menschen sind nicht in der Lage, sich auch nur minutenweise davon zu befreien und sich selbst wieder zu finden. Auch die Freizeit wird zum Opfer der Hetze, wie es die sonntäglichen Fahr-zeugkolonnen und die rastlosen Ferienabläufe in eindrücklicher Weise kundtun. Daß da-neben der Streß auch in Form von Krankheiten oder gesundheitlichen Störungen seine Opfer fordert, sei nur am Rande bemerkt.

Das Leben des heutigen „zivilisierten" Menschen ist gekennzeichnet durch Sterben nach scheinbarer Sicherheit und ausgeklügelter Perfektion, denen hintergründige Angst vor Vereinsamung und Ungeborgenheit gegenüberstehen. Auch die Kette äußerer Manife-stationen – Massenmedien und Veranstaltungen – vermögen diese Gefühle nur unvoll-kommen zu überbrücken. Der Mensch befindet sich in der Lage eines Gefangenen, der sich nur schwerlich aus seiner selbstgeschaffenen Zwangssituation lösen kann. Gelingt ihm seine Befreiung nicht, so drohen ihm Untergang und Vernichtung. Dabei bestehen diese Gefahren nicht nur äußerlich in Form von Atomverseuchung, Umweltverschmut-zung und biologischen Krisen. Gefährlicher noch wäre eine Entmenschlichung der Per-son durch den Verlust der freien Äußerung von Gefühlen, der natürlichen Hingabefähig-keit und Risikofreudigkeit gegenüber dem Leben. Die Folgen bestünden in einer Verstei-nerung und Technifizierung unseres Daseins mit einer damit verbundenen gefühlsmäßi-gen Verarmung und dem Ausbleiben von sinnerfüllender Lebensgestaltung. Schon heute treten individuell und kollektiv Störungen auf, die mit einer solchen Entwicklung im Zu-sammenhang stehen, wie moderne Zivilisationskrankheiten, Suchterscheinungen, gren-zenlose Habgier nach Gütern unserer Erde und Zersetzung menschlicher Individuen und Gruppen, die sich in ungezügelter Aggressivität, Kriminalität und Terror äußert.

Schließlich droht dem Menschen eine Art „Tod im Leben", die durch Erstarrung in Zwangssituationen und abgekapselten Systemen gekennzeichnet ist, sei es in der Eintö-nigkeit des Tagesablaufes, in der bedrückenden Enge von Großstadtwohnungen oder in den Abgasen von Autokolonnen. Diese Entwicklung könnte es schließlich mit sich brin-gen, daß der Mensch durch Streß gelähmt und betäubt, sich Mächten verschreibt, die ihn und die Erde vernichten.

In diesem Sinne ist der Mensch erstmals in seiner Geschichte der geknechtete Unterge-bene eines anonymen Herrschers geworden. Beamte, Politiker, Hausfrauen, Arbeiter, Se-kretärinnen und Professoren sind in gleicher Weise zu seinen Dienern geworden. Dabei ist Streß ein Phänomen, das primär mit dem Leben schlechthin zusammenhängt und ver-mutlich erst im Laufe der Menschheitsentwicklung eine Wertung erhalten hat. Unsere Vorfahren benötigten Streß im täglichen Kampf ums Dasein, etwa in der Bewältigung von Naturkräften, in der Suche nach Nahrung, im Kampf mit wilden Tieren und feindli-chen Menschengruppen. Das Individuum ist zur Auseinandersetzung mit seiner biologi-schen, personellen und sozialen Umwelt geboren und kann seiner Lebensaufgabe nur ge-recht werden, wenn ihm die Lösung der gestellten Probleme gelingt. Subjektiv wird er dann Gefühle von Erfüllung und Zufriedenheit empfinden. Voraussetzung dazu ist ein „*stimulativer*", lebensanregender Streßimpuls, der sich im Laufe der Zeit vermutlich von einem schädlichen „*nozizeptiven*" Streß abgehoben haben dürfte. Der zur Lebenserhal-tung nötige Streß unserer Vorfahren ist dem heutigen lebensgewohnten Menschen zum Verhängnis geworden. Zwischen den beiden Extremen von stimulativem und nozizepti-vem Streß befindet sich ein Bereich, in dem Streßeinwirkungen erst durch den Menschen selbst entsprechendes Gepräge erhalten. Seine persönlichkeitsbezogene, situations- und gruppenspezifische Reaktion wird einen Stressor als mehr oder weniger stimulativ oder nozizeptiv erscheinen lassen. Auch auf somatische Auswirkungen bezogen spielt die Rea-gibilität des menschlichen Organismus eine wesentliche Rolle, in dem er – angeboren oder erworben – verschiedene Empfindlichkeitsgrade gegenüber Streßsituationen auf-weist. Für den heutigen Menschen besonders charakteristisch und von weittragender Be-deutung sind bewußte oder mehr noch unbewußte Vorstellungen und Emotionen, die fast kontinuierlich reproduzierbar sind, konkret aber keinen Austrag finden. Befürchtete Ereignisse auf Grund tiefliegender Ängste und „Als-ob"-Reaktionen wirken als Stressoren und rufen im Organismus Erschütterungen hervor, ohne daß jeweils eine eigentliche Ursache bestünde.

So werden die durch Massenmedien ausgestrahlten Informationen dauernd streßauslösende Vorgänge mobilisieren und zwar um so intensiver, je mehr wir uns mit dem Wahrgenommenen identifizieren. Kennzeichnend ist die heutige Situation im Straßenverkehr, in dem ebenfalls zahlreiche Reaktionen dem „Als-ob"-Prinzip unterliegen. Daß Rotlicht im Falle angespannter zeitlicher Verhältnisse streßauslösend wirkt, ist kaum zu bezweifeln. Viele Autofahrer fühlen sich paradoxerweise aber auch ohne entsprechenden Zeitdruck durch das erwähnte Rotlichtsignal behindert und reagieren innerlich und für den Verkehrsablauf gefährdend auch äußerlich mit Spannung und Aggression. Häufige Quellen von nozizeptivem Streß liegen auch in den heutigen familiären und beruflichen Bedingungen und ihrem gegenseitigen Ineinanderübergreifen. Soziale Streßsituationen zeigen unter diesem Gesichtswinkel multiple Ausprägung. Sie betreffen alle Lebensalter und beeinflussen die verschiedensten Strukturen menschlicher Gemeinschaften, innerhalb deren gewisse Situationen und Konstellationen erhöhte Risikoverhältnisse bezüglich Streßempfindlichkeit aufweisen. Bedrückend wirkt vor allem das Leben in Großstädten, wo in den Slums, Massenwohnungen und Großbetrieben insbesondere das Problem der menschlichen Vereinsamung offensichtlich zutage tritt. Großstadtmenschen sind häufig nicht mehr in der Lage, sich in der Hetze und Eintönigkeit ihres Lebens als reflektierende Menschen zu fühlen. Sie erleben sich als entmenschlichte Roboter und zeigen, wie uns die Vorkommnisse in Großstädten täglich demonstrieren, gefährliche Reaktionen! Die extremen Lebensbedingungen in Konjunktur und Rezession, deren Zeugen wir im vergangenen Jahrzehnt geworden sind, sind sich trotz äußerer Verschiedenheiten in bezug auf ihre streßbedingten Anforderungen an den Menschen ähnlich. Er gerät in beiden Phasen in einen verhängnisvollen Konflikt zwischen einer Notwendigkeit zur Annahme eines sinnentbehrenden Daseins und dem Streben nach einer selbstverwirklichenden Lebensgestaltung. Wurden während der Konjunktur berufliche Positionen ohne entsprechende Eignung aus Gründen des erhöhten Verdienstes oder der Versuchung zu einer die Fähigkeiten des Bewerbers überschreitenden Karriere, so besteht die Notlage in der Zeit der Rezession ebensosehr wegen des herrschenden Mangels an Arbeitsgelegenheiten. Die Inhaber derartiger Arbeitsstellen fühlen sich äußerlich überfordert, da sie nicht in der Lage sind, die in ihnen vorhandenen Potenzen zum Ausdruck zu bringen. Auch die Auswirkungen auf die persönlichen Verhältnisse, vor allem in bezug auf Ehe und Familie, sind vielfach analog, indem es an dieser Stelle zum Manifestwerden von Spannungen durch das unbefriedigende Dasein und durch finanzielle Probleme zu latenter Angst kommt.

Meistens sind wir bestrebt, dem nur schwer faßbaren Streßphänomen die Schuld an unserem heutigen Leben zu übertragen, welches wir eigentlich selbst zu verantworten und zu gestalten hätten. Alle äußerlichen, allgemeinen und speziellen Methoden der Streßbekämpfung – sportliche Betätigung, Fitneß, betriebliche Organisationsschemen, Entspannungs- und Psychotherapie, medikamentöse Behandlung – werden nur unter der Bedingung Erfolg zeigen, wenn der Mensch wieder zu sich selbst geführt wird. Ähnliches gilt auch für die Schlußfolgerungen aus sozialen, streßbedingten Situationen. Wir sollten lernen, uns selbst – und damit unseren Mitmenschen gegenüber – mehr Verantwortung zu tragen und uns nicht von einem scheinbar unvermeidlichen Geschehen steuern zu lassen.

In Zusammenhang mit Streß und Angst zeigen sich mannigfache psychosomatische Störungen wie Kopfschmerz, Magen-Darm-Symptome, Atemstörungen und häufig auch das Krankheitsbild der generalisierten Tendomyopathie (Weichteilrheumatismus). Die davon befallenen Patienten klagen über heftige Schmerzen an und in der Muskulatur, insbesondere bei Bewegung und Druck. In 90% aller Fälle lassen sich bei der Tendomyopathie Schmerzen in der Muskulatur und an den Ansatzstellen der Sehnen an den Knochen, schmerzhaftes Bindegewebe und Schleimbeutelentzündungen sowie neurotische, depressive und vor allem auch vegetative Störungen nachweisen. Weichteilrheumatismus kann lokalisiert (Schultergelenk) oder generalisiert vorkommen. Im letzteren Fall kommt es zu einem häufigen Wechsel der schmerzbetroffenen Körperpartien. Das Leiden kann akut oder chronisch verlaufen und oft zu langdauernden Schmerzen führen. Häufig sind derartige rheumatische Beschwerden Ausdruck einer sog. larvierten Depression, d. h. die eigentlichen Depressionserscheinungen (Traurigkeit, Antriebshemmung, Ideenhemmung, Angst) stehen im Hintergrund, die rheumatischen Beschwerden im Vordergrund. Zuweilen wechseln Krankheitsphasen dieser Störung mit anderen psychischen und psychosomatischen Krankheiten. Wenn auch in den meisten Fällen seelische und soziale Störungen, etwa durch Streß oder Konflikte bedingt, feststellbar sind, so können mechanische und entzündliche Faktoren (Erkältung) eine Rolle bei der Auslösung solcher zwar nicht lebensgefährlichen wohl aber stark beeinträchtigenden Krankheiten spielen.

Ich selbst erinnere mich an meine Assistentenzeit in der Psychiatrischen Universitätsklinik Basel, wo ich eine Habilitationsarbeit über „Emotionspsychosen" neben der üblichen Tätigkeit in Angriff nahm und zunehmend in eine Streßsituation gelangte, die mich schließlich veranlaßte, auf Rat älterer Kollegen einen Erholungsaufenthalt im Basel-nahen Kurort Badenweiler zu absolvieren. Eine *nozizeptive Streßsituation* trat ein und bewirkte mehr und mehr eine sich steigernde Angst, an einer schweren Rheumakrankheit zu leiden. Die vielen behinderten und invaliden Patienten bestärkten meine bisher schon vertretene Meinung, an einem schweren Leiden erkrankt zu sein. Die armen Menschen liefen gebeugt an Stöcken, und ihr Lebensschicksal bewertete ich als äußerst traurig.

Ständig mußte ich mir darüber Rechenschaft verschaffen, ein schwerer Rheumapatient zu sein, dem nächstens der Krückengang beschieden sein würde. Immer mehr verfiel ich in eine Depression mit ihren typischen Symptomen der Trauer, der psychomotorischen Hemmung und der frei flottierenden Angst. Meine Angst steigerte sich bis zur vernichtenden Gewissensangst, meinen Organismus zerstört zu haben. Überall verspürte ich wechselnde Schmerzzustände, so vor allem in der Muskulatur, die ich mit ständigen Stichproben durch Fingerdruck malträtierte. Immer mehr geriet ich in eine Krankheitspanik und in Versündigungsideen, ich hätte meinen Körper zu Grunde gerichtet. Plötzlich aber drängte sich ein Gedanke auf: Ich möchte versuchen, trotz meiner Beschwerden mich zu bewegen, und ich begann *zu laufen* und *zu springen* und siehe da, binnen weniger Tage war ich von den Schmerzen erlöst und begann mich wohler denn je zu fühlen. Auch heute noch wende ich dieses Mittel an, wenn Angst, Streß, Depressionen und Verstimmungen mich beeinträchtigen.

Allgemeines Rezept: Nozizeptiven Streß umwandeln in stimulativen Streß!

Anschrift des Verfassers:
Prof. Dr. F. Labhardt
Schmerzklinik Kirschgarten
Hirschgässlein 30
CH-4010 Basel

Somatopsychosoziale Aspekte der generalisierten Tendomyopathie

R. Battegay

Psychiatrische Universitätspoliklinik Kantonsspital Basel

Somato-psycho-social Aspects of Fibromyalgia

Summary: The amount of tension in the muscular skeleton system is dependent on personality, physical constitution, longlasting recurrent or actual psychosomatic problems and learned behavior. Muscular tension becomes a coping mechanism to deal with somato-psychical and social difficulties. The literature shows possible biochemical correlations with states of depression, and also an impaired serotonin metabolism. However, not all patients suffer from depression. Further, a depressive, depressive-hypochondric state, and/or state of anxiety can be a consequence of fibromyalgia pain. Impaired non-REM sleep and a disturbed system of pain-modulation in the middle brain and brain stem, and a decreased tolerance of frustration, as well as frustrated aggression are assumed to be responsible for muscle contraction.

In about 90% of the patients with fibromyalgia, psychoneuroses of different kinds have been found in which an impaired self- as well as an insufficient body awareness (partly as a consequence of the lasting pain) nearly always play a role. There are also significantly more life events and more problems compared to patients with rheumatoid arthritis. Four different strategies exist for therapy:

1) administration of antidepressive drugs;
2) relaxation:
   a) using drug therapy with benzodiazepines or meprobamate;
   b) with passive or, preferably, active physical therapy, resulting in physical strengthening, and leading also to an improved self-confidence
   c) autogenic training.
3) antirheumatic drug (for pain relief);
4) cognitive psychotherapy, individual and/or group, with the aim of cognitive reorientation, and fostering adequate strategies to cope with pain and problems.

Das Muskel-Sehnen-System ist nicht bloß wie eine Saite passiv der Umwelt ausgesetzt und gestimmt bzw. gespannt, sondern, je nach Persönlichkeit, körperlicher Konstitution und psychosomatosozialen Vorgängen und Lernprozessen mehr oder weniger aktiv wirksam. Das Anspannen der Muskeln stellt einen primär weitgehend unbewußt ablaufenden Versuch, eine somatopsychosoziale Reizsituation zu bewältigen (Streß oder Distreß) und damit einen Copingmechanismus dar. Dauert eine solche Situation lange an, so kann es naturgemäß zu einer Überbeanspruchung dieser Bewältigungsstrategie und insbesondere des Muskel-Sehnen-Apparates bzw. zu einem Lernprozeß in Richtung des Festhaltens einer dauernden Muskelanspannung kommen. Eine solche übermäßige Spannung ist indes nicht nur im Gefolge von einzelnen, immer wiederkehrenden oder dauerhaften Umweltbelastungen möglich, sondern insbesondere auch bei langanhaltenden depressiven oder ängstlichen Verstimmungen, die oft mit einer erhöhten Spannung des Muskel-Sehnen-Systems einhergehen.

In der Literatur finden sich zahlreiche Berichte über Depressionen am Ursprung oder als Folge der generalisierten Tendomyopathien. Nachdem Moldofsky u. Warsh [14] eine umgekehrt proportionale Beziehung zwischen der Tryptophankonzentration im Plasma und dem Schweregrad von Skelett-Muskel-Schmerzen gefunden hatten, haben Russell et al. [21] die Konzentration von freiem Tryptophan im Plasma von 20 Fibrositispatienten gemessen und mit derjenigen ebensovieler Gesunder verglichen. Patienten mit den Symptomen von Fibrositis haben signifikant (p = 0,002) niedrigere Konzentrationen von Serum-Tryptophan aufgewiesen. Allerdings waren auch noch 6 andere Aminosäuren im Vergleich vermindert vorhanden, nämlich Alanin (p < 0,0005), Histidin (p = 0,001), Lysin (p = 0,02), Prolin (p = 0,039), Serin (p = 0,028) und Threonin (p = 0,013). Diese Befunde unterstützen die Serotoninmangelhypothese bei der generalisierten Tendomyopathie, lassen aber auch einen umfassenden Defekt in der Aminosäurenhomöostase bei den betroffenen Individuen annehmen. Diese Resultate legen eine Verwandtschaft zu den schweren Depressionen (major depressions) gemäß DSM-III-R (1987) nahe. Demgegenüber betont Merskey [13], daß nur 30% der Fibromyalgiepatienten an einer psychiatrischen Krankheit litten. Viele der Symptome psychischen Leidens, wie z. B. Schlaflosigkeit und Angst, seien durch Schmerz und körperliche Behinderung bedingt. Moldofsky u. Warsh [14] haben bei Fibromyalgiepatienten einen gestörten Non-REM-Schlaf gefunden, – einen Befund, den schon Hauri u. Hawkins [7] bei Patienten mit chronischen Schmerzen beobachtet hatten. Yunus [23] berichtet in einem Übersichtsreferat über Untersuchungen an gesunden Freiwilligen, die am Non-REM-Schlaf gehindert wurden. Es hat sich dabei gezeigt, daß sie Symptome der Fibromyalgie entwickelten, inklusive Schmerzen, Empfindlichkeit und Müdigkeit. Außerdem scheinen, nach den referierten Untersuchungen zu schließen, Fibrositispatienten, gemessen mit dem Holmes-Rahe-Life-Events-Inventory [9], mehr unter Streßeinwirkung gestanden zu haben als Patienten mit rheumatoider Arthritis und gesunde Probanden. Die mangelnde Verarbeitung von Lebensereignissen und chronischer Angst-Streß würden dann wohl zu Muskelspasmen und auf diesem Weg zum Bild der generalisierten Tendomyopathie führen. Rice [20] sieht in einer Störung des Schmerz-Modulationssystems in Mittelhirn und Hirnstamm die Erklärung für die Schmerzen und die schmerzempfindlichen Punkte bei der Fibrositis. Damit sei es erklärlich, wie der Autor meint, daß Analgetika, die peripher ansetzen, nicht wirkten und trizyklische Antidepressiva demgegenüber eine Wirkung zeigten. Dabei schließt der Autor nicht aus, daß Streß (bzw. Distreß) und gewisse inhärente Persönlichkeitszüge begünstigend wirken könnten. Doch betrachtet er – in der Literatur immer wieder geschilderte – konversionshysterische Züge bei gewissen dieser Patienten nicht als einen wesentlichen ursächlichen Faktor bei dieser Störung.

Wenn gelegentlich bei solchen Kranken, neben – ebenfalls hypochondrisch gefärbten – depressiven und ängstlichen Verstimmungen eine gewisse hysterische Färbung der Symptome auftritt, so ist dies wohl als die Folge des mit dieser Krankheit verbundenen Schmerzes aufzufassen. Je länger der Schmerz andauert, um so mehr kommt es nicht nur zu einer Chronifizierung der Verstimmungszustände, sondern auch zu einer Störung des Grundcharakters im Sinne der Abnahme der Frustrationstoleranz und etwa auch zu einer Neigung zu hypochondrischer und/oder hysterischer Verarbeitung. Diese Menschen erwarten stets wieder Schmerz und befinden sich, mehr oder weniger bewußt, dauernd in einer ängstlichen Erwartungshaltung, um die allfällig erneut auftretende Schmerzhaftigkeit kognitiv und emotional bewältigen zu können, womit die Muskelspannung noch zusätzlich erhöht wird.

Alexander [1] hat darauf aufmerksam gemacht, daß bei einer Frustration von Aggressionen bzw. einer Behinderung der entsprechenden muskulären Vorbereitung zum Angriff, eine Muskelverspannung entstehen könne, die den Krankheitsprozeß in Gang setze. Er hat damit indirekt und bevor dieser Begriff gebildet wurde darauf hingewiesen, daß die Muskelspannung mit einem verhinderten bzw. frustrierten Copingmechanismus zusammenhängen kann, wobei aber auch dabei entscheidend ist, wie lange die Frustration andauert.

Als Pathomechanismus der generalisierten Tendomyopathie kann also vor allem die andauernde erhöhte Muskelspannung mit begleitendem Schmerz angesehen werden, die ihrerseits wieder mit zugrundeliegenden oder daraus folgenden depressiven, depressiv-hypochondrischen, ängstlichen und aggressiven Verstimmungen mit entsprechenden Störungen im Serotoninstoffwechsel und evtl. auch im Aminosäurenhaushalt sowie einer gestörten Schmerzmodulation im Mittel- und im Stammhirn sowie einem beeinträchtigten Non-REM-Schlaf verbunden ist. Dabei dürften gewisse Persönlichkeiten, wenn sie dauerhaften oder immer wiederkehrenden Umweltbelastungen, wie chronischen oder repetitiven ehelichen, familiären und/oder beruflichen Konflikten oder akuten Lebensereignissen (life-events), wie Partner- oder Stellenverlust, oder sonstigen psychischen und körperlichen Traumatisierungen mit daraus folgendem Distreß ausgesetzt sind und damit eine erniedrigte Frustrationstoleranz und Vulnerabilitätsschwelle aufweisen, mehr dazu neigen, an generalisierten Tendomyopathien zu erkranken als andere. Bei einer Untersuchung an 172 rheumatologisch und psychiatrisch eingehend abgeklärten Patienten mit einer generalisierten Tendomyopathie [15], die auch die Umwelteinflüsse erfaßte, ließen sich bei 90% der Betroffenen Psychoneurosen unterschiedlicher Art feststellen. Es fiel auf, daß bei der Mehrzahl der Patienten eine nazißtische Problematik [2] im Sinne eines gestörten Selbstwert- und Köpererlebens vorlag. Diese narzißtische Beeinträchtigung war das Resultat einer frühkindlichen Mangelerfahrung in bezug auf Liebe, Stimulation und Gestaltkognitionsmöglichkeiten oder einer Überbehütung in der frühen Kindheit oder elterlicher Idealerwartungen mit mangelnder Berücksichtigung der kindlichen Realität, die sich ebenfalls als Lieblosigkeiten auswirkten. Ein gestörtes Selbstwert- und Körpergefühl kann indes etwa auch sekundär, durch den andauernden Schmerz, entstehen. Daß die Frauen, speziell im Klimakterium, übervertreten sind (geschätztes Verhältnis 10 : 1), dürfte ebenfalls für eine Störung im Selbst- und im Körpergefühl sprechen, da dieses Alter durch sie oft mit einem Verlust ihres ehemaligen Status in Verbindung gebracht wird [3, 16].

Eine vergleichende Untersuchung von Hell et al. [8] an 48 Patienten mit generalisierter Tendomyopathie (GT) und 25 Patienten mit chronischer Polyarthritis (cPA) im ersten und zweiten Stadium nach Steinbrocker ließ deutlich werden, daß bei der Entstehung der GT emotionale Faktoren mitbeteiligt sind. Kranke mit GT wiesen unmittelbar vor Ausbruch der Krankheit signifikant mehr einschneidende Erlebnisse (life-events; $p < 0{,}025$) und mehr Problembereiche ($p < 0{,}01$) auf als Patienten mit cPA. Gleichsinnig können die Befunde von Perini et al. [17] interpretiert werden. Die Autoren versuchten festzustellen, inwieweit emotionale und kognitive Faktoren bei der Auslösung und im Verlauf rheumatischer Erkrankungen eine Rolle spielten. Es wurden 70 Patienten mit generalisierter Tendomyopathie, 32 Patienten mit Periarthropathia humeroscapularis (PHS), 28 Patienten mit Cox- oder Gonarthrose, 29 Patienten mit chronischer Polyarthritis und 30 Hypertoniker mittels der von-Zerssen-Beschwerdenliste, der Beckschen Depressionsskala, des Freiburger Persönlichkeitsinventars und des nach Rauchfleisch [19] modifizierten Rosenzweig-Picture-Frustration-Tests erfaßt. Es ergab sich u. a. im Freiburger Persönlichkeitsinventar, daß Patienten mit GT höhere Werte in der Skala „Nervosität" als alle anderen Gruppen ($p < 0{,}01$), höhere Werte in der Skala „Aggressivität" als Patienten mit PHS und cPA (p < 0,01), höhere Werte in der Skala „Depressivität" als Patienten mit PHS (p < 0,05) und Hypertoniker (p < 0,01) und tiefere Testwerte als die anderen Patientenkollektive in der Skala „Maskulinität" (p < 0,05) aufwiesen.

Hudson et al. [10] haben bei ihren Untersuchungen von 23 ambulant behandelten Patienten mit generalisierter Tendomyopathie keine signifikant unterschiedlichen Werte im Dexamethasone-Suppression-Test gegenüber normalen Kontrollen festgestellt, wobei allerdings bei milden oder mittleren Depressionen auch nur Prozentsätze von 0−15 Non-Suppressoren im Dexamethasone-Suppression-Test gefunden wurden [11, 22]. Außerdem ist zu berücksichtigen, daß allein schon chronische Schmerzen in einem hohen Prozentsatz zu Nichtunterdrückungsreaktionen im Dexamethasone-Suppression-Test führen [5].

Schematisch können die verschiedenen Einflüsse auf die Entstehung der Tendomyopathien wie folgt dargestellt werden (Abb. 1):

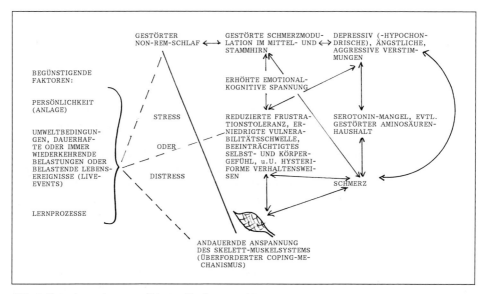

Abb. 1. Entstehung der generalisierten Tendomyopathie

Therapie

Die Schwierigkeit in der Behandlung der Tendomyopathien liegt vor allem darin, daß keine sicheren ursächlichen Faktoren angegangen werden können. Verlegen wir uns in der Therapie auf die muskuläre Spannung, so behandeln wir im Grunde nur das „Erfolgs"Organ der zugrundeliegenden kognitiv-emotionalen Anspannung bzw. des Streß' oder Distreß' und/oder des Schmerzes. Wird nur die Schmerzhaftigkeit angezielt, die die Muskelspannung wie auch die eventuell hintergründigen Verstimmungen verstärkt und auch Ausdruck eines beeinträchtigten Selbst- und Körpergefühls sein kann, so werden wir zwar die Patienten erleichtern, doch nichts dazu beigetragen haben, den Kranken auf längere Dauer zu helfen. Wir werden also auf der einen Seite versuchen wollen, die zugrundeliegende Persönlichkeit bzw. etwaige Verstimmungen depressiver, depressiv-hypochondrischer und/oder ängstlicher Art mittels Psychopharmaka anzugehen und andererseits

Tabelle 1. Therapie der generalisierten Tendomyopathie

---

1. Evtl. **zugrundeliegende oder als Folge eintretende depressive, depressiv-hypochondrische, ängstliche Verstimmungen:** Antidepressiva: Imipramin, Clomipramin, Dibenzepin, Maprotilin oder, falls Angst mitbesteht: Amitriptylin, Trimipramin.
2. **Muskelspannung:**
   a) *Medikamentös:* Benzodiazepine, Meprobamat. Cave: *Kumulation* bei Mitteln mit langer Halbwertzeit (z. B. Diazepam), *Abhängigkeit* bei Mitteln mit kürzerer Halbwertszeit (z. B. Lorazepam)
   b) *Autogenes Training*
3. **Schmerzlinderung:** Antirheumatika
4. **Psychotherapeutische Beeinflussung der Persönlichkeit:** Kognitive Psychotherapie (einzeln und/oder in Gruppen) zum Erkennen belastender Umweltbedingungen und des Selbstwertes und Einüben von Schmerz- und Problembewältigungsstrategien (Coping)

---

die Betroffenen durch kognitive Schulung üben zu lassen, eventuell auslösende Umweltfaktoren besser zu ertragen, entsprechende Copingstrategien zu entwickeln, oder besser zu lernen, sich von belastenden Umweltreizen abzulenken. Gleichzeitig werden wir bemüht sein, die Muskelspannung medikamentös und mittels autogenem Training zu lockern. Physikalische Therapie passiver und, noch wirksamer, aktiver Art trägt dazu bei, den Betroffenen einerseits eine Entspannung zu vermitteln und andererseits, ihnen zu einem neuen Körper- und Selbstgefühl zu verhelfen.

Der *therapeutische Ansatz* wird demnach auf vier Ebenen erfolgen (Tabelle 1):

1. Die erwähnten *Verstimmungszustände* lassen sich durch Antidepressiva, die auch die Schmerzleitung in mehr oder weniger ausgeprägtem Grad unterbinden, wie Imipramin, Clomipramin, Dibenzepin, Maprotilin oder, falls Angst mitbesteht, wie Amitriptylin oder Trimipramin, mildern oder beheben. Schon allein durch eine Therapie mittels Antidepressiva kann sich ein gestärktes Selbst- und Körpergefühl ergeben.
2. Die *Spannung der Muskulatur* kann
   a) *medikamentös,* mittels Benzodiazepinen oder Meprobamat, zu mildern versucht werden, wobei besonders bei Mitteln mit langer Halbwertzeit, wie z. B. Diazepam, die Gefahr der Kumulation und damit, speziell bei älteren Menschen, von Nebenwirkungen, wie z. B. Ataxie, und bei Mitteln mit kürzerer Halbwertzeit, wie z. B. Lorazepam, die Gefahr des Entstehens einer körperlichen Abhängigkeit nicht zu vernachlässigen ist;
   b) *Physikalische Therapie* kann, bereits wenn sie passiv erfolgt, z. B. in Form von warmen Heublumenbädern, Fangopackungen, Massagen usw., den Betroffenen eine Relaxation, und schon allein durch die stärkere Hautdurchblutung, ein besseres Körpergefühl vermitteln. Aktive physikalische Therapie, wie z. B. gezieltes Turnen unter heilgymnastischer Anleitung, Laufen, anderweitiger Sport, sind indes am ehesten dazu angetan, den unheilvollen Circulus vitiosus Muskelspannung − Schmerz − erhöhte Muskelspannung zu durchbrechen, die Patienten aus dem − schmerzhaften − muskulären Panzer zu befreien und ihnen durch die wiedergewonnene muskuläre Leistungsfähigkeit zu einem besseren Körpergefühl zu verhelfen. Diese Aufbau- und Kräftigungstherapie trägt damit dazu bei, daß die Betroffenen neues Selbstvertrauen gewinnen;
   c) mittels *autogenem Training* bzw. autokonzentrativer Entspannung günstig beeinflußt werden. Perini et al. [18] haben 24 Patienten mit generalisierter Tendomyopathie mittels eines standardisierten Interviews und verschiedener psychologischer Tests untersucht und mit autogenem Training behandelt. Es ergab sich bei diesen 20 Frauen

und 4 Männern mit einem Altersdurchschnitt von 44 Jahren, daß nur 10 die Behandlung als erfolgreich betrachteten, und zwar 8 Frauen und 2 Männer mit einem Altersdurchschnitt von 42,33 Jahren und einer Beschwerdendauer im Mittel von 7,44 Jahren. Als erfolglos stuften diese Entspannungsmethode 10 Frauen und 1 Mann ein mit einem Altersdurchschnitt von 46,36 Jahren und einer Beschwerdendauer im Mittel von 9,97 Jahren. Die Unterschiede in bezug auf das Alter, die Beschwerdendauer und auch den Zivilstand waren nicht signifikant. 3 Patienten waren nicht in der Lage, die Wirkung des autogenen Trainings zu beurteilen. Von den 10 erfolgreich Behandelten gaben 3 eine gute Wirkung an, und 7 berichteten über eine leichte Besserung. In den Interviewdaten ergaben sich einige signifikante Unterschiede zwischen den erfolglos und den mit Erfolg behandelten Patienten. Mit Erfolg im autogenen Training Behandelte berichteten häufiger über einen akuten Schmerzbeginn. Sie erlebten ihre Partner häufiger als hilfreich und litten weniger unter prämenstruellen Verstimmungen und menstruellen Schmerzen. In den testpsychologischen Befunden fanden sich indes keine statistisch gesicherten Unterschiede in den Resultaten. Es kann also immerhin, vor allem bei klar definiertem Beginn der tendomyopathischen Beschwerden, über die Beeinflussung der Muskelspannung eine Besserung des Befindens eintreten.

3. Die Antirheumatika wirken bei der Tendomyopathie vorwiegend über die *Schmerzlinderung*. Sie können auf diese Weise auch zu einer gewissen Muskelentspannung führen.

4. Die vorher erwähnten Therapien sind weitgehend symptomorientiert, und nach Zeidler [24] ist die Therapie des Weichteilrheumatismus, zu dem auch die Tendomyopathie gehört, meist auf die Symptombeeinflussung ausgerichtet. Doch kann auch mittels der kognitiven Psychotherapie [4] die *Persönlichkeit bzw. deren Einstellung gegenüber der Umwelt* beeinflußt werden. Es hat sich dabei vor allem das kognitive Üben bewährt, um gegebene Umweltverhältnisse besser bewältigen und entsprechende Copingstrategien entwickeln zu können. Keel [12] hat in unserer Poliklinik 27 Patienten mit generalisierter Tendomyopathie in ein gruppentherapeutisches Programm genommen. Er hat die Teilnehmer verschiedenen psychologischen Tests unterzogen, auch das Verhalten dieser Patienten in der Gruppe beobachtet und Informationen über ihr Konfliktverhalten gesammelt. Das Behandlungsprogramm war nicht darauf ausgerichtet, konflikthaftes Verhalten aufzuzeigen, sondern vor allem darauf, die sie belastenden Umweltbedingungen und ihr Selbstbild, ihren Selbstwert, zu erkennen und Schmerz- und Problembewältigungsstrategien zu entwickeln. Es ergab sich, daß jene Patienten, die gut auf die Behandlung ansprachen, im Vergleich zu den anderen kürzere Zeit an ihren Beschwerden litten und geringere psychische Auffälligkeiten aufwiesen. Mit anderen Worten, es gelang besonders jene Patienten kognitiv umzupolen, die noch weniger eingeschliffene und chronifizierte Fehleinstellungen zu sich selbst und zu ihren Schmerzen hatten.

Literatur

1. Alexander F (1950) Psychosomatische Medizin, Grundlagen und Anwendungsgebiete. Psychosomatic Medicine. de Gruyter, Berlin 1971. (Amerikanische Originalausgabe: 1950)
2. Battegay R (1977) Narzissmus und Objektbeziehungen, 3. Aufl. Huber, Bern 1991
3. Battegay R, Müller W (1985) Bedeutung von Umwelteinflüssen in der Rheumatherapie. Fortbild Rheumatol 7:125–133
4. Beck AT, Rush AJ, Shaw BF, Emery G (1979) Cognitive Therapy of Depression. Wiley, Chichester

5. Blumer D, Heilbronn M (1982) Chronic Pain as a Variant of Depressive Disease: The Pain-prone Disorder. J Nerv Ment Dis 170:381−406
6. Diagnostic and Statistical Manual of Mental Disorders (erd edn − revised): DSM-III-R American Psychiatric Association, Washington, DC, 1987. Deutsche Ausgabe: Diagnostisches und Statistisches Manual Psychischer Störungen DMS-III-R. Beltz, Weinheim 1989
7. Hauri P, Hawkins DR (1973) Alpha delta sleep. Electroencephalogr Clin Neurophysiol 34:233−237
8. Hell D, Balmer R, Battegay R, Labhardt F, Müller W (1982) Weichteilrheumatismus und Persönlichkeit: eine kontrollierte Studie. Praxis 71:1014−1493
9. Holmes TH, Rahe RH (1967) The Social Readjustment Rating Scale. J Psychosom Res 11:213−218
10. Hudson JI, Pliner LF, Hudson MS, Goldenberg DL, Melby JC (1984) The Dexamethasone Suppression Test in Fibrositis. Biol Psychiatry 19 (10):1489−1493
11. Jaffe K, Barnshaw D, Kennedy ME (1983) The Dexamethasone Suppression Test in Outpatients with and without Melancholia. Am J Psychiatry 140:492−493
12. Keel PJ (1987) Generalisierte Tendomyopathie: Pyschologisches Profil einer Patientengruppe im Verlauf einer integrierten Behandlung. Z Rheumatol 46:322−327
13. Merskey H (1989) Physical and Psychological Considerations in the Classification of Fibromyalgia. J Rheumatol 19 (Suppl):72−79
14. Moldofsky H, Warsh JJ (1978) Plasma Tryptophan and Musculoskeletal Pain in Non-Articular Rheumatism ("Fibrositis Syndrome"). Pain 5:65−71
15. Müller W, Perini C, Battegay R, Labhardt F (1981) Die generalisierte Tendomyopathie (generalisiertes Fibrositis-Syndrom). Internist Welt 7:268−277
16. Müller W, Lautenschläger J (1990) Die generalisierte Tendomyopathie. Teil II: Pathogenese und Therapie. Z Rheumatol 49:22−29
17. Perini C, Battegay R, Müller W, Labhardt F, Bühler FR (1982) Vergleichende testpsychologische Untersuchung bei verschiedenen rheumatischen Erkrankungen und der Hypertonie. Z Rheumatol 41:80−88
18. Perini C, Müller W, Battegay R, Labhardt F (1984) Autogenes Training bei der generalisierten Tendomyopathie. Schweiz Rundsch Med Praxis 73:129−132
19. Rauchfleisch U (1979) Handbuch zu Rosenzweig Picture-Frustration Test (PFT), Bd 1 und 2. Huber, Bern
20. Rice JR (1986) "Fibrositis"-Syndrome. Med Clin North Am 70:455−468
21. Russell IJ, Michalek JE, Vipraio GA, Fletcher EM, Wall K (1989) J Rheumatol 19 (Suppl):158−163
22. Winokur A, Amsterdam J, Caroff S, Snyder PJ, Brunswick D (1982) Variability of Hormonal Responses to a Series of Neuroendocrine Challenges in Depressed Patients. Am J Psychiatry 139:39−44
23. Yunus MB (1984) Primary Fibromyalgia Syndrome: Current Concepts. Compr Ther 10:21−28
24. Zeidler H (1985) Therapeutic Measures in soft-tissue rheumatic disease. Therapiewoche 35:1270−1280

Anschrift des Verfassers:
Prof. Dr. R. Battegay
Chefarzt Psychiatrische Universitätspoliklinik
Kantonsspital Basel
Petersgraben 4
CH-4031 Basel
Schweiz

Zur Relevanz der mehrdimensionalen Schmerzerfassung in der Rheumatologie

M. Lettko

Wiesbaden

Relevance of Multi-Dimensional Pain Assessment in Rheumatology

Summary: The use of the McGill Pain Questionnaire for differentiation of pain in patients with GTM and rheumatoid arthritis is discussed.

The Hoppe Pain Questionnaire is also described as a further approach to the multi-dimensional assessment of rheumatic pain in double-blind studies (B-vitamins plus diclofenac vs diclofenac in patients with painful vertebral syndromes).

Obviously, the more general use of multi-dimensional methods could simplify assessment of pain in rheumatic conditions, especially concerning progress and efficacy of therapy.

Psychogene Faktoren spielen in der Pathogenese der generalisierten Tendomyopathie (GTM) eine wesentliche Rolle. Dementsprechend kommt der Erhebung psychopathologischer Befunde in der Anamnese und im Therapieverlauf eine wesentliche Bedeutung zu.

Der Einsatz verschiedener psychometrischer Testverfahren bei GTM-Patienten, wie z. B. des Freiburger Persönlichkeitsinventars (FPI), des Minnesota Multiphasic Personality Inventory (MMPI) und der Depressionsskala nach Beck ist in der Literatur vielfach beschrieben.

Klinisch steht bei der GTM jedoch der Schmerz im Vordergrund. Über die Art des Schmerzes bei GTM-Patienten weiß man jedoch bisher nur wenig. Erste Ansätze zur Differenzierung verschiedener Schmerzaspekte bei der GTM lieferte Leavitt et al. [3]. Er berichtet über unterschiedliche Schmerzqualitäten bei GTM-Patienten und bei Patienten mit chronischer Polyarthritis, ermittelt anhand des McGill Pain Questionnaire.

Hier ergaben sich insbesondere im sensorischen Bereich Differenzierungsmöglichkeiten zwischen den beiden Krankheitsbildern.

Schmerz ist eine mehrdimensionale Erfahrung, die neben dem physiologischen auch einen subjektiven sowie einen Verhaltensaspekt beinhaltet. Es besteht weitgehend Einigkeit darüber, daß sich der subjektive Aspekt des Schmerzerlebens prinzipiell in Schmerzempfindung (sensorisch) und Schmerzbewertung (affektiv) differenzieren läßt.

Die Möglichkeit der Entkopplung dieser Schmerzkomponenten unterstreicht die Bedeutung, die der differenzierten Erfassung verschiedener Schmerzaspekte − insbesondere in der Erfolgskontrolle schmerzlindernder Maßnahmen − zukommt.

Die Schmerzliste nach Hoppe (Abb. 1)

Die Schmerzliste nach Hoppe berücksichtigt diese Überlegungen zur Mehrdimensionalität des Schmerzes und geht wie das McGill Pain Questionnaire davon aus, daß sich die

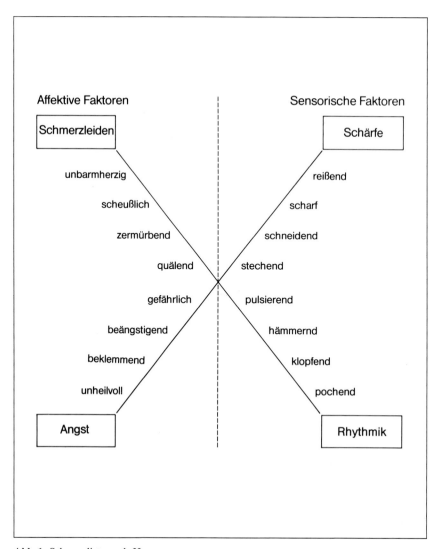

Abb. 1. Schmerzliste nach Hoppe

verschiedenen Dimensionen des Schmerzerlebens meist über die „Schmerzsprache" erfassen lassen. Sie setzt sich aus 40 affektive und sensorische Schmerzqualitäten darstellenden Adjektiven zusammen. Für jedes Adjektiv gibt der Patient den Grad des Zutreffens auf einer siebenstufigen Skala an: stimmt gar nicht (0), stimmt kaum (1), stimmt etwas (2), stimmt einigermaßen (3), stimmt ziemlich (4), stimmt überwiegend (5), stimmt völlig (6). Auf diese Weise kann das Schmerzerleben in die 4 faktorenanalytisch gewonnenen Dimensionen Schmerzleiden, Angst, Schärfe, Rhythmik differenziert und quantifiziert werden [2].

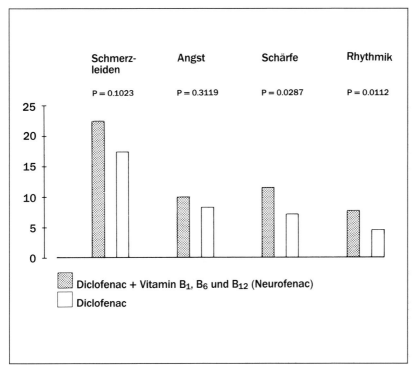

Abb. 2. Differenzen 0. Tag – Endwert. (Nach [4])

Beispiel für die Anwendung in der Rheumatologie (Abb. 4)

In einer randomisierten Doppelblindprüfung an 189 Patienten mit degenerativen Wirbel-säulenerkrankungen wurde der Therapieerfolg einer 3wöchigen Behandlung mit Diclofe-nac bzw. Diclofenac plus Vitamin B_1, B_6 und B_{12} (Neurofenac) unter anderem mit Hilfe der Schmerzliste nach Hoppe dokumentiert [4].

Es zeigte sich, daß sich bei beiden sensorischen Faktoren „Schärfe" und „Rhythmik" durch die B-Vitamin/Diclofenac-Kombination eine signifikant stärkere Schmerzlinde-rung ergab als unter Diclofenac allein.

Bei den affektiven Schmerzqualitäten „Angst" und „Schmerzleiden" war die Überle-genheit der Kombination nur der Tendenz nach zu belegen.

Diese Ergebnisse deuten darauf hin, daß die Wirkung der B-Vitamine eher im Bereich der Nozizeption und der Schmerzweiterleitung liegen dürfte. Dies steht auch im Einklang mit tierexperimentellen Befunden, in denen gezeigt wurde, daß die B-Vitamine durch Be-einflussung inhibitorischer Neurotransmitter im nozizeptiven System eingreifen.

Auf die kognitive und affektive Schmerzbewertung und -bewältigung dagegen nahmen die B-Vitamine in dieser Studie einen geringeren Einfluß.

Der Gießener Beschwerdebogen

Es ist für die meisten Krankheitsbilder typisch, daß das Vorhandensein von Beschwerden mit dem Vorliegen einer objektivierbaren Körperstörung im Mittel nicht hoch korreliert.

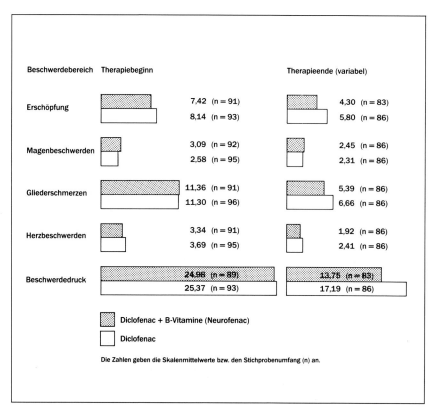

Abb. 3. Ergebnisse Gießener Beschwerdebogen

Daher erscheint es unerläßlich, zwischen der objektiven und der subjektiven Ebene einer Erkrankung − und damit zwischen Befund und Befinden − zu unterscheiden.

Der Gießener Beschwerdebogen (GBB) dient dazu, die psychosomatische Bedingtheit oder Mitbedingtheit körperlicher Beschwerden zu erfassen [1]. Er setzt sich zusammen aus 57 Items, aus denen 4 Beschwerdebereiche zu je 6 Items herausgenommen werden: Erschöpfung, Magenbeschwerden, Gliederschmerzen, Herzbeschwerden. Zusätzlich gibt es eine Summenskala „Beschwerdedruck". Der Patient hat die Möglichkeit, die Intensität seiner Beschwerden in den Abstufungen nicht (0), kaum (1), einigermaßen (2), erheblich (3) oder stark (4) zu beschreiben.

Beispiel für die Anwendung (Abb. 3)

In einer Doppelblindprüfung an Patienten mit degenerativen Wirbelsäulenerkrankungen wurde während einer maximal 3wöchigen Behandlung mit Diclofenac bzw. Diclofenac plus Vitamin B_1, B_6 und B_{12} (Neurofenac) der Therapieverlauf mit Hilfe des Gießener Beschwerdebogens beschrieben [4].

Im Vergleich zur Normalbevölkerung wies der Beschwerdebereich Gliederschmerzen bei Therapiebeginn erwartungsgemäß deutlich höhere Werte auf, während die Dimensionen Erschöpfung, Magenbeschwerden und Herzbeschwerden nur geringfügig höhere Werte zeigten.

208

Diese Befunde lassen erkennen, daß bei den Patienten dieser Studie die körperlichen Beschwerden im Vordergrund standen und psychische Faktoren keinen ausschlaggebenden Einfluß hatten.

Zum Therapieende (max. 3 Wochen Therapie) lagen die Werte aller Beschwerdebereiche für beide Präparate etwa auf dem Niveau der Normalbevölkerung. Aber auch beim GBB zeigte sich eine tendenzielle Überlegenheit der Kombination aus Diclofenac und B-Vitaminen.

Es liegt nahe, daß durch breiteren Einsatz mehrdimensionaler Schmerzmeßmethoden, einschließlich der Erfassung der psychischen Mitbedingtheit der Komplexität schmerzhafter rheumatischer Erkrankungen, wie z. B. der GTM − vor allem was die Therapieverlaufs- und Therapieerfolgskontrolle betrifft −, besser Rechnung getragen werden kann.

Literatur

1. Brähler E, Scheer J (1983) Der Gießener Beschwerdebogen (GBB). Handbuch. Huber, Bern
2. Hoppe F (1985) Zur Faktorenstruktur von Schmerzerleben und Schmerzverhalten bei chronischen Schmerzpatienten. Diagnostica 31:70−78
3. Leavitt F et al. (1986) Comparison of pain properties in fibromyalgia patients and rheumatoid arthritis patients. Arthritis Rheumatism 29:775−781
4. Lettko M, Schwieger G, Pudel V (1986) Ergebnisse einer Doppelblindstudie, Neurofenac gegen Diclofenac, zum Nachweis der additiven Wirksamkeit der B-Vitamine. Rheuma Schmerz Entzündung 6 (8):22−30

Anschrift der Verfasserin:
Dr. M. Lettko
Schmerztherapeutische Praxis
Kaiser-Friedrich-Ring 22
W-6200 Wiesbaden, FRG

Typ-A-Verhalten und Kontrollambitionen bei Patienten mit einem primären fibromyalgischen Syndrom

W. Mau[1], H. Danz-Neeff[1], H.-H. Raspe[2] und J. Siegrist[3]

[1]Abt. Rheumatologie, Medizinische Hochschule Hannover, [2]Institut für Sozialmedizin, Medizinische Universität Lübeck, [3]Institut für Medizinische Soziologie, Philipps-Universität Marburg

Type-A Behavior and Pronounced Ambition in Patients with a Primary Fibromyalgia Syndrome

Summary: In patients with primary fibromyalgia syndrome (PFS), we found – compared to normal controls without rheumatic complaints – pronounced ambition and Type-A behavior.

These personalilty characteristics do not have the same significance as does a psychopathological disorder.

Zusammenfassung: Bei Patienten mit einem primären fibromyalgischen Syndrom (PFS) werden im Vergleich zu Probanden ohne rheumatische Beschwerden verstärkte Kontrollambitionen als Hinweis auf ein ausgeprägteres Typ-A-Verhalten gefunden. Diese Persönlichkeitsmerkmale haben nicht den Stellenwert psychopathologischer Veränderungen.

Ziel der Studie

Es sollte die Hypothese geprüft werden, daß Kontrollambitionen als Hinweis auf Typ-A-Verhalten bei Patienten mit einem primären fibromyalgischen Syndrom (PFS) stärker ausgeprägt sind als bei Kontrollpersonen.

Patienten und Methoden

46 Patienten [mittl. Alter 48±11 Jahre, 39 Frauen (85%), berufstätig: n = 32 (70%)] aus der Rheumasprechstunde der Medizinischen Hochschule Hannover, die die Kriterien eines PFS von Yunus et al. [4] erfüllten, wurden in eine kontrollierte Studie aufgenommen. Durch Gruppenmatching hinsichtlich Alter (±5 Jahre) und Geschlecht (±5%) vergleichbare Kontrollpersonen ohne rheumatische Beschwerden (n = 66), die sich zu präventiven Untersuchungen bei einem Allgemeinarzt vorstellten, wurden ebenfalls befragt und untersucht.

Zur Operationalisierung der Überprüfung von Typ-A-Verhalten wurde ihnen ein Fragebogen mit 51 Items vorgelegt [1]. Er mißt das Konstrukt Kontrollambitionen auf 6 Subskalen:

1) Bedürfnis nach Anerkennung, Angst vor Kritik, Verarbeitung von Erfolg und Mißerfolg;

2) Wettbewerbshaltung, latente Feindseligkeit, Unabhängigkeitsstreben in Leistungssituationen;
3) Verausgabungsbereitschaft, Verdrängung von Entspannungsbedürfnissen;
4) Genauigkeit, Gewissenhaftigkeit, Perfektionsstreben, Planungsbedürfnis;
5) Hetze, Zeitdruck, Ungeduld, Irritierbarkeit bei Störungen;
6) Berufliche Distanzierungsunfähigkeit, Verantwortungsbewußtsein, hohe Identifikationsbereitschaft mit vorgegebenen und selbstgesetzten Zielen.

Ergebnisse

Patienten mit einem PFS erreichten auf 5 von 6 Skalen im t-Test signifikant höhere Werte ($\bar{x} \pm SD$) als die Kontrollpersonen (Abb. 1). Lediglich auf der Skala 5 (Verarbeitung von Zeitdruck) war der Unterschied zum Kontrollkollektiv nicht signifikant.

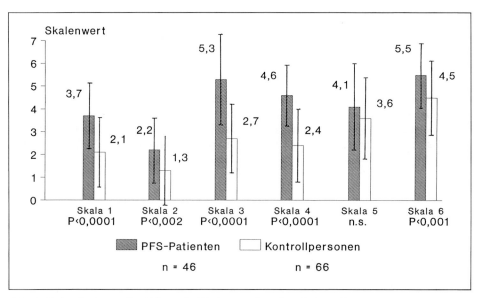

Abb. 1. Skalen der Kontrollambitionen bei Patienten mit PFS und Kontrollen

Diskussion

Ausgangspunkt der Studie war die bisher nicht überprüfte Feststellung von Smythe [3]: „The patients tend to be perfectionistic, demanding of themselves and of others, and effective in their chosen areas of activity. ...They are not abnormal, just characteristic."

Die beschriebenen Persönlichkeitsmerkmale sind Elemente des „type A-behaviour" des angelsächsischen Sprachraums. Wir setzten den Fragebogen zur Messung von Kontrollambitionen als gut etabliertes deutsches Instrument zur Überprüfung von Typ-A-Verhalten ein.

Im Vergleich zu Personen ohne rheumatische Beschwerden werden bei Patienten mit einem PFS höhere Kontrollambitionen festgestellt. Dieses Ergebnis darf jedoch nicht im Sinne psychopathologischer Veränderungen interpretiert werden, da

212

- die Autoren sich gegen eine statistische Normierung entschieden und
- Kontrollambitionen in einer leistungsorientierten Gesellschaft eher gefördert werden.

Möglicherweise sind verstärkte Kontrollambitionen – und somit Typ-A-Verhalten – von ätiopathogenetischer Bedeutung bei der Entstehung oder Chronifizierung des PFS. Allerdings wären sichere Aussagen zu dieser Hypothese nur durch kontrollierte prospektive Studien von asymptomatischen Personen mit starken Kontrollambitionen möglich.

Ein sekundäres Auftreten dieser Persönlichkeitsmerkmale etwa infolge der chronischen Erkrankung der Bewegungsorgane ist insofern unwahrscheinlich, als bei Patienten mit einer chronischen Polyarthritis Typ-A-Verhalten nicht gehäuft beobachtet wurde [2].

Literatur

1. Dittmann KH, Matschinger H, Siegrist J (1985) Fragebogen zur Messung von Kontrollambitionen. In: Dembrowski LM, Schmidt T (Hrsg) ZUMA-Handbuch sozialwissenschaftlicher Skalen. Informationszentrum Sozialwissenschaften, Mannheim
2. Potts MK, Katz BP, Brandt KD (1985) Prevalence and correlates of the type A behaviour pattern in patients with rheumatoid arthritis. Psychol Rep 57:699–706
3. Smythe HA (1985) Nonarticular rheumatism and psychogenic musculoskeletal syndromes. In: McCarty DJ (ed) Arthritis and allied conditions. Lea & Febiger, Philadelphia
4. Yunus MB, Masi AT, Calabro JJ, Miller KA, Feigenbaum SL (1981) Primary fibromyalgia (fibrositis): clinical study of 50 patients with matched normal controls. Sem Arthr Rheum 11:151–171

Für die Verfasser:
Dr. W. Mau
Abt. Rheumatologie der
Medizinischen Hochschule Hannover
Konstanty-Gutschow-Straße 8
3000 Hannover 61

Fibromyalgie – uniforme Reaktion des Bewegungssystems auf unterschiedliche Noxen?

K. Weigmann und J.-M. Engel

Rheumaklinik Tegernsee, Tegernsee

Fibromyalgia – Uniform Reaction of the Locomotor System to Different Noxae?

Summary: "Fibromyalgia" is not a definite diagnosis, but, rather, a clinical syndrome to be checked for by differential diagnosis. Different clinical mechanisms such as mechanical load caused by posture insufficiency and obesity, or bacterial/viral infection may lead to a complex fibromyalgia syndrome. Findings of a retrospective clinical examination of 20 fibromyalgia patients (= 1% of all patients of our clinic) and of a prospective horizontal study of 55 female patients (age 25–79 years) without fibromyalgia symptoms support this hypothesis. Almost half of the patients in both groups showed definite signs of "bad posture" and/or overweight. Patients in both groups also had a high rate of symmetrical and asymmetrical tender points at different body sites.

Einleitung und Fragestellung

Nach Yunus et al. [3] stützt sich die Diagnose des Fibromyalgiesyndroms auf das Vorhandensein von vier obligatorischen Kriterien, – einem Hauptkriterium in Verbindung mit drei oder fünf Nebenkriterien.

Zu den obligatorischen Kriterien gehören generalisierte, dumpfe/stechende Schmerzen oder besondere („prominente") Steifigkeitsgefühle an drei oder mehr anatomischen Regionen seit wenigstens 3 Monaten, zweitens die Abwesenheit einer organischen Ursache, drittens unauffällige Laboruntersuchungen (BB, BSG, RF, ANF, Muskelenzyme), und letztendlich unauffällige Röntgenaufnahmen.

Das Hauptkriterium A beinhaltet mindestens 5 typische Schmerzpunkte im Bereich der Sehneninsertionsstellen („tender points") und das Hauptkriterium B drei oder vier typische Schmerzpunkte. Die „tender points" sind Abb. 1 zu entnehmen. Die 10 Nebenkriterien setzen sich in erster Linie aus psychovegetativen Symptomen zusammen. Somit findet sich eine hohe Koinzidenz der generalisierten Fibromyalgie mit Schlafstörungen, allgemeiner Müdigkeit und Abgeschlagenheit, Ängstlichkeit, anhaltenden Kopfschmerzen, oft Migräne, Colon irritabile, Schwellungsgefühlen, Parästhesien und Verstärkung der Symptome durch Angst oder Beanspruchung (Streß). Daneben können die Symptome durch physische Aktivität und Witterungseinflüsse beeinflußt werden.

Bewegungsarmut, Zwangshaltungen, die heute üblichen Sitzmöbel, Adipositas und die betonte Lässigkeit unserer Zeit können zu einer Haltungsinsuffizienz und damit zu einer übermäßigen Beanspruchung einzelner Skelettregionen führen [2]. Nach Brügger sind drei Körperregionen in dieser Fehlhaltung (sternosymphysale Belastungshaltung) besonders überlastet: die kleinen Brustwandgelenke, die Wirbelsäule mit Auftreten von unphysiologischen Biegespannungen und der Bauchraum, mit Einengung der inneren Organe.

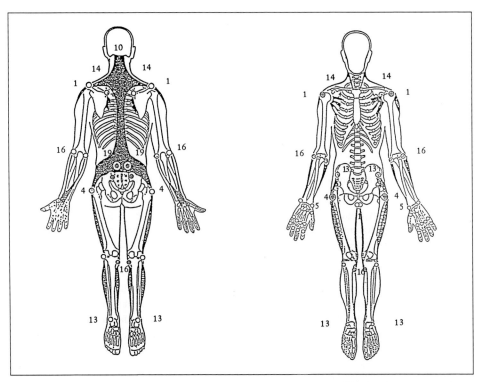

Abb. 1. Bevorzugte „tender points" bei Fibromyalgie (n = 20 Patientinnen mit gesicherter Fibromyalgie). Diese „tender points" entsprechen vorwiegend den Belastungspunkten in der aufrichtenden Schlinge nach Brügger

Der Körper verarbeitet die Information der Nozizeptoren zu einer sinnvollen Abwehrreaktion, indem er das Lockerlassen jener Muskeln schmerzhaft macht, die an der Aufrichtung des Körpers beteiligt sind [1]. Diese Muskeln sind in Verbänden angeordnet, die man in drei gleichzeitig wirkende Gruppen einteilen kann:

- Pectoralis-Infraspinatus-Trapezius-Schlinge zur Thoraxaufrichtung;
- Transversus-Rectus abdominis-Erector trunci-Schlinge, die die Thoraxaufrichtung stützt und die thorakolumbale Lordose fördert;
- Tensor fasciae latae-Peronaeus-Tibialis anterior posterior-Sartorius-Schlinge, die die Beckenkippung bewirkt.

Die Sehnenansätze dieser Muskeln stimmen mit charakteristischen, schmerzhaften Druckpunkten im Rahmen des Fibromyalgiesyndroms überein. Hiemeyer et al. [2] fiel auf, daß die Lokalisation der üblicherweise beim FMS geprüften Druckpunkte überwiegend in denjenigen Sehnen und Muskeln liegt, die zur körperaufrichtenden Muskulatur gehören und die in der sternosymphysalen Belastungshaltung hyperton tendomyotisch werden.

Aus einer falschen Haltung resultieren nicht nur Rückenschmerzen, sondern auch Beschwerden in anderen Regionen (Kopf, Schulter, Brust, Arme, Beine). Aus der chronischen Schmerzbelastung entstehen verschiedene psychovegetative Symptome, wie sie auch beim Fibromyalgiesyndrom beobachtet werden.

Um diese Zusammenhänge zu prüfen, werteten wir retrospektiv 20 Patientinnen unserer Klinik mit der Diagnose Fibromyalgiesyndrom aus 1989 durch. Die obligatorischen Kriterien nach Yunus et al. [3] waren erfüllt. Neben der Auswertung der Geschlechtsverteilung, beruflichen Tätigkeiten, bisherigen und hiesige Therapie mit entsprechender Erfolgsdokumentation, früheren Diagnosen und Häufigkeit der Nebenkriterien wurde in dieser Studie der Schwerpunkt auf die Prüfung der bereits von Hiemeyer et al. [2] festgestellten Interferenz zwischen Haltungsinsuffizienz und FMS gelegt.

Als Kontrollgruppe untersuchten wir 55 Patientinnen ohne Fibromyalgiesyndrom nach gleichen Kriterien.

Ergebnisse

Bei den Patientinnen mit Fibromyalgiesyndrom entsprach die Anzahl (n = 20) einer Häufigkeit von ca. 1% unseres Patientengutes in 1989.

- Die *Bevorzugung des weiblichen Geschlechts* war mit einer Verteilung von 19 : 1 eindeutig. Das Durchschnittsalter lag bei 48,6 Jahren, d. h. zwischen 25 und 79 Jahren, wobei die relative Häufigkeit zwischen 40 und 60 Jahren am größten war.
- Eine *berufliche Belastung* unter diesen Arbeiterinnen war unerheblich; jedoch waren Fabrikarbeiterinnen mit 6 Fällen tendenziell häufiger betroffen. Es waren ebenso drei Hausfrauen, eine Rentnerin, eine Damenschneiderin, eine selbständige Friseurmeisterin, eine Heimarbeiterin, eine Kantinenbetreuerin, zwei Putzfrauen, eine Programmiererin, eine Stationshilfe und eine Verkäuferin vertreten. Männliche Ausnahme war ein Lastwagenfahrer.
- In der *medizinischen „Karriere"* fiel auf, daß anamnestisch insgesamt 5mal eine Hysterektomie ohne Wissen über den medizinischen Grund durchgeführt wurde. In der durchgeführten Therapie standen NSA mit 10 Fällen an erster Stelle, gefolgt von physikalischer Therapie (n = 9) und Chirotherapie (n = 2). In zwei Fällen wurden Psychopharmaka rezeptiert. Bei 8 Patienten war keine vorausgegangene Therapie bekannt.
- Die *Einweisungsdiagnose* lautete in *keinem* der Fälle Fibromyalgiesyndrom! Vielmehr lauteten die vorrangigen Diagnosen „funktionell-segmentales Wirbelsäulensyndrom" und „psychovegetatives Syndrom".
- Der Schwerpunkt der *Therapie* wurde auf Entspannung und physikalische Therapie gelegt. Daneben kamen in 2 Fällen pflanzliche Nervendragees, in 2 Fällen Schlafmittel und in einem Fall ein Beruhigungsmittel zum Einsatz. Eine therapeutische Lokalanästhesie wurde in 4 Fällen durchgeführt. 3 Patientinnen erhielten Phytodolor Tropfen. NSA wurden nicht eingesetzt.

In 6 Fällen wurde eine deutliche Besserung der Beschwerdesymptomatik erzielt. Dagegen zeigte sich bei 8 Patientinnen nur eine mäßige Besserung und bei 5 Patientinnen keine bzw. nur eine geringe Besserung.

Auffallend war die Häufigkeit einer *Haltungsinsuffizienz* in 8 Fällen sowie eine Adipositas in 9 Fällen, in 3 Fällen kombiniert.

Bei allen Patientinnen waren mindestens 5 symmetrische „tender points" festzustellen, wobei vornehmlich die Ligg. intertransversaria, Lev. scapulae, 2. Rippe, Epicondylus lat. humeri, Crista iliaca, Pes anserinus und Schienbeinkante betroffen waren. Weniger häufig traten Handgelenke, Supra-Infraspinatus, Bizeps, Symphyse und Trochanter major auf. Die genauen Zahlen sind in Abb. 1 wiedergegeben.

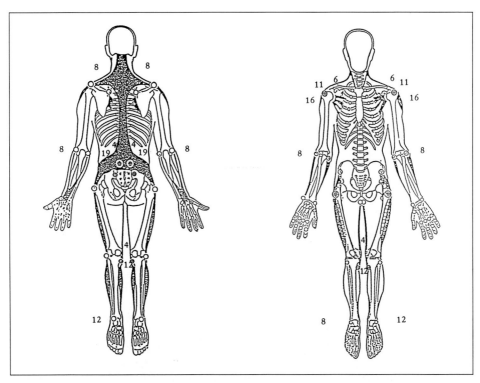

Abb. 2. „Tender points" in Verbindung mit einer Haltungsinsuffizienz (n = 55 unausgewählte Patientinnen ohne Fibromyalgie). Eine Haltungsinsuffizienz geht häufig mit schmerzhaften Muskel-Sehnen-Ansätzen einher

Geforderte *Nebenkriterien*, die vorwiegend psychovegetative Symptome beinhalten, lagen obligat vor. Hierbei stellte sich entgegen den klassischen Erfahrungen heraus, daß weniger Schlafstörungen (n = 6), Angst (n = 4) und Nervosität (n = 5) auftraten, als vielmehr gastrointestinale Symptome (n = 15) wie Obstipation, Sodbrennen und Flatulenz. Weiterhin wurden relativ häufig anhaltende Kopfschmerzen (n = 9) und Parästhesien angegeben. Selten traten Ohrensausen (n = 1), Stenokardien (n = 3), Schweißneigung (n = 1), Atemnot (n = 3), Harnwegsinfekte (n = 2) und Schwindel (n = 2) auf. Auch die häufig in der Literatur erwähnten witterungsbedingten Beschwerden waren bei nur einer Patientin festzustellen.

Die vergleichende Querschnittstudie an 55 Frauen ohne Fibromyalgiesyndrom im Alter zwischen 25 und 79 Jahren (Durchschnittsalter 48 Jahre) ergab bei 26 Patientinnen eine Haltungsinsuffizienz und bei 28 Patienten eine Adipositas, kombiniert bei 17 Patientinnen. An 5 Patientinnen konnten mindestens 4 symmetrische „tender points" zusammen mit einer Haltungsinsuffizienz oder Adipositas festgestellt werden. Bei 4 Patientinnen waren jeweils 4 symmetrische „tender points" ohne Adipositas oder Haltungsinsuffizienz vorhanden. Auffallend war eine beträchtliche Anzahl an asymmetrisch, unsystematisch verteilten schmerzhaften Muskelansätzen, vorwiegend am Epicondylus lateralis humeri und am Pes anserinus. Bei den symmetrischen „tender points" standen der dorsale Beckenkamm (n = 19), das Pes anserinus (n = 12) und die 2. Rippe (n = 11) im Vordergrund, gefolgt von Schienbein, M. trapezius, Epicondylus lateralis humeri und M. supraspinatus. Die Ligg. intertransversaria und der Epicondylus medialis femoris waren in einigen Fällen (n = 1–4) druckschmerzhaft (Abb. 2).

Diskussion

Unsere Ergebnisse bestätigen die von Hiemeyer et al. [1] aufgestellte Hypothese, daß die Fehlhaltung mit Rundrücken einen pathogenetischen Faktor für die Entstehung zahlreicher Symptome des FMS darstellt und insbesondere das generalisierte Auftreten der Muskelschmerzen und Druckpunkte an typischer Stelle erklären kann. Auffallend waren in unserer Studie eine Haltungsinsuffizienz (n = 8) sowie eine Adipositas (n = 9), in 3 Fällen kombiniert, gewichtige Hinweise auf mechanische Faktoren als Ursachen der Fibromyalgie, zumal die Schmerzpunkte den Punkten maximaler Belastung in der aufrichtenden Muskelschlinge nach Brügger entsprechen.

Die Querschnittstudie zeigt sehr deutlich auf, daß in der Hälfte der Fälle eine Haltungsinsuffizienz vorliegt und in 9% sogar symmetrische „tender points" (>5) vorhanden sind. Dies wären bereits gewichtige Kriterien für ein Fibromyalgiesyndrom. Möglicherweise liegt bei diesen Patientinnen ein erhöhtes Risiko für die Ausbildung des Vollbildes eines Fibromyalgiesyndroms vor. Auffallend war in dieser Gruppe auch eine beträchtliche Anzahl asymmetrisch, unsystematisch verteilter schmerzhafter Muskel-Sehnen-Ansätze.

Diese vergleichenden Ergebnisse lassen den Schluß zu, daß einerseits bei einer Haltungsinsuffizienz ein erhöhtes Risiko zur Ausbildung einer Fibromyalgie vorliegen könnte; dann käme einer Haltungskorrektur nicht nur eine therapeutische, sondern auch eine prophylaktische Bedeutung zu. Andererseits kann allein aus dem Nachweis von „tender points" nicht auf ein Fibromyalgiesyndrom rückgeschlossen werden.

Das Fibromyalgiesyndrom muß eine Anschlußdiagnose bleiben, die strengsten Kriterien unterliegt. Schmerzhafte Sehnenansätze treten gehäuft in der Bevölkerung auf und erlauben keinen Rückschluß auf ein Fibromyalgiesyndrom.

Psychovegetative Symptome lagen bei allen Fibromyalgiepatienten vor, allerdings weniger als Schlafstörungen, Angst und Nervosität als vielmehr in Form gastrointestinaler Symptome. Die Parallele zu Myalgien und Arthralgien bei gastrointestinalen und anderen Infekten führt uns zu der Vermutung, daß hier ein Zusammenhang zwischen intestinaler Störung und zentralen Störungen neuraler Signal- und Schmerzverarbeitung vorliegen könnte.

Der Behandlungserfolg war in nur 6 Fällen gut, in 8 Fällen mäßig und in 6 Fällen gering bzw. gar nicht vorhanden. Vermutlich spielen die Art der angewandten passiven physikalischen Therapie und die Entspannungstherapie nur eine untergeordnete Rolle. Größere Bedeutung im Therapieansatz kommt der Haltungskorrektur und der Gewichtsabnahme zu. Psychopharmaka erscheinen in diesem Zusammenhang wirkungslos.

Zusammenfassend läßt sich feststellen: Das Bewegungssystem des Menschen scheint auf mechanische Faktoren, wie die sternosymphysale Belastungshaltung, auf virale und bakterielle Infekte, die sich extraartikulär manifestieren können, oder auf psychovegetative Mechanismen, die über protopathische Sensibilitätsbahnen verarbeitet werden, uniform im Sinne von schmerzhaften Muskelsehnenansätzen zu reagieren. Diagnose und Therapie des Fibromyalgiesyndroms müssen sich hieran orientieren.

Literatur

1. Brügger A (1977) Erkrankungen des Bewegungsapparates und seines Nervensystems. Fischer, Stuttgart
2. Hiemeyer K, Lutz R, Menninger H (1989) Generalisiertes Auftreten von schmerzhaften Druckpunkten an Sehnen und Muskeln beim habituellen Rundrücken − ein Beitrag zur Diskussion um das Fibromyalgiesyndrom (FMS). Aktuel Rheumatol 14:193−201
3. Yunus et al. (1981) Semin Arthritis Rheum 11:151−171

Anschrift der Verfasser:
Katharina Weigmann
Dr. med. J.-M. Engel
Rheumaklinik Tegernsee der LVA Niederbayern-Oberpfalz
Seestraße 80
W-8180 Tegernsee, FRG

Experimentelle Untersuchungen über die ätiologischen Faktoren dysfunktioneller Erkrankungen des Bewegungsapparates am Beispiel des stomatognathen Systems

G. Graber

Zahnärztliches Institut der Universität Basel

Epidemiological Research on the Etiological Factors Behind Dysfunctional Diseases of the Motor Apparatus: the Stomatognate System as an Example

Summary: Dysfunctional diseases of the jaw and facial area (myoarthropathies) have a diverse and complex etiopathogenesis. The main elements involved are *muscular hypertonia* and *muscular hyperactivity*, together with the accompanying *long-term, non-physiological strain* both placed on the tissues. For lasting muscular hypertonia to appear that is intense enough to cause disease, several factors must be present.

Psychic factors – stress in particular – are of special interest. A state of tension that is triggered in the organism by stressors of any kind, and known as stress, manifests itself through an increase in the activity of many organ systems.

The muscles display psychically-stimulated hyperactivity and hypertonia. The close links between the structures of the limbic system and the gamma-anterior cornual cells play a crucial role. Stimulation of the gamma-motoric neurons increases muscle tone and lowers the stimulus threshold to reflexes. The muscle spindles, which constitute adjustable tension receptors (proprioreceptors), are the deciding influence.

The somatic phenomena set off by stressors permit the organism to adjust continually to new situations, to adapt, in other words. The situation of biological stress must end in due course, however. The functional balance of the organ systems must return to normal in time. When that is not the case, i.e., when the organism is subjected to constant stress, all the organs function inadequately. Damage can be caused. A situation where the muscles are under continued strain, for example, will lead to tendomyopathy.

Tendomyotische Syndrome im Kiefer-Gesichts-Bereich stellen in der Zahnmedizin häufig anzutreffende Erkrankungen dar (Abb. 1). Sie sind unter folgenden Namen bekannt:

- Costen-Syndrom [2],
- Myoarthropathien [14],
- kraniomandibuläre Funktionsstörungen [10],
- dysfunktionelle Erkrankungen [6].

Es handelt sich dabei um Tendomyopathien in der Kaumuskulatur, den Muskeln des Hals-Schulter-Bereichs sowie in der mimischen Muskulatur. In den meisten Fällen sind auch die Kiefergelenke an der Erkrankung beteiligt. Reibende und knackende Geräusche, Diskopathien und deformierende Arthropathien können angetroffen werden.

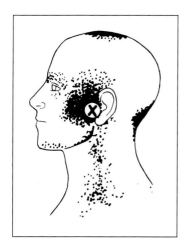

Abb. 1. Befallsmuster des tendomyotischen Syndroms im Kiefer-Gesichts- und Hals-Bereich. Das Kiefergelenk (x) stellt oft einen Triggerpunkt dar. (Nach [15])

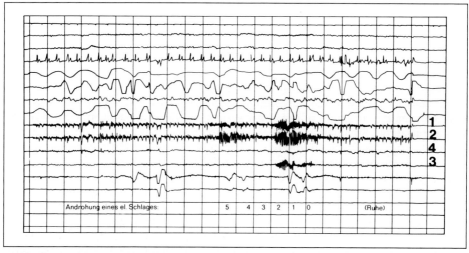

Androhung eines el. Schlages: 5 4 3 2 1 0 (Ruhe)

Abb. 2. Aktivitätsmessung unter experimentellem Streß mittels eines Elektroenzephalographen (nach [8]). An Probanden wurden folgende Parameter aufgezeichnet: Kanal 1: EEG, Ableitung rechts; Kanal 2: EEG, Ableitung links; Kanal 3: EKG; Kanal 4: Atmung; Kanal 5: Puls; Kanal 6: Tremor, am linken Mittelfinger gemessen; Kanal 7: Hautwiderstand (CAL-Reflex), an den Handflächen abgemessen; Kanal 8: M. masseter rechts; Kanal 9: M. masseter links; Kanal 10: Überlagerung M. temporalis und EEG rechts; Kanal 11: Überlagerung M. temporalis und EEG links; Kanal 12: M. biceps (Beuger); Kanal 13: M. triceps (Strecker). Es wurde dem Probanden mitgeteilt, daß er einen elektrischen Schlag erhalten würde, und zwar nach einem Countdown von 5 auf 0. Die Elektroden waren nicht am Stromkreis angeschlossen, der angegebene Stromstoß erfolgte also nicht! Die Ableitung der Mm. masseteri sowie sämtliche Variablen (EKG, Atmung, Puls, Tremor und Hautwiderstand) zeigen erhöhte Aktivitäten. Besonders die Kaumuskulatur spricht deutlich an (Kanal 8 – Marke 1, Kanal 9 – Marke 2, Kanal 10 – Marke 4, Kanal 11 – Marke 3)

Im Vordergrund des klinischen Bildes stehen:

- der myogene Schmerz,
- der artikuläre Schmerz (periartikulär?),
- die mandibuläre Bewegungseinschränkung.

222

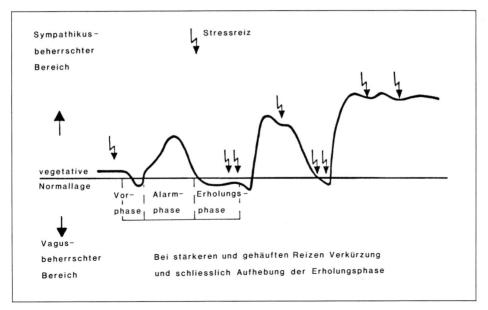

Abb. 3. Vegetativer Dreitakt der Streßreaktion (nach [18]). Auf jeden Streßreiz erfolgt nach einer Vorphase eine Alarmreaktion, die beim Absetzen des Stressors in eine Erholungsphase überführt. Bleibt die Stressoreinwirkung weiterbestehen, so werden die Alarmphasen aber verkürzt. Bei Dauerstreß werden die Erholungsphasen aufgehoben, und eine dauernde energetische Spannung im Organismus ist die Folge

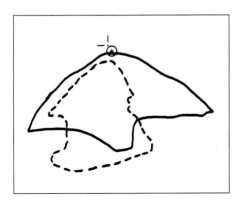

Abb. 4. Stereographische Aufzeichnung der Grenzbewegungen des Unterkiefers in einer Horizontalebene (nach [3]). Die aufgezeichnete Figur zeigt die Grenzbewegungen bei normofunktionellen Verhältnissen. Unter experimentellem Streß werden die mandibulären Bewegungsmuster erheblich verändert (*gestrichelte Figur!*)

Die klinische Untersuchung zeigt spastische und druckdolente Muskulatur sowie schmerzhafte Insertionstendinosen in den Sehnen der Kaumuskulatur. In vielen Fällen können auch Störungen im meniskokondylären Bereich der Kiefergelenke festgestellt werden. Es sind dies:

— Diskusverlagerung,
— Diskusverkeilung,
— Diskusabriß,
— Diskusverlust.

Die erwähnten pathologischen Manifestationen sind oft mit Begleitsymptomen vergesellschaftet, die allerdings nicht obligatorisch vorhanden zu sein brauchen.

223

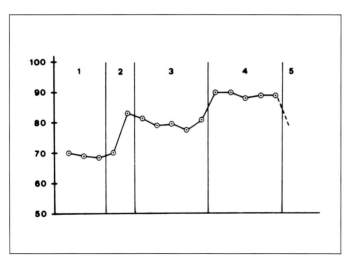

Abb. 5. Aufzeichnung der Zunahme der Herzfrequenz unter experimentellem Streß bei Stereographie der Grenzbewegungen des Unterkiefers. (Nach [3])

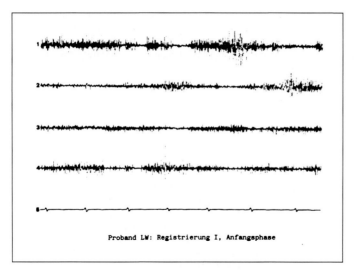

Abb. 6. Elektromyographische Aufzeichnung der Funktion der Mm. masseteri und temporales bei Registrierung der Unterkieferbewegungen ohne Streß. (Nach [3])

So werden beobachtet:

- Tinnitus,
- Vertigo,
- Nausea,
- Xerostomie,
- brennende Sensation in der Mundhöhle.

Tendomyopathien im Kiefer-Gesichts-Bereich haben eine schwer überschaubare und komplexe Ätiopathogenese. Im Zentrum stehen Muskelhypertonizitäten und Muskel-

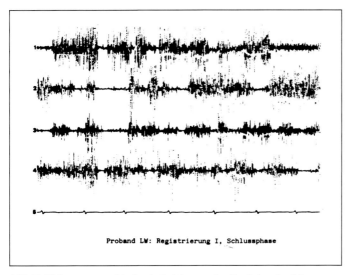

Abb. 7. Elektromyographische Aufzeichnung der Funktion der Mm. masseteri und temporales bei Registrierung der Unterkieferbewegungen unter experimentellem Streß (nach [3]). Der erhöhte Muskeltonus sowie die Hyperaktivität treten deutlich in Erscheinung

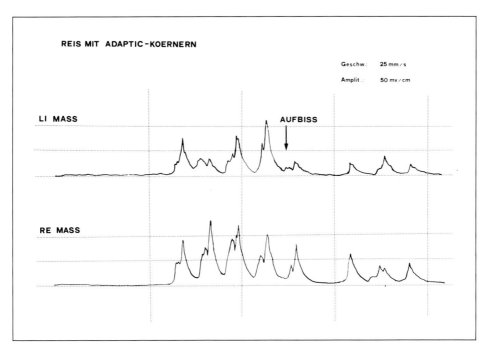

Abb. 8. Elektronische Aufzeichnung der Kauzyklen (integrierte Elektromyogramme) beim Kauen von weichgekochtem Reis. Einige wenige reiskornähnliche Kunststoffkörner waren im Kaugut verteilt. Sobald auf ein Kunststoffkorn aufgebissen wird, erfolgt ein Auskuppeln der Okklusion, und der Kauzyklus ist abgebrochen. (Nach [4])

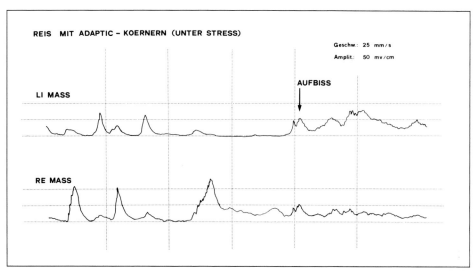

REIS MIT ADAPTIC – KOERNERN (UNTER STRESS)

Geschw.: 25 mm/s
Amplit.: 50 mv/cm

AUFBISS

LI MASS

RE MASS

Abb. 9. Elektronische Aufzeichnung der Kauzyklen (integrierte Elektromyogramme) beim Kauen von weichgekochtem Reis. Einige wenige reiskornähnliche Kunststoffkörner waren im Kaugut verteilt. Unter experimentellem Streß werden die Schutzmechanismen der Okklusion (Auskupplung) unterdrückt; isometrische Preßbewegungen sind die Folge. (Nach [4])

hyperaktivitäten mit ihren langfristigen unphysiologischen Belastungen der Gewebe. Um einen langandauernden Hypertonus zu erreichen, der für das Zustandekommen der zur Diskussion stehenden Erkrankung das notwendige traumatische Potential aufbringt, ist das Zusammenwirken mehrerer Faktoren notwendig [6].

Es kommen in Frage [6, 11, 12]:

– Stressoreneinwirkung,
– psychologische Aspekte,
– echte psychische Erkrankungen,
– okklusale Störungen,
– orthopädische Probleme (Extremitäten, Wirbelsäule),
– isometrische Muskelarbeit (Körperfehlhaltungen),
– propriozeptive Reflexe aus primär erkrankten, über- oder fehlbelasteten Gelenken,
– Trauma, Mikrotrauma.

Alle aufgeführten Faktoren können in beliebigen Kombinationen vorliegen und zur Erhöhung des Muskeltonus führen.

Von besonderem Interesse sind vor allem psychische Einflüsse, im speziellen Streß [6, 8, 13, 16, 17]. Eine durch Stressoren irgendeiner Art im Organismus ausgelöste biologische Spannung, Streß genannt, äußert sich vor allem in Aktivitätssteigerungen im vegetativen und spinalmotorischen Bereich. Atmung, Herzfrequenz und Puls werden erhöht, die Muskelaktivität nimmt zu. Auf diese Weise entstehen psychisch stimulierte Hyperaktivitäten und -tonizitäten. Dabei spielt die enge Verknüpfung der Strukturen des limbischen Systems mit den Gamma-Vorderhornzellen eine entscheidende Rolle. Eine Stimulation der gammamotorischen Neurone erhöht den Muskeltonus und senkt die Reizschwelle für die Eigenreflexe der Muskulatur. Entscheidend dabei wirken die Muskelspindeln, die verstellbare Dehnungsmeßfühler darstellen [1] (Abb. 2).

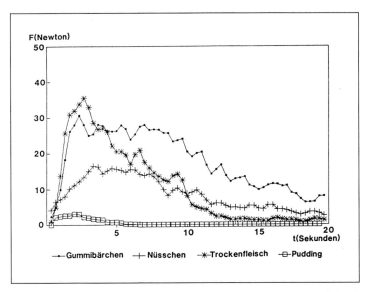

Abb. 10. Kaukraftkurven beim Durchkauen verschiedener Nahrung. Die Kräfte sind streng auf den Widerstand des Kaugutes ausgerichtet. Sie nehmen mit der fortschreitenden Aufbereitung des Bolus laufend ab. (Nach [9])

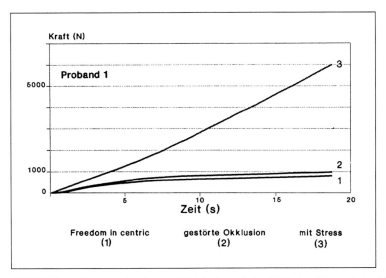

Abb. 11. Kaukraftsummationskurven bei interferenzfreier Okklusion (*1*), gestörter Okklusion (*2*) und unter experimentellem Streß (*3*). Durch Stressoreneinwirkung wurden beim hier vorgestellten Probanden die Kaukräfte um den Faktor 6 erhöht. (Nach [9])

Die durch Stressoren eingeleiteten funktionellen und somatischen Phänomene erlauben dem Organismus, sich stetig an neue Situationen anzupassen, also zu adaptieren. Allerdings muß der biologische Spannungszustand rechtzeitig wieder abgebaut werden. Die funktionelle Ökonomie der Organsysteme muß sich rechtzeitig wieder einstellen können.

Ist dies nicht der Fall, d. h. befindet sich der Organismus unter Dauerstreß, so verlaufen alle Organfunktionen im defizitären Bereich. Schädigungen können sich einstellen. So führt z. B. die Dauerbelastung der Muskulatur zur Tendomyopathie [6] (Abb. 3).

Der orale Bereich, das mastikatorische System, ist eng verbunden mit Emotionen und affektivem Verhalten [8]. Man denke dabei z. B. an Drohgebärden wie Zähnefletschen oder an Zähneknirschen vor Wut oder Schmerz. Es ist daher nicht erstaunlich, daß durch Streß hervorgerufene funktionelle Änderungen, wie z. B. der Muskelhypertonus, sich besonders deutlich im Kiefer-Gesichts-Bereich äußern und die orale Funktion beeinflussen.

Das mandibuläre Bewegungsspektrum wird wesentlich verändert [3], die Kaukräfte nehmen erheblich zu [9] (Abb. 4–7).

Oft wird die muskuläre Spannung in Form von Knirschen oder Pressen über die Zahnreihen entladen. In diesen Fällen stellen oft, aber nicht immer, okklusale Unstimmigkeiten den auslösenden Faktor dar [4] (Abb. 8 und 9).

Okklusale Interferenzen (Dysfunktionen) wie auch artikuläre Dysfunktionen werden in der Regel vom Zentralnervensystem kompensiert. Streß wirkt in diesen Fällen als dekompensierender Faktor [6, 9]. Tendomyopathien und Gelenkaffektionen finden auf diese Weise ihren Ursprung (Abb. 10 und 11).

Literatur

1. Birkmayer W (1970) Über die Korrelation von Muskeltonus und Psyche. In: Kielholz P (Hrsg) Entspannung – neue therapeutische Aspekte. Internat Symposium St Moritz 1970, S 28–30
2. Costen JB (1934) Syndrome of ear and sinus symptoms dependent upon disturbed function of the temporomandibular joint. Ann Otol Rhinol Laryngol 43:1
3. Cueni H, Graber G (1986) Grenzbewegungen des Unterkiefers unter Normalbedingungen und unter experimentellem Stress. Schweiz Mschr Zahnmed 96:861
4. Graber G (1982) Funktionelle Gebißanalyse. In: Schwenzer N (Hrsg) Zahn-, Mund- und Kieferheilkunde, Bd 3: Prothetik und Werkstoffkunde. Thieme, Stuttgart, S 139–164
5. Graber G (1986) Psychomotorik und fronto-lateraler Bruxismus. Myofunktionelle Aspekte der Therapie. Dtsch Zahnärztl Z 35:592–594
6. Graber G (1989) Der Einfluß von Psyche und Stress bei dysfunktionsbedingten Erkrankungen des stomatognathen Systems. In: Hupfauf L et al. (Hrsg) Praxis der Zahnheilkunde, Bd 8. Urban & Schwarzenberg, München, S 52–74
7. Graber G (1989) Kurzexpertise zum Problemkreis der dysfunktionellen Erkrankungen des stomatognathen Systems. Zahnärztl Mitt 79:5
8. Heggendorn H, Vogt HP, Graber G (1979) Experimentelle Untersuchungen über die orale Hyperaktivität bei psychischer Belastung, im besonderen bei Aggression. Schweiz Mschr Zahnheilk 89 (11): 1148–1161
9. Jäger K (1990) Die Rolle von Okklusion, Stress und konstruktiver prothetischer Faktoren in der kybernetischen Kaukraftsteuerung. Med Habil-Schrift, Basel 1990
10. Kemper JT jr, Okeson JP (1983) Craniomandibular disorders and headaches. J Prosth Dent 49:702
11. Müller W (1984) Der Weichteilrheumatismus. Z Allg Med 60:18–27
12. Müller W, Schilling F (1982) Differentialdiagnose rheumatischer Erkrankungen. Aesopus, Basel
13. Rao SM, Glaros AG (1979) Electromyographic Correlates of Experimentally Induced Stress in Diurnal Bruxists and Normals. J Dent Res 58:1872
14. Schulte W (1970) Zur funktionellen Behandlung der Myoarthropathien des Kauorgans: ein diagnostisches und physiotherapeutisches Programm. Dtsch Zahnärztl Z 25:423
15. Shore NA (1959) Occlusal equilibration and temporomandibular joint dysfunction. Lippincott, Philadelphia
16. Solberg WK, Flint RT, Branter JP (1972) Temporomandibular joint pain and dysfunction: A clinical study of emotional and occlusal components. J Prosth Dent 28:412–422

17. Speculand B, Goss AN (1985) Psychological factors in temporomandibular joint dysfunction pain. Int J Oral Surg 14:131–137
18. Vester F (1977) Phänomen Stress. Ex Libris, Zürich

Anschrift des Verfassers:
Prof. Dr. G. Graber
Vorsteher Abt. für Prothetik
Zahnärztliches Institut der Universität Basel
Petersplatz 14
CH-4031 Basel

Kiefergelenkbeschwerden – ein weichteilrheumatisches Symptom?

L. Pöllmann

Institut für Arbeitsphysiologie und Rehabilitationsforschung der Universität Marburg

Temporomandibular Joint Dysfunction – a Symptom of Soft Tissue Rheumatism?

Summary: Jaw complaints, formerly also called Costen syndrome, are now usually defined as temporomandibular-joint-dysfunction syndromes.In 62 female patients, mainly secretarial or office personnel aged 20–61 years, who were medically treated for "complaints of the temporomandibular joint", the "pain status" was stated for all parts of the body. Strinkingly, 37 of these patients had undergone medical treatment for pains in other parts of the body, particularly in the lower spine, the hip-joint area, and of the joints of the fifth finger was particularly frequent. From the point of view of occupational medicine it is interesting that a discrepancy between the objective pain status and the frequency of absence from work was obvious. These workers were highly regarded for their trustworthiness. Spot checks of their personality structures showed a tendency to introversion. As to their age, it is further surprising that these workers are statistically related, not only to the "typical temporomandibular joint pain patient", but also to "the typical fibrosity or soft-tissue rheumatism patient". In the literature, even previously, a possible relation between these clinical symptoms had been assumed. According to our diagnosis, it might be justified to consider "temporomandibular joint dysfunction syndrome" as a "symptom of generalized fibrositis or soft-tissue rheumatism".

Früher benannte man die Kiefergelenkbeschwerden auch „Costen-Syndrom", heute sind die Bezeichnungen „Temporomandibular joint dysfunction syndrome, syndrome algo-dysfonctionel de l'ATM" etc. üblich.

In früheren Erhebungen war gezeigt worden, daß das Beschwerdemuster bei Überlastung des Kauorgans durch sehr starke und langdauernde Kautätigkeit einen völlig anderen Charakter als bei „Kiefergelenkpatienten" hat [2, 4, 5, 6]. Befunde an jungen, „gesunden" Männern mit „Kiefergelenkbeschwerden" ergaben auch, daß häufig der Nackenbereich beteiligt ist. Das Häufigkeitsmaximum des Krankheitsbeginns einer Dysfunktion liegt in der kalten Jahreszeit.

In einer im folgenden beschriebenen Studie ergaben sich Hinweise für ein weichteilrheumatisches Syndrom mit Manifestationen auch an anderen Organen („generalisierte Myoarthropathie") [4].

Bei 62 Patientinnen – überwiegend Schreibkräfte bzw. Sekretärinnen – im Alter zwischen 40 und 61 Jahren, die wegen „Kiefergelenkbeschwerden" in Behandlung standen, wurde ein „Schmerzstatus" aller Körperregionen erhoben (vgl. [2, 4]). Auffallend war, daß 37 Patientinnen wegen Schmerzen in anderen Bereichen des Körpers in ärztlicher Behandlung standen. Besonders häufig waren die untere Wirbelsäule, die Hüftregionen und die kleinen Fingergelenkbereiche betroffen (vgl. [4, 5, 6]).

Unter arbeitsmedizinischen Aspekten ist interessant, daß zwischen dem objektivierten Schmerzstatus und den Abwesenheitszeiten vom Arbeitsplatz eine Diskrepanz bestand. Gerade diese Mitarbeiterinnen wurden besonders wegen ihrer Zuverlässigkeit geschätzt. In der Persönlichkeitsstruktur fiel eine Neigung zur Introversion auf [3]. Bemerkenswert ist weiterhin, daß gerade diese Mitarbeiterinnen bezüglich des Alters nicht nur statistisch dem „typischen Kiefergelenkpatienten" [1] entsprechen, sondern auch dem „typischen Weichteilrheumatiker" bzw. „Fibrositispatienten". In der Literatur wurde bereits früher auf einen möglichen Zusammenhang zwischen den Bildern von „Kiefergelenkbeschwerden" und eines „Weichteilrheumatismus" verwiesen [1, 3, 6]. Entsprechend unseren Befunden wäre es durchaus zu vertreten, „Kiefergelenkbeschwerden" als ein Symptom des Weichteilrheumatismus bzw. der generalisierten Fibrositis zu werten.

Literatur

1. Graber GH, Vogt P, Müller W, Bahous J (1980) Weichteilrheumatismus und Myoarthropathien des Kiefer- und Gesichtsbereichs. Schweiz Monatsschr Zahnheilk 90:609–626
2. Müller W, Schilling F (1982) Differentialdiagnose rheumatischer Erkrankungen, 2. Aufl. Aesopus-Verlag, Basel, S 229–260
3. Pöllmann L (1983) Myoarthropathien. Hüthig, Heidelberg, S 17–28
4. Pöllmann L (1985) Kiefergelenkbeschwerden – eine weichteilrheumatische Erkrankung? Z Rheumatol 44:157–159
5. Schilling F (1984) Merkmale weichteilrheumatischer Erkrankungen (sog. Fibrositis-Syndrom). Z Phys Med Baln Med Klim 13:320–330
6. Weintraub A (1988) Die generalisierte Tendomyopathie. Aktuel Rheumatol 13 (6):256–263

Anschrift des Verfassers:
Priv.-Doz. Dr. Dr. L. Pöllmann
Institut für Arbeitsphysiologie
und Rehabilitationsforschung
der Universität Marburg
Robert-Koch-Str. 7a
W-3550 Marburg, FRG

Das Kiefergelenk bei entzündlichen, degenerativen und weichteilrheumatischen Erkrankungen

W. D. Wörth, B. Keller, G. Graber und W. Müller

II. Med. Klinik, Johannes Gutenberg Universität Mainz, Rheumatologische Universitätsklinik und Zahnärztliches Institut der Universität Basel

The Temporomandibular Joint with Inflammatory, Degenerative, and Soft-Tissue Diseases

Summary: Temporomandibular joint affections in rheumatic disease are described. They were seen in inflamed joint diseases, mostly in rheumatoid arthritis, and less so in juvenile rheumatoid arthritis, psoriatic arthritis, Reiter's syndrome, ankylosing spondylitis, and collagen vascular disease.

In osteoarthrosis, the temporomandibular joint affection occurs frequently, but pain seems to occur most infrequently.

It is very important to know about the incidence of a painful temporomandibular joint area in the course of fibromyalgia syndrome (fibrositis syndrome). Pain in this area could be the first sign of this syndrome. An early diagnosis of this general myalgic syndrome is helpful to avoid unnecessary therapeutic proceedings, especially dental surgery.

Einleitung

In der Rheumatologie werden Schmerzzustände im Bereich des Kiefergelenkes bei entzündlich-rheumatischen Prozessen, degenerativen Gelenkerkrankungen, weichteilrheumatischen Affektionen und selten bei pararheumatischen Erkrankungen gefunden, jedoch nicht immer beachtet. Besonders bei den weichteilrheumatischen Affektionen erfolgen zunächst zahnärztliche Untersuchungen und Eingriffe, die dann aber nicht den gewünschten Erfolg erbringen, da das generalisierte Krankheitsbild nicht erkannt wurde.

Verschiedene Möglichkeiten der Schmerzsyndrome im Kiefergelenkbereich werden aus rheumatologischer Sicht diskutiert.

Methodik

Es wurde eine Literaturübersicht über den Kiefergelenkbefall bei den verschiedenen rheumatischen Erkrankungen durchgeführt (Tabelle 1).

Eigene Untersuchungsergebnisse bei Patienten mit chronischer Polyarthritis, Psoriasisarthritis, M. Reiter und generalisierter Tendomyopathie werden aufgeführt und diskutiert.

Tabelle 1. Rheumatische Erkrankungen, bei denen das Kiefergelenk befallen werden kann

---

1. Entzündlich-rheumatische Erkrankungen
   - chronische Polyarthritis
   - juvenile chronische Polyarthritis
   - Psoriasisarthritis
   - M. Reiter
   - Spondylitis ankylosans (M. Bechterew)
   - Konnektivitiden
2. Degenerative Gelenkerkrankungen
3. Nichtentzündliche weichteilrheumatische Prozesse

Ergebnisse

Entzündlich-rheumatische Erkrankungen

Chronische Polyarthritis. Die Häufigkeitsangaben des ein- oder doppelseitigen Kiefergelenkbefalls bei der chronischen Polyarthritis variieren zwischen 15–86% [2, 3]. Die Kiefergelenkarthritis ist jedoch gegenüber den Arthritiden der peripheren Gelenke im Krankheitsverlauf nur selten von klinischer Relevanz, da sich ausgeprägte Veränderungen ohne wesentliche subjektive Beschwerden entwickeln können [8].

In einer eigenen Untersuchung an 21 Patienten gaben nur 10 (48%) subjektiv Kiefergelenkbeschwerden an, dagegen zeigten 12 (57%) radiologisch entzündliche und 18 (86%) entzündliche und/oder degenerative Veränderungen.

Juvenile chronische Polyarthritis. Der Befall der Kiefergelenke schwankt zwischen 13 und 41%, wobei über frühzeitige radiologische Veränderungen berichtet wird [6, 7]. Besondere Bedeutung hat der Kiefergelenkbefall durch die Wachstumsstörung, welche bei einseitigem Befall eine Gesichtsasymmetrie, bei doppelseitigem Befall eine Mikrognathie hervorrufen kann, wie man es bei etwa 25% der Fälle beobachten kann [11].

Psoriasisarthritis. Die Häufigkeitsangaben des Kiefergelenkbefalls schwanken zwischen 7 und 81% [9], wobei die Arthritis auch hier stumm verlaufen kann. So wies einer unserer Patienten mit einem nur 4jährigen Krankheitsverlauf einer schweren peripheren Psoriasisarthritis, der über mäßige intermittierende Schmerzen im Kiefergelenkbereich klagte, radiologisch eine völlige Destruktion des Mandibulaköpfchens auf.

Morbus Reiter. Eine Beteiligung der Kiefergelenke wurde bisher noch nicht beschrieben. Wir sahen eine 26jährige Patientin mit akuter Kiefergelenkarthritis bei Oligoarthritis, Iliosakralgelenkarthritis, Urethritis und Achillodynie, bei der wir die Diagnose eines M. Reiter stellten. Die Arthritis klang unter Antiphlogistika ab.

Spondylitis ankylosans. Die Angaben über eine Mitbeteiligung der Kiefergelenke schwanken zwischen 4 und 32%. In einzelnen Fällen wurde sogar eine Ankylosierung des Gelenks beschrieben [1].

Konnektivitiden. Untersuchungen bei den Kollagenosen sind nicht bekannt. Bei der Polymyalgia rheumatica sind selten auch die Kaumuskeln mitbetroffen. Es können auch

Schmerzen im Kiefergelenk selbst vorhanden sein, möglicherweise bedingt durch eine hier lokalisierte Arteriitis.

Degenerative Gelenkerkrankungen

Autoptisch wurden Arthrosen der Kiefergelenke in 9 – 40% festgestellt. Während subjektive Symptome selten sind, werden klinische Zeichen des degenerativen Gelenkprozesses in bis zu 86% beschrieben, wobei eine eindeutige Altersabhängigkeit besteht [5].

Ätiologisch scheinen mechanische Fehl- und Überlastungen verantwortlich zu sein. Da die Gelenkspaltverschmälerung aufgrund der Normvariationsbreite und der mehrfachen Bewegungsmöglichkeit des Kiefergelenkes radiologisch schwierig zu bestimmen ist, darf diese allein nicht als Beweis einer Arthrose gedeutet werden.

Nichtentzündliche weichteilrheumatische Prozesse

Die Tendomyopathie der Kieferregion beruht u. a. auf einer durch Malokklusion verursachten Kondylen-Fehlposition [4]. Sie kann jedoch auch im Rahmen einer Systemerkrankung, der generalisierten Tendomyopathie (GTM), auftreten.

Von 47 Patienten mit GTM zeigten 38 (80%) Tendomyosen und Insertionstendinosen auch im Kieferbereich. Ein Vergleich von weiteren 50 GTM-Patienten und 50 gesunden Probanden bezüglich Tendomyosen in den einzelnen Kiefermuskeln ergab für jeden Muskel signifikante Unterschiede.

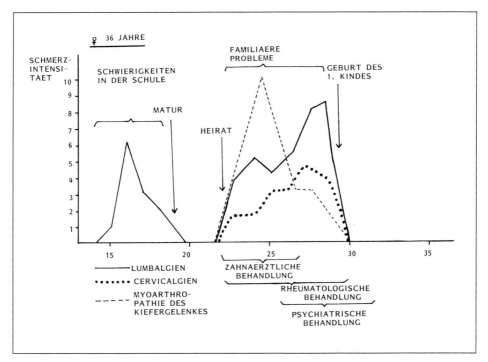

Abb. 1. Krankheitsverlauf bei GTM mit Befall der Kieferregion

Die Tendomyopathie der Kieferregion scheint häufig Initialsymptom des generalisierten Krankheitsbildes zu sein. Man findet sie meist zwischen dem 25. und 35. Lebensjahr, die GTM tritt in ihrer vollen Ausprägung vor allem zwischen dem 40. und 50. Lebensjahr auf. Als Beispiel sei in Abb. 1 der Krankheitsverlauf bei einer solchen Erkrankung mit Befall der Kieferregion gezeigt, bei dem psychische Faktoren offensichtlich eine entscheidende Rolle spielten.

Pathogenetisch im Mittelpunkt steht die Muskelverspannung. Durch die daraus folgende Überlastung der Sehneninsertionen sind die Insertionstendinosen zu erklären. Insgesamt entwickelt sich dann ein Circulus vitiosus mit Muskelverspannungen, Insertionstendinosen und Schmerzzuständen.

Als Auslöser werden vor allem Angst, verhaltene Aggressionen, Neurosen oder depressive Syndrome angesehen [10].

Literatur

1. Davidson C, Wojtulewski JA, Bacon PA, Winstock D (1975) Temporomandibular joint disease in ankylosing spondylitis. Ann Rheum Dis 34:87
2. Ericson S, Lundberg M (1967) Alterations in the temporomandibular joint at various stages of rheumatoid arthritis. Acta Rheum Scand 13:257−274
3. Franks A (1969) Temporomandibular joint in adult rheumatoid arthritis. A comparative evaluation of 100 cases. Ann Rheum Dis 28:139
4. Graber G, Vogt HP, Müller W, Bahous I (1980) Weichteilrheumatismus und Myoarthropathien des Kiefer- und Gesichtsbereichs. Schweiz Zahnheilk 90:609−626
5. Kopp S (1976) Subjective symptoms in temporomandibular joint osteoarthrosis. Acta Odont Scand 35:207−215
6. Kvien TK, Larnheim TH, Hoyeraal HM, Sandstad B (1986) Radiographic temporomandibular joint abnormalities in patients with juvenile chronic arthritis during a controlled study of sodium aurothiomalate and D-penicillamine. Br J Rheumatol 25:59−66
7. Larheim TA, Hoyeraal HM, Stabrun AE, Haanaes HR (1982) The temporomandibular joint in juvenile rheumatoid arthritis. Scand J Rheumatol 11:5−12
8. Marbach J, Spiera H (1967) Rheumatoid arthritis of the temporomandibular joints. Ann Rheum Dis 26:538
9. Müller W, Schilling F (1982) Differentialdiagnose rheumatischer Erkrankungen. Aesopus Verlag, Basel
10. Müller W, Perini C, Battegay R, Labhardt F (1981) Die generalisierte Tendomyopathie. Int Welt 7:268−277
11. Ronning O, Väliaho ML, Laaksonen AL (1974) The involvement of the temporomandibular joint in juvenile rheumatoid arthritis. Scand J Rheumatol 3:89−96

Für die Verfasser:
Dr. W.-D. Wörth
II. Med. Klinik und Poliklinik
Johannes-Gutenberg-Universität Mainz
Langenbeckstraße 1
W-6500 Mainz, FRG

Neuroendokrine Aspekte des generalisierten tendomyotischen Syndroms (Fibromyalgiesyndrom)

G. Neeck

Klinik für Rheumatologie, Physikalische Medizin und Balneologie der Universität Gießen in Bad Nauheim

Neuroendocrine Aspects of Fibromyalgia Syndrome

Summary: McGain and Tilbe reported in 1989 about elevations of cortisol and ACTH, and also a flattening of the diurnal periodicity of these hormones in patients with fibromyalgia syndrome (FMS). Such endocrine changes are also typical for depressive disorders. In our own investigations in 1990, thyroid function was tested in female patients with FMS compared to healthy age-matched controls by intravenous injection of thyreotropin-releasing hormone (TRH). Patients with FMS responded with a significantly lower secretion of thyreotropin (TSH) and thyroid hormones to TRH, within an observation period of 2 h, but reacted with a significantly higher increase in prolactin. Total and free serum calcium and calcitonin levels were significantly lowered in FMS patients, while both groups exhibited parathyroid hormone levels in the normal range. It is concluded that altered thyroid hormone economy plays a critical role in the pathogenesis of FMS, and there is some parallelism to the "sick euthyroid syndrome" frequently observed in chronic illness.

Ausgehend von den Untersuchungen von Moldofsky et al. [10, 11], die das Symptom der Schlafstörung bei Patienten mit generalisiertem tendomyotischen Syndrom (GTM) mittels EEG-Untersuchungen objektivierten, bestimmten kürzlich McGain u. Tilbe [9] ACTH and Kortisol zirkadian bei diesen Patienten, da diese Hormone durch chronische Schlafstörungen modifiziert werden. Die Autoren fanden erhöhte Spiegel für ACTH und Kortisol sowie eine Abflachung der zirkadianen Rhythmik, Befunde wie sie auch bei schweren somatischen Erkrankungen wie dem akuten Schub einer rheumatoiden Arthritis [12], aber auch bei Patienten mit einer endogenen Depression gehäuft gefunden werden [5]. Ansatzpunkte eigener Untersuchungen [13] waren die bekannten zahlreichen vegetativen Symptome beim GTM wie Kälteempfindlichkeit, kalte Akren, Obstipationsneigung, hypotone Kreislaufdysregulation, welche an einen hypothyreoten Zustand erinnern. In einer älteren Studie von Becker et al. [1] von über 500 Patienten mit Hashimoto-Thyreoiditis, die hinsichtlich von Symptomen am Bewegungsapparat untersucht wurden, fand sich als größte Gruppe eine Koinzidenz dieser Schilddrüsenerkrankung mit einer Symptomatik wie GTM. Ein Zusammentreffen von Hypothyreose und GTM wurde beschrieben [3]. Andererseits kann sich eine Schilddrüsenunterfunktion als Neuropathie, Myopathie und Arthropathie am Bewegungsapparat manifestieren [14]. Travell u. Simons [16] sowie Sonkin [15] berichten über niedrig-normale Basalwerte für T3 und T4 bei Patienten mit GTM mit der Folge eines hypometabolen Zustandes bei diesen Patienten, der sich u. a. als reduzierter Grundumsatz nachweisen läßt.

In einer eigenen Studie [13] untersuchten wir deshalb aus unserer laufenden poliklinischen Sprechstunde konsekutiv 13 weibliche Patienten, verglichen mit einer altersmäßig vergleichbaren Kontrollgruppe Gesunder hinsichtlich der Schilddrüsenfunktion. Als sensitivste Methode zur Untersuchung der Schilddrüsenfunktion wählten wir den klassischen intravenösen TRH-TSH-Test mit Messung über 2 h. Bestimmt wurden Gesamt-T4 (TT4), Gesamt-T3 (TT3), freies T4 (fT4), freies T3 (fT3), TSH, Prolaktin (Prl) sowie das gesamte und das freie Kalzium. Prolaktin, sezerniert aus den laktotropen Zellen der Hypophyse, ist durch TRH ebenfalls stimulierbar und zeigt sehr empfindlich Änderungen der Schilddrüsenfunktion im Sinne der latenten Über- oder Unterfunktion an [2]. Die Untersuchung des Serumkalziums ergab sich einerseits aus einer bekannten Abhängigkeit der Kalziumspiegel von der Schilddrüsenfunktion im Sinne der Hyperkalzämie bei der Hyperthyreose und der Hypokalzämie bei der Hypothyreose [6]. Andererseits hat die Kalziumhomöostase nicht nur einen wichtigen Einfluß auf viele vegetative Funktionen, sondern spielt auch eine bedeutsame Rolle bei der Muskelaktion. Schließlich bestimmten wir noch als Basalwerte vor Stimulation die kalziumregulierenden Hormone Parathormon und Kalzitonin.

Wie aus Tabelle 1 ersichtlich, waren die Basalwerte der Schilddrüsenhormone in beiden Gruppen nicht signifikant voneinander verschieden. Mit Ausnahme von fT4 lagen aber alle Mittelwerte der Schilddrüsenhormone in der GTM-Gruppe niedriger als bei den gesunden Kontrollpersonen. Dies bestätigt die oben beschriebene Beobachtung anderer Autoren [15, 16] niedrig-normaler Basalspiegel für T3 und T4 als Tendenz auch in dieser Untersuchung. Da in der Patientengruppe die TSH-Werte im Mittel jedoch eher niedriger waren (Tabelle 1), ist eine primäre Hypothyreose auszuschließen. Bekanntlich wäre infolge der negativen Rückkopplung zwischen peripheren Schilddrüsenhormonen und TSH im Falle der primären Hypothyreose eine Erhöhung des TSH zu erwarten.

Im dynamischen Test der TRH-Stimulation (Abb. 1, Tabelle 1) nun zeigen sich statistisch signifikante Unterschiede zwischen beiden Gruppen: GTM-Patienten haben danach einen geringeren Anstieg des TSH sowie der freien Hormone fT3 und fT4. Umgekehrt ist die Prolaktinantwort bei den GTM-Patienten deutlicher. Hochsignifikant niedriger fanden sich zu allen Meßzeiten das gesamte als auch das freie Kalzium (Abb. 2). Die Werte für das gesamte Kalzium bewegen sich dabei an der unteren Normgrenze, während das niedrige freie Kalzium einer leichten, bei der meist langjährigen Dauer der Erkrankung wohl chronischen Hypokalzämie entspricht. Die Basalwerte (vor Stimulation) des kalziumregulierenden Parathormons waren in der GTM-Gruppe insignifikant höher (61,7±7,5 ng/dl gegenüber 58,4±9,7 ng/dl), während das Kalzitonin bei 9 von 13 Patienten mit GTM nicht meßbar war und im Mittel mit 2,99±1,6 pg/ml in der GTM-Gruppe gegenüber 19,7±4,7 pg/ml signifikant differierte.

Die Ergebnisse zusammengefaßt, zeigen Patienten mit GTM somit eine Tendenz zu niedrigen peripheren Schilddrüsenhormonen, in Einzelfällen mit ausgesprochen hypothyreoten Werten. In der TRH-Stimulation haben sie eine reduzierte Antwort für TSH und analog einen verringerten Anstieg der freien Hormone. Diese relative Blockierung der Achse Hypophyse-Schilddrüse ist selektiv, da umgekehrt die Prolaktinantwort bei den Patienten deutlicher ausfällt. Diese erhöhte Stimulierbarkeit für Prolaktin ist dazu ein indirekter Hinweis für die Relevanz der niedrig-normalen Schilddrüsenwerte, da ein erhöhter Anstieg für Prolaktin nach TRH auch als ein sensitiver Befund für latent hypothyreote Zustände gilt [2]. Schließlich sind GTM-Patienten nach den vorgelegten Ergebnissen hypokalzämisch mit niedrigen Kalzitonin- und normalen Parathormonwerten. Die niedrigen Kalziumspiegel könnten durch die vermutlich chronisch bestehende latent hypothyreote Stoffwechsellage bedingt sein, da die biologische Wirksamkeit des Parathormons des synergistischen Effekts ausreichend hoher Konzentrationen der Schilddrüsenhormone bedarf und weiter ein Absinken dieser Hormone einen Anstieg der Kalziumclearance durch die Niere bewirkt [4]. Die niedrigen Kalzitoninwerte wären als ein Ab-

Tabelle 1. Ergebnisse (Mittelwerte x̄ mit Standardabweichung ± SEM) der i.v.-Injektion von TRH auf die Serumspiegel von TSH, fT4, TT4, fT3, TT3, Prolaktin, gesamtes und freies Kalzium bei 13 GTM-Patienten, verglichen mit 10 gesunden Probanden (*p<0,05, **p<0,01 als Signifikanz zwischen den Basal- und Stimulationswerten, [a]p<0,05, [b]p<0,01 zwischen den beiden Gruppen)

Zeit (min)		Kontrolle	30	60	90	120
Gesunde (n = 10)						
TSH (µU/ml)	x̄	1,42	15,74**	10,18**	7,48**	5,21**
	SEM	0,19	2,51	1,53	0,91	0,64
fT4 (pg/ml)	x̄	12,80	12,40*	13,35	13,80**	14,88**
	SEM	0,74	0,72	1,00	0,79	0,85
TT4 (ng/ml)	x̄	88,80				99,86**
	SEM	9,73				6,36
fT3 (pg/ml)	x̄	3,98	3,96	4,83*	5,13**	5,87**
	SEM	0,16	0,15	0,37	0,24	0,37
TT3 (ng/ml)	x̄	1,12				1,63**
	SEM	0,08				0,11
Prolaktin (ng/ml)	x̄	11,77	65,03*	30,05*	22,02*	16,79
	SEM	2,39	11,79	5,20	3,46	2,50
Kalzium gesamt (mg/dl)	x̄	9,45	9,32	9,36	9,48	9,44
	SEM	0,15	0,19	0,17	0,17	0,29
Freies Kalzium (mg/dl)	x̄	4,11	4,25	4,21	4,29	4,26
	SEM	0,08	0,11	0,11	0,11	0,11
Patienten (n = 13)						
TSH (mU/l)	x̄	0,86	8,29**[a]	6,06**[a]	4,31**[a]	3,18**[a]
	SEM	0,18	1,75	1,29	0,87	0,68
fT4 (pg/ml)	x̄	13,13	12,16**	12,59	13,10	13,62[a]
	SEM	0,74	0,58	0,52	0,41	0,52
TT4 (ng/ml)	x̄	77,88				76,23[a]
	SEM	7,87				6,36
fT3 (pg/ml)	x̄	3,81	3,69	4,03[a]	4,30**[b]	4,68**[b]
	SEM	0,17	0,15	0,15	0,17	0,26
TT3 (pg/ml)	x̄	1,04				1,25[a]
	SEM	0,06				0,10
Prolaktin (ng/ml)	x̄	13,18	109,30**[a]	53,44**	28,82*	18,62*
	SEM	1,61	27,02	13,80	6,64	3,04
Kalzium gesamt (mg/dl)	x̄	8,80[b]	8,79[b]	8,86[b]	8,89[b]	8,74[b]
	SEM	0,13	0,12	0,15	0,11	0,19
Freies Kalzium (mg/dl)	x̄	3,80[b]	3,83[b]	3,85[b]	3,83[b]	3,75[b]
	SEM	0,10	0,07	0,10	0,06	0,12

griff der niedrigen Kalziumspiegel reaktiv zu deuten, um einer weiteren Verschiebung der Kalziumhomöostase entgegenzuwirken.

Bei der endokrinologischen Interpretation der Ergebnisse scheidet eine primäre Hypothyreose bei den hier untersuchten Patienten mit GTM aus, da bei dieser Form der Unterfunktion schon das basale TSH in der Regel erhöht ist und in der TRH-Stimulation überschießend reagiert. Die Kombination niedriger Basalspiegel der peripheren Hormone sowie TSH, verbunden mit einer reduzierten TSH-Antwort in der TRH-Stimulation, läßt im Falle der Unterfunktion an eine sekundäre (hypophysäre) oder tertiäre (hypothalamische) Genese denken. Fälle von hypophysärer oder hypothalamischer Hypothyreose gelten jedoch als seltene Erkrankungen. Allerdings sind die Überlappungen gerade bei der hypothalamischen Form im TRH-TSH-Test zur Euthyreose vorhanden, was die Abgrenzung erschweren kann.

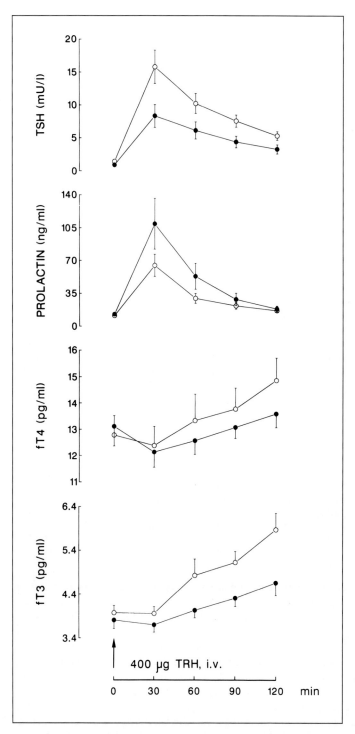

Abb. 1. Mittelwerte mit Standardabweichung für TSH, Prolaktin, fT3 und fT4 nach TRH-Stimulation bei 13 Patienten mit GTM ●–● und 10 gesunden Probanden ○–○

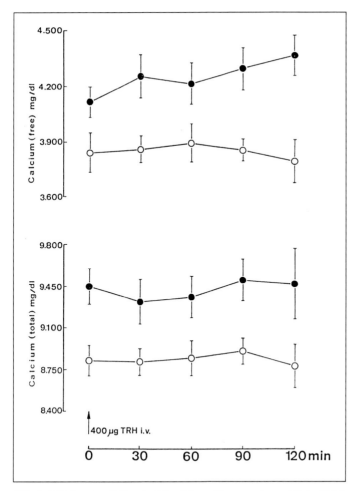

Abb. 2. Mittelwerte mit Standardabweichung für gesamtes und freies Kalzium bei 13 Patienten mit GTM
○ – ○ und 10 gesunden Probanden ● – ● während TRH-Stimulation

Eine weitere und wahrscheinlichere Interpretation der Daten könnten Beziehungen zum sog. „sick euthyroid syndrome" [17] darstellen. Bei verschiedensten somatischen Erkrankungen kommt es zu einer uniformen Regulationsänderung der Schilddrüse, indem infolge einer reduzierten Konversion von fT4 zu fT3 in peripheren Geweben das biologisch aktive fT3 absinkt und fT4 akkumuliert. Das fT4 ist nun für die negative Rückkopplung auf die thyreotropen Zellen der Hypophyse verantwortlich. Eine Erhöhung des fT4 führt, wahrscheinlich über eine Aktivierung der 5-Dejodinase, zu einer erhöhten Konversion von fT4 zu fT3 in den thyreotropen Zellen der Hypophyse [7]. Die erhöhte Konzentration des intrazellulären fT3 wiederum hemmt die Ansprechbarkeit des TRH-Rezeptors dieser Zellen für TRH. Die Folge ist eine reduzierte Produktion von TSH und damit wiederum der peripheren Schilddrüsenhormone, insbesondere des biologisch relevanten freien T3. Allein das fT4 kann beim „sick euthyroid syndrome" erhöht sein. Obwohl statistisch nicht signifikant, sind alle basalen Parameter der Schilddrüsenhormone und des TSH bei den untersuchten GTM-Patienten im Mittel niedriger, allein das freie

T4 weist einen leicht höheren Wert auf (Tabelle 1). Die Funktion der Schilddrüse bei GTM-Patienten zeigt somit deutliche Parallelen zum „sick euthyroid syndrome". Die Patienten haben neuroendokrinologische Regulationsänderungen, als wären sie chronisch körperlich krank oder anders ausgedrückt, sie haben diese Veränderungen, weil sie somatisch krank sind. Interessanterweise findet man ähnliche endokrine Korrelate wie eine reduzierte TSH-Antwort auf TRH aber auch bei genuin psychiatrischen Erkrankungen wie der Depression [5]. Es erscheint so, als ob das Neuroendokrinium nicht differenzieren kann zwischen primär psychischer oder somatischer Störung und uniform reagiert. Sollte der Achse Hypothalamus-Hypophyse-Schilddrüse hier neben anderen Regulationsänderungen eine zentrale Rolle zukommen, so könnte dies erklären, warum somatische Erkrankungen mit psychischen Störungen und primär psychische Erkrankungen mit körperlichen Symptomen einhergehen können.

Für die klinische und speziell rheumatologische Symptomatologie des GTM ergeben sich aus den erhobenen Daten zahlreiche Bezüge und Erklärungsansätze. Da die Patienten in der Regel chronisch krank sind, sollte die Frage aufgeworfen werden, ob nicht auch kleinere Abweichungen der Schilddrüsenhormonwerte im unteren Normbereich der Euthyreose, wenn sie jahrelang persistieren, Auswirkungen auf verschiedene Organsysteme haben können und einzelne Symptome, wie bei der klassischen Hypothyreose, hervorrufen können. Darüber hinaus sind die niedrigen Kalziumspiegel bei Patienten mit GTM von besonderem Interesse. Es ist bekannt, daß chronisch bestehende leichte Hypokalzämien verschiedenste körperliche Symptome hervorrufen können [18]. So kommt es zu einer allgemeinen Erhöhung der Reizbarkeit des Nervensystems, einem verstärkten Dermographismus, einer in der Kontraktionskraft geschwächten, aber nicht entspannten Muskulatur, kalten Akren und Parästhesien. Erst die schwere Hypokalzämie bewirkt die bekannten ausgeprägten klinischen Symptome des positiven Chvostekschen Zeichens, der Tetanie und entsprechender EKG-Veränderungen (Verlängerungen der QT-Zeit). Die für die leichte Hypokalzämie beschriebenen Symptome erinnern doch sehr an die Symptomatologie des GTM-Patienten. Gerade das Symptom des verstärkten Dermographismus bei GTM wurde erst kürzlich in einer Arbeit von Littlejohn et al. [8] untersucht. Die Autoren objektivierten dieses Symptom bei GTM-Patienten mittels experimenteller Erythemreaktionen der Haut nach Reizung mit dem Vasodilatator Capsaicin. Diese Substanz liberiert aus sog. polymodalen Nozizeptoren Substanz P, welche direkt und verstärkt über Degranulation von Mastzellen und Freisetzung von weiteren Mediatoren, wie Histamin, vasoaktiv und schmerzauslösend wirkt. Bekanntlich kommt dem Kalzium eine die Mastzellenmembran stabilisierende Wirkung zu, so daß niedrige Kalziumspiegel die erhöhte Ansprechbarkeit auf Capsaicin bei GTM-Patienten erklären könnten. Interessanterweise sind die beteiligten polymodalen Schmerzrezeptoren besonders dicht im Bereich von Sehnenansätzen lokalisiert.

Insgesamt bieten somit die verschiedenen bislang erarbeiteten neuroendokrinologischen Ergebnisse beim GTM fruchtbare Ansätze einer Objektivierung dieser immer noch rätselhaften Erkrankung.

Literatur

1. Becker KL, Ferguson RH, McConahey WM (1963) The connective tissue diseases and symptoms associated with Hashimoto's thyroiditis. N Engl J Med 268:277–280
2. Bowers CY, Friesen HG, Folkers K (1973) Further evidence that TRH is also a physiological regulator of PRL in man. Biochem Biophys Res Comm 51:512–521

3. Carette S, Lefrancois L (1988) Fibrositis and primary hypothyroidism. J Rheumatol 15:1418–1421
4. Cope O, Donaldson GA (1973) Relation of thyroid and parathyroid glands to calcium and phosphorus metabolism. Study of a case with coexistent hypoparathyroidism and hyperthyroidism. J Clin Invest 16:329–341
5. Kastin AJ, Ehrensing RH, Schalch DS, Anderson MS (1972) The provement in mental depression with decreased thyreotropin response after administration of thyreotropin releasing hormone. Lancet II:740
6. Labhardt A (1978) Die Hyperthyreose: Skelett, Gelenke und Calciumstoffwechsel. In: Labhardt A (Hrsg) Klinik der inneren Sekretion. Springer, Berlin Heidelberg New York, p 188
7. Larsen PR (1982) Thyroid-pituitary interaction. N Eng J Med 306:23–32
8. Littlejohn GO, Weinstein C, Helme RD (1987) Increased neurogenic inflammation in fibrositis syndrome. J Rheumatol 14:1022–1025
9. McGain GA, Tilbe KS (1989) Diurnal hormone variation in fibromyalgia syndrome: a comparison with rheumatoid arthritis. J Rheumatol 16 (Suppl 19):154–157
10. Moldofsky H, Scarisbrick P, England R, Smythe H (1975) Musculoskeletal symptoms and non-REM sleep disturbance in patients with "fibrositis syndrome" and healthy subjects. Psychosom Med 37:341–351
11. Moldofsky H (1982) Rheumatic pain modulation syndrome: the interrelationship between sleep, central nervous system, serotontin and pain. Adv Neurol 33:51–57
12. Neeck G, Federlin K, Graef V, Rusch D, Schmidt KL (1990) Adrenal secretion of cortisol in patients with rheumatoid arthritis. J Rheumatol 17:24–29
13. Neeck G, Riedel W (1990) Endokrinologische Aspekte der primären Fibromyalgie (Abstr). Z Rheumatol 49:51
14. Neeck G, Riedel W, Schmidt KL (1990) Neuropathy, Myopathy and Destructive Arthropathy in Hypothyroidism. J Rheumatol 17:1697–1700
15. Sonkin LS (1977) Endocrine disorders, locomotor and temporomandibular joint dysfunction. In: Gelb H (ed) Clinical management of head, neck and TMJ pain and dysfunction. Saunders, Philadelphia, pp 158–164
16. Travell JG, Simons DG (1983) Perpetuating factors. In: Travell JG, Simons DG (eds) Myofascial Pain and Dysfunction. The Trigger Point Manual. Williams & Wilkins, Baltimore, pp 103–164
17. Wartofsky L, Burman KD (1982) Alterations in thyroid function in patients with systemic illness: the "euthyroid sick syndrome". Endocrin Rev 3:164–217
18. Weiss G (1976) Diagnostische Bewertung von Laborbefunden. Allgemeinsymptome bei Hypocalcämie. S 94

Anschrift des Verfassers:
Dr. G. Neeck
Klinik für Rheumatologie,
Physikalische Medizin und
Balneologie der Universität
Gießen in
6350 Bad Nauheim
Ludwigstraße 37–39

IV. Teil

Differentialdiagnose der generalisierten Tendomyopathie

Die Differentialdiagnose der generalisierten Tendomyopathie

B. Müller

Rheumatologische Universitätsklinik Basel

Differential Diagnosis of Fibromyalgia

Summary: Chronic widespread and diffuse aching at many sites, and multiple tender points at characteristic locations lead to a wide differential diagnosis: psychiatric disturbances, mild and early forms of inflammatory and systemic rheumatic diseases, osteoarthritis and osteoporosis with tendomyotic character, generalized crystal-associated synovitis, endocrinological disorders, infections diseases, and drug-related side effects to enumerate the most frequent possibilities. We particularly examine chronic fatigue syndrome as a phenomenon similar to fibromyalgia, and we discuss the questionable role of Ebstein-Barr virus.

Die Differentialdiagnose von anhaltenden, generalisierten Schmerzzuständen, Müdigkeit, Schlafstörungen, multiplen funktionellen und vegetativen Beschwerden sowie psychopathologischen Veränderungen beinhalten in Anbetracht des allgemeinen Symptomencharakters eine Vielzahl unterschiedlicher Erkrankungen [1, 4, 8, 9, 14, 17, 18, 19, 26, 28].

Sekundäre Form der GTM

In erster Linie ist differentialdiagnostisch die primäre generalisierte Tendomyopathie (GTM) von der sekundären Form abzugrenzen [18], bei der sich das Krankheitsbild im Rahmen bestimmter Erkrankungen entwickelt (Tabelle 1). Hier sind vor allem die Kollagenosen, die entzündlich-rheumatischen Erkrankungen, die degenerativen Wirbelsäulenerkrankungen, Infektionskrankheiten sowie medikamentös-toxische Reaktionen [2] als Ursachen zu nennen. Nicht unerwähnt darf aber die große diagnostische Schwierigkeit

Tabelle 1. Ursachen der sekundären GTM

1. Polymyalgia rheumatica
2. Chronische Polyarthritis
3. Poly-/Dermatomyositis
4. Systemischer Lupus erythematodes
5. Degenerative Wirbelsäulenerkrankungen
6. Hydroxyapatitkrankheit
7. virale Infektionskrankheiten
8. Arzneimittelreaktionen

Tabelle 2. Differentialdiagnosen der GTM

- Prodromalstadium von Kollagenosen
  - Sjögren-Syndrom
  - systemischer Lupus erythematodes
  - Poly-/Dermatomyositis
- Polymyalgia rheumatica
- Entzündlich-rheumatische Erkrankungen
  - Frühform chronischer Polyarthritis
  - atypische Verlaufsform/Frühform M. Bechterew
- Degenerative Wirbelsäulenerkrankungen
- Spondylosis hyperostotica
- Osteoporose
- Hydroxyapatitkrankheit
- Endokrine Myopathien
  - Hypo-/Hyperthyreose
  - Hyperparathyreoidismus
  - M. Addison
  - M. Cushing
  - Akromegalie
- Metabolische Myopathie
  - Enzymdefekt (Glykogenspeicherkrankheiten, McArdle-Syndrom)
  - Carnitinmangel
  - mitochondriale Myopathie
  - Zytochrommangel
  - Vitamin-D-Mangel-Myopathie
  - im Zusammenhang mit Veränderungen des Serumkaliums
- Virale Infektionskrankheiten
  - Epstein-Barr-Virus
  - Hepatitisvirus
- Frühform Parkinson-Syndrom
- Malignome
- Medikamentös-toxische Myopathien
  - Kortikosteroide
  - Anästhetika
  - Clofibrat
  - Allopurinol
  - Chloroquin
  - D-Penicillamin
  - Vincristin
  - Emetin
  - Epsilon-Aminocapronsäure
  - L-Tryptophan
  - Äthyl
- Overuse-Syndrom
- Psychische Erkrankungen

bleiben, zu entscheiden, inwieweit gleichzeitig vorhandene Erkrankungen ursächlich oder nur zufällig assoziiert sind. Diesbezüglich besteht einerseits die Möglichkeit, daß eine GTM-ähnliche Symptomatik sich als Prodromalstadium z. B. einer Kollagenose entpuppt oder andererseits sich bei vorbestehendem Grundleiden das Bild einer GTM dazugesellt entweder als eigentliche, sekundäre Form oder aber als koinzidentelle, zufällig assoziierte Krankheit. In solchen Fällen wird auch der Ausdruck „mixed-fibromyalgia" [28] bzw. konkomitante GTM [18] verwendet.

Differentialdiagnose der GTM

Gänzlich von der primären und sekundären GTM unterschieden werden müssen die Erkrankungen (Tabelle 2), die wohl Teilsymptome der GTM aufweisen können, jedoch deren diagnostische Kriterien nicht erfüllen (Tabelle 3).

Verschiedene Autoren [6, 7] fanden in der zweiten Hälfte der 80er Jahre im Rahmen der GTM-Erforschung kollagenose-typische Befunde: Sicca-Syndrom (18%), Raynaud-Phänomen (30%), positiven ANF-Nachweis (14 – 27%), C3-Erniedrigung (7%), IgG-Ablagerungen am dermoepidermalen Übergang (11 – 76%). Obwohl die Kontrollstudien [3] dieser Befunde nicht reproduzierbar waren, muß differentialdiagnostisch immer an eine *Kollagenosefrühform* (Sjögren-Syndrom, SLE) gedacht werden, wobei neben der Klinik und der weiteren Verlaufsbeobachtung der laborchemisch-immunologischen Abklärung diesbezüglich vorrangige Bedeutung zukommt. Unter den Kollagenosen bieten im weiteren auch die Poly- und Dermatomyositis GTM-ähnliche Symptome, sind jedoch durch eine erweiterte Labordiagnostik davon zu unterscheiden (Tabelle 4).

Eine entscheidend wichtige Differentialdiagnose beim älteren Patienten stellt die *Polymyalgia rheumatica* dar, wegen der drohenden Erblindungsgefahr. Klare Unterscheidungshilfen sind neben dem Alter eine hohe Senkungsgeschwindigkeit und das prompte Ansprechen auf Kortikosteroide (Tabelle 4).

Entfernter zu denken ist auch an die frühe und blande Verlaufsform der *chronischen Polyarthritis,* wobei Gelenkbefund und Laboruntersuchungen richtungsgebend sind. In Anbetracht ihrer Häufigkeit dürften aber die *degenerativen Wirbelsäulenerkrankungen,* und die Spondylosis hyperostotica vor allem tendomyotischer Ausprägung nicht außer acht gelassen werden. Sie lassen sich durch klinische Untersuchung und Röntgenbild rela-

---

Tabelle 3. Diagnostische GTM-Kriterien

1. Spontane Schmerzen in der Muskulatur, im Verlauf von Sehnen und Sehnenansätzen mit typischer Lokalisation, die über mindestens 3 Monate und in 3 verschiedenen Regionen vorhanden sind
2. Druckschmerzhaftigkeit an mindestens der Hälfte der typischen GTM-Punkte
3. Begleitende vegetative und funktionelle Symptome inkl. Schlafstörungen
4. Psychopathologische Befunde
5. Normale Befunde der gängigen Laboruntersuchungen

Tabelle 4. Differentialdiagnose der primären GTM zur Polymyalgia rheumatica und Poly-/Dermatomyositis

	GTM	PMR	PM/DM
Manifestationsalter	30 – 50	über 60	jedes Alter
Muskelschwäche	(+)	+	+ +
Muskel-Spontanschmerz	+	+ +	(+)
Druckschmerz der Sehneninsertionen	+ +	0	0
Begleitarthritis	(+)	(+)	
Arteriitis temporalis	0	(+)	(+)
Hauterscheinungen	0	0	(+)
BSG-Erhöhung	0	+ +	+ +
CK-, LDH-, Aldolaseerhöhung	0	0	+ / + +
EMG/Muskelhistologie	0	0	+
Ansprechen auf Kortikosteroide	0	+ +	+

249

tiv einfach von der GTM abgrenzen. Klinisch erstrecken sie sich kaum je auf die mindestens drei diagnostisch geforderten Regionen und erfüllen zudem nicht die Mindestanzahl geforderter Druckpunkte.

Für die *Osteoporose*-bedingten Tendomyosen gilt dasselbe; hier ist zudem das Röntgenbild bzw. die Mineralometrie hilfreich.

Schubartiges, anfallsweises Auftreten, radiologischer Befund und allenfalls elektronenmikroskopischer Nachweis lassen im weiteren auch eine generalisierte Periarthropathie (*Hydroxyapatit-Krankheit*) ausschließen.

Zur routinemäßigen GTM-Abklärung gehört eine Schilddrüsenfunktionsabklärung, da vor allem eine klinisch relevante *Hypothyreose* durchaus als GTM verkannt werden kann.

In der Literatur der letzten Jahre wurde wiederholt und ausführlich auf das sog. *chronische Müdigkeitssyndrom,* ein der GTM ähnliches Krankheitsbild eingegangen [8, 21, 22, 23]. Dieser auch „chronic fatigue syndrome" oder YUPPIE-Syndrom (young urban people) genannte Symptomenkomplex wird mit einer persistierenden bzw. reaktivierten *Virusinfektion* in Zusammenhang gebracht [13]. Grund für diese Annahme waren bei diesen Patienten serologische Auffälligkeiten, und zwar insofern, als vor allem erhöhte IgM- und auch IgG-Antikörper-Titer gegen Epstein-Barr-Virus-Kapsidantigen (VCA) sowie hohe Antikörpertiter gegen die frühe Virusreplikation (anti-EA) bei fehlendem Nachweis von Antikörper gegen Epstein-Barr-Virus-Kernantigen (EBNA) gefunden wurden (Tabelle 5) [12, 16, 24]. Das Vorhandensein von IgM-VCA-Antikörper und Anti-EA-Antikörper ohne Mononukleosesymptomatik wurde als eine endogene Virusreaktivierung angesehen und das Fehlen der EBNA-Antikörper als ein immunologisches Unvermögen, auf die Virusreplikation zu reagieren [22, 24, 25]. Immunhämatologische Untersuchungen inklusive T-Zell-Typisierung wie auch Hauttestung mit Recall-Antigenen ergaben jedoch keine signifikante Pathologie, bis auf einen Mangel in der IgG-Subklasse IgG1 bzw. IgG3 [15, 20]. Der Mangel an IgG3 könnte mit der Reaktivierung einer chronischen Virusinfektion assoziiert sein. Als für die Symptomatik verantwortlicher Entzündungsmediator wird Interleukin 1 genannt, welches als Entzündungsprodukt zu einer vermehrten Muskelgewebsproteolyse und Prostaglandin-E2-Synthese führt, welche ihrerseits in der Folge die Proteolyse weiterstimuliert [25]. Pathogenetisch werden neben einer immunogenetischen Ursache verschiedene Faktoren diskutiert, die zu einer Immundepression mit Reaktivierung der Viren führen: psychophysische Distreßzustände, interkurrente Erkrankungen [21]. In einer größeren Übersichtsarbeit weist jedoch Goldenberg [8] darauf hin, daß die EBV-Serologie für die Diagnose eines chronischen Müdigkeitssyndroms wenig brauchbar ist, sind doch Anti-EA-Antikörper über Jahre persistierend auch bei größeren Gruppen von jüngeren und älteren, immunkompetenten Gesunden nachgewiesen worden, und zudem bestehen nachgewiesenermaßen labortechnische Probleme bezüglich Reproduzierbarkeit der Resultate innerhalb eines als auch zwischen den Labo-

Tabelle 5. EBV-Serologie

	Akute Phase Mononukleose	Subakute Phase über 3 Wochen	Serol. Narbe lebenslang	Persist./reaktivierter Infekt
IgM-VCA	+	−	−	+
IgG-VCA	−	+	+	(+)
Anti-EA	+	+	−	+
EBNA	−	+	+	−

Tabelle 6. Kriterien des „chronic fatigue syndrome". (Nach [11])

Hauptkriterien:	– Beginn oder Rezidiv einer seit mindestens 6 Monaten persistierenden, schwerwiegenden Müdigkeit oder Ermüdbarkeit, die auf Bettruhe nicht anspricht und zu einer mindestens 50%igen Verminderung der durchschnittlichen Tagesaktivität führt

Nebenkriterien: Symptomenkriterien
–   Fiebergefühl
    – Schluckschmerz
    – schmerzhafte Lymphknotenschwellungen
    – Ermüdbarkeit
    – Kopfschmerz
    – Arthralgien
    – Schlafstörungen

Befundkriterien
    – subfebrile Temperaturen
    – nichtexsudative Pharyngitis
    – palpable, dolente Lymphknoten zervikal und axillär

ratorien. Rozenberg u. Kahn [21] erwähnen auch, daß verschiedene Viren (z. B. Hepatitis B, Coxsackie-B, Herpes u. a. m.) eine der GTM und dem chronischen Müdigkeitssyndrom ähnliche Symptomatik verursachen können. Bezüglich Diagnostik beruht das chronische Müdigkeitssyndrom bei anderweitig normalen klinischen und biologischen Parametern auf den klinischen Kriterien von Holmes et al. [11] (Tabelle 6) und unterscheidet sich von der GTM in der Hauptsache durch subfebrile Temperaturen, nichtexsudative Pharyngitis und dolente Lymphadenopathie sowie fehlende Druckpunkte [5, 8].

Wesentlich ist im weiteren eine sorgfältige Äthyl- und Medikamentenanamnese mit Augenmerk auf mögliche *medikamentös-toxische Myopathien,* die sich in Form einer GTM-Symptomatik äußern können (Tabelle 7). Im speziellen zu nennen sind vorab die *Kortikosteroide,* die bekanntermaßen zu einer objektivierbaren Steroidmyopathie oder nach Absetzen zu einem Entzugssyndrom führen können, das *postnarkotische Syndrom* sowie die einzelnen Medikamente: Clofibrat und Derivate, Allopurinol, Chloroquin, D-Penicillamin, Vincristin, Emetin, E-Aminocapronsäure, und das vor kurzem in die Schlagzeilen geratene L-Tryptophan, welches ein gefährliches Eosinophilie-Myalgie-Syndrom verursacht (Tabelle 8). Nicht vergessen werden darf zudem die äthylische Myopathie.

Tabelle 7. Differentialdiagnosen zwischen GTM und medikamentös-toxischen Reaktionen

Kortikosteroide
– Steroidmyopathie
– Steroidentzugssyndrom
Postnarkotisches Syndrom
Clofibrat und Derivate
Allopurinol
Chloroquin
D-Penicillamin
Vincristin
Emetin
Epsilon-Aminocapronsäure
L-Tryptophan
Äthyl

Tabelle 8. Eosinophilie-Myalgie-Syndrom unter L-Tryptophan

– Eosinophilie über 1000/mm^3
– Muskelschmerzen/Muskelschwäche
– Muskelbiopsie: Perimyositis/Perivaskulitis
– Ausschluß von Infektionen, Neoplasmen oder granulomatösen Erkrankungen

Tabelle 9. Differentialdiagnose zwischen der GTM und dem psychogenen Rheumatismus. (Mod. nach [18] und [28])

	Psychogener Rheumatismus	Generalisierte Tendomyopathie
Symptome	bizarre Angaben	lokalisierte Angaben
Angabe der Schmerzregion	wechselnd-vage	bestimmte anatomische Regionen
Tageszeitliche Unterschiede	selten	Schmerzmaximum v.a. morgens/abends
Schmerzbeeinflussende Faktoren	emotionale	klimatische, psychophysischer Distreß
Untersuchung	übertriebene Schmerzreaktion, demonstratives Verhalten	druckempfindliche Punkte an definierten anatomischen Gebieten

Als weitere differentialdiagnostische Hürden erweisen sich psychopathologische Erkrankungen, wobei es Übergänge zur generalisierten Tendomyopathie zu geben scheint. Erwähnung finden soll hierbei der *psychogene Rheumatismus,* dessen typische Unterscheidungsmerkmale in Tabelle 9 dargelegt sind. Außerordentlich schwierig kann die Differentialdiagnose zur *Depression,* vor allem der larvierten Form, sein. Typischerweise fehlen jedoch meist Muskelverspannungen, Tendinosen und Insertionstendinosen mit den typischen Druckpunkten. Nicht zu vergessen, wenn auch selten, sind bei einem Panalgiesyndrom Hysterie, Hypochondrie und Rentenbegehren.

Schlußbemerkungen

Abschließend kann gesagt werden, daß die Verdachtsdiagnose GTM mittels einfach durchzuführenden klinischen Untersuchungen bestätigt werden kann und sich die allermeisten Differentialdiagnosen durch erweiterte Anamnese sowie wenig aufwendige Laboruntersuchungen und allenfalls noch Röntgenuntersuchungen ausschließen lassen. Größere diagnostische Schwierigkeiten können sich bei der Abgrenzung einer sekundären GTM von einer koinzidentellen Assoziation ergeben.

Literatur

1. Ahles TA, Yunus MP, Riley SD, Bradley JM, Masi AT (1984) Psychological factors associated with primary fibromyalgia syndrome. Arthritis Rheum 27:1101–1106

2. Alonso-Ruiz A, Hoz-Martinez A, Zea-Mendoza A (1985) Fibromyalgia syndrome as a late complication of toxic-oil syndrome. J Rheumatol 12:1207–1208

3. Bengtsson A, Hendriksson KG, Larsson J (1986) Muscle Biopsy in primary Fibromyalgia. Scand J Rheumatol 15:1–6

4. Benoist M, Kahn MF (1987) Le syndrome polyalgique idiopathique diffus. In: Sèze S de, Ryckewaert A de, Kahn MF, Guerin C (1987) L'actualité rhumatologique 1987. Expansion éd, Paris

5. Buchwald D, Goldenberg DL, Sullivan JL et al (1987) The "chronic active Epstein-Barr virus infection" syndrome and primary fibromyalgia. Arthritis Rheum 30:1132–1136

6. Caro XJ et al (1986) A controlled and blindes study of immunoreactant deposition at the dermal-epidermal junction of patients with primary fibrositis syndrome. J Rheumatol 13:1086–1092

7. Dinerman H, Goldenberg DL, Felson DT (1986) A prospective evaluation of 118 patients with the fibromyalgia syndrome: prevalence of Raynaud's phenomenon, Sicca symptoms, ANA, low complement and Ig Deposition at the dermal-epidermal junction. J Rheumatol 13:368–373

8. Goldenberg DL (1988) Fibromyalgia and other chronic fatigue syndrome: Is there evidence for chronic viral disease? Sem Arthritis Rheum 18:111–120

9. Goldenberg DL (1989) Psychiatric and psychologic aspects of fibromyalgia syndrome. Rheum Dis Clin North Am 15:105–114

10. Hench PK (1986) Secondary fibrositis. Am J Med 81 (Suppl 3a):60–62

11. Holmes GP, Kaplan JE, Nelson M et al. (1988) Chronic fatigue syndrome: a working case definition. Ann Int Med 108:387–389

12. Horwitz CA, Henle W, Henle G et al. (1985) Long-term serological follow-up of patients for Epstein-Barr virus after recovery from infectious mononucleosis. J Infect Dis 151:1151–1153

13. Jones JF, Ray CG, Minnich LL et al. (1985) Evidence for active Epstein-Barr virus infection in patients with persistent unexplained illness: elevated anti-early antigen antibodies. Ann Int Med 102:1–7

14. Kirmayer LJ et al. (1988) Somatization and depression in fibromyalgia syndrome. Am J Psychiatry 145:950–954

15. Komaroff AL, Geiger AM, Wormsely S (1988) IgG subclass deficiencies in chronic fatigue syndrome. Lancet I:1288–1289

16. Lamy ME, Favart AM, Cornu C et al. (1982) Study of Epstein-Barr virus antibodies. Acta Clin Belg 37:281–298

17. Müller W, Schilling F (1982) Differentialdiagnose rheumatischer Erkrankungen, 2. Aufl. Aesopus-Verlag, Basel

18. Müller W, Lautenschläger J (1990) Die generalisierte Tendomyopathie (GTM). Teil I: Klinik, Verlauf und Differentialdiagnose. Teil II: Pathogenese und Therapie. Z Rheumatol 49:11–29

19. Payne TC et al. (1982) Fibrositis and psychologic disturbances. Arthritis Rheum 25:213–217

20. Red D, Spickeit G, Harvey J et al. (1988) IgG1 subclass deficiency in patients with chronic fatigue syndrome. Lancet I:241–242

21. Rozenberg S, Kahn MF (1989) Le syndrome de fatigue chronique post-virale ou Yuppie's syndrome. Conc Med 6:111–123

22. Straus SE, Tosato G, Armstrong G et al. (1985) Persisting illness and fatigue in adults with evidence of Epstein-Barr virus infection. Ann Int Med 102:7–16

23. Swartz MN (1988) The chronic fatigue syndrome – one entity or many? N Engl J Med 319:1726–1728

24. Tobi M, Morag A, Ravid Z et al. (1982) Prolonged atypical illness associated with serological evidence of persistent Epstein-Barr virus infection. Lancet I:61–63

25. Wakefield D, Lloyd A (1987) Pathophysiology of myalgic encephalitis. Lancet II:918–919

26. Wolfe F (1989) Fibromyalgia: the clinical syndrome. Rheum Dis Clin North Am 15:1–18

27. Wolfe F, Cathey M (1983) Prevalence of primary and secondary fibrositis. J Rheumatol 10:965–968

28. Yunus MB, Masi AT, Calabro JJ, Miller KA, Feigenbaum SL (1981) Primary fibromyalgia (fibrositis): clinical study of 50 patients with matched normal controls. Semin Arthritis Rheum 11:151–171

Anschrift des Verfassers:
Dr. B. Müller
Marktstraße 8
CH-6060 Sarnen
Schweiz

Eosinophilie-Myalgie-Syndrom nach Einnahme von L-Tryptophan wegen generalisierter Tendomyopathie

R. Alten

Schlosspark-Klinik, Berlin

Eosinophila-Myalgia-Syndrome Following the Ingestion of L-Tryptophan for Fibromyalgia

Summary: Since September 1989, a 48-year-old patient received for generalized tendomyopathy a daily dose of 200 mg tryptophan. Following an 8-week course of therapy, she reported headaches and general aches, which were initially interpreted as flue-like symptoms. During December 1989, she developed a persistent cough, muscular weakness, and muscle pain.

In January 1990 she was admitted to hospital. Clinically most prominent was an erythematous macular urticarial painful rash on the forearms. The peripheral white blood cell count was $7300/mm^3$ with 24% eosinophils. All other biochemical parameters and immunoserological tests were within normal range. A biopsy of the quadriceps muscle and adjacent fascia shows a massive lymphoplasmacytic inflammatory infiltration of the small- and medium-size vessels, especially in the perimysium, but eosinophils were not present.

The patient was started on high doses of prednisolon. Although the eosinophilic count promptly normalized there was no significant alleviation of clinical symptoms.

The case is discussed according to recently published literature on Eosinophilia-Myalgia Syndrome.

Einleitung

Bei der Substanz L-Tryptophan handelt es sich um eine essentielle Aminosäure, die zum einen mit der Nahrung als Bestandteil zahlreicher Proteine aufgenommen wird, oder wie vor allem in den USA als mildes Schlafmittel, – als Nahrungsmittelzusatz frei verkäuflich erhältlich war. Ärztlicherseits wurde L-Tryptophan zur Behandlung des prämenstruellen Syndroms, depressiver Verstimmungszustände, aber auch im Rahmen der Behandlung der generalisierten Tendomyopathie eingesetzt.

Ende Oktober 1989 wurde über 3 Patienten aus Neu-Mexiko berichtet, die ein schweres Krankheitsbild mit generalisierten Muskelschmerzen, Symptomen des Respirationstraktes, Fieber sowie einer im peripheren Blut nachweisbaren Eosinophilie entwickelt hatten. Aufgrund der von Eidson et al. in Neu-Mexiko durchgeführten Fallkontrollstudie konnte gezeigt werden, daß alle Patienten (ausschließlich Frauen) mit Eosinophilie und Myalgien in den zurückliegenden Monaten L-Tryptophan-haltige Medikamente in einer Dosierung von bis zu 3 g/Tag eingenommen hatten.

Die Meldungen veranlaßten das Bundesgesundheitsamt im Dezember einen zunächst auf 6 Monate befristeten Vertriebsstop für L-Tryptophan-haltige Schlafmittel anzuordnen.

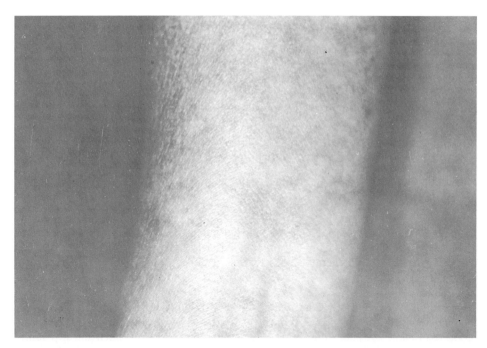

Abb. 1. EMS nach Tryptophan. Unterarm der Patientin K. S. mit Effloreszenzen

Fallbeschreibung

48jährige Patientin. Im September 1989 Diagnose: Generalisierte Tendomyopathie (Yunus-Kriterien). Vom 11.9.–20.11.1989 nimmt die Patientin insgesamt 123 g L-Tryptophan ein. Anfang Oktober verspürt die Patientin grippeartige Symptome sowie leichte Erschöpfbarkeit. Im November beobachtet sie eine verstärkte Sekretion von Augen und Nase, anhaltende Kopf- und Gliederschmerzen. Zungenbrennen und Bläschenbildung der Mundschleimhaut. Am 20.11. wird das L-Trytophan abgesetzt. Im Dezember treten starke Muskelschmerzen bevorzugt im Schultergürtel auf; den ganzen Dezember über hält ein anfallsartiger, trockener Husten an. Ende des Jahres fühlt sich die Patientin so schwach, daß sie das Bett nicht mehr verlassen kann.

Am 16.1.1990 erfolgt die stationäre Aufnahme in unsere Klinik. Bei der Aufnahmeuntersuchung befindet sich die 48jährige Patientin in deutlich reduziertem AZ und KZ. An beiden Unterarmen volarseits imponieren 2- bis 5-Markstück-große makulo-papulöse, z.T. urtikarielle spontan- und druckschmerzhafte Effloreszenzen. Regelmäßige Herzaktion, reine Herztöne, RR bds. 110/70 mmHg. Bis auf verschärftes Atemgeräusch rechts basal unauffälliger physikalischer Befund der Thoraxorgane. Reizlose Narben im Bereich beider Mammae nach Mammaplastik sowie Entnahme des implantierten Materials. Abdomen: unauffälliger Tastbefund. Angiologisch: Zustand nach Varizen-Op. Neurologisch: o. B. Bewegungsapparat: Druckschmerz der Oberarm- und Oberschenkelmuskulatur. Druckschmerz der Sehnenansätze im Bereich des Schultergürtels, der Ellbogen sowie der Kniegelenke medial. Gelenke: Aktiv und passiv frei beweglich, kein Nachweis von Druckschmerz oder Schwellungen.

Laborchemische Befunde bei Aufnahme

BSG 4/8 n.W.; Hb 13.3 g/dl; Leukozyten 7300, Diff. BB: Stabkernige 3, Segmentkernige 52, Lymphozyten 19, Eosinophile 17, Basophile 2, Monozyten 7. Thrombozyten 238000. Ges.-Eiweiß 5,6 g/dl, Eiweißelektrophorese: normale Verteilung der Fraktionen. Transaminasen (Leber- und Muskelenzyme), Retentions-

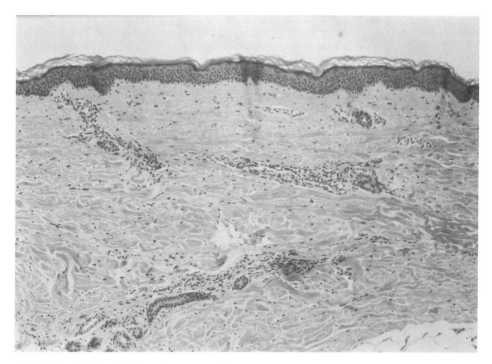

Abb. 2. Haut. EMS nach Tryptophan

werte, Elektrolyte im Normbereich. Kein Nachweis von Antikörpern gegen Kernantigene, kein Nachweis von Rheumafaktoren, Serumimmunglobuline und Komplementkonzentrationen im Bereich der Norm. HLA DR 3 und 4 negativ.

Technische Untersuchungen

EKG, Rö.-Thorax, Lungenfunktionsprüfung sowie Ultraschalluntersuchung des Abdomen: unauffällig. Augenärztliches Konsil: Pathologischer Schirmer-Test.

Haut-Muskel-Faszien-PE

Muskel: Lympho-monozytäre, entzündliche Infiltrate der kleinen und mittelgroßen Gefäße, vorwiegend in den perimysialen Septen. Faszie: Ausgeprägte Infiltration des lockeren peritendinealen Bindegewebes. Haut: Lympho-monozytäre Infiltrate in vorwiegend kleinen Gefäßen. Auffällig ist die Diskrepanz von Bluteosinophilie und eher spärlichem Eosinophilennachweis in den vaskulitischen Infiltraten. Keine Ablagerung von Immunkomplexen in Muskel und Haut.

Therapie und Verlauf

Nach Eingang der Histologie am 17.2.1990 Beginn mit systemischer Prednisolontherapie zunächst 50 mg/Tag p.o. Rückgang der Eosinophilen im peripheren Blutbild auf 3 rel.%. Anfang März Zunahme der Schmerzen, insbesondere im Bereich der prominenten Effloreszenzen an beiden Unterarmen. Eine

Prednisolonerhöhung auf 75 mg/Tag lindert die Schmerzen. Nach der Entlassung aus stationärer Behandlung am 21.3.90 wird Azathioprin (25 mg/Tag) zur Kortikoideinsparung eingesetzt, die Patientin entwickelt acholischen Stuhl, Diarrhoen mit ausgeprägtem Meteorismus, so daß eine Fortführung nicht möglich ist. Gleichzeitig wird wegen beginnender Cushing-Symptomatik mit der stufenweisen Prednisolon-Reduktion begonnen. Die Patientin stellt sich im Juni und Oktober erneut vor. Es besteht weiterhin eine muskuläre Schwäche, die dolenten Hauteffloreszenzen sind unverändert nachweisbar, trotz Absetzen des Prednisolons tritt im Blutbild keine erneute Eosinophilie auf.

Diskussion

Das epidemische Auftreten eines neuen Krankheitsbildes und die unmittelbare Reaktion des Centers for Disease Control in Atlanta ermöglichte, daß in kürzester Zeit sowohl in USA als auch in Europa Ärzte auf das Eosinophilie-Myalgie-Syndrom aufmerksam werden konnten. Auch im oben beschriebenen Fall konnte aufgrund der Anamnese, der klinischen Symptome, der Bluteosinophilie sowie des histopathologischen Befundes die Diagnose eines Eosinophilie-Myalgie-Syndroms nach Einnahme von L-Tryptophan gestellt werden. Es bleibt zum gegenwärtigen Zeitpunkt noch ungeklärt, ob das Syndrom durch L-Tryptophan oder durch eine mögliche Verunreinigung bei dessen Herstellung verursacht wird. Wir selber hatten bis zum Jahre 1989 mehr als 100 Patienten mit generalisierter Tendomyopathie, z. T. über längere Zeiträume mit L-Tryptophan behandelt, ohne daß in einem Fall unerwünschte Wirkungen zu beobachten gewesen sind.

Das Eosinophilie-Myalgie-Syndrom ist insbesondere für Rheumatologen von großer Bedeutung, da es uns möglicherweise Einsichten in pathogenetische Mechanismen von vaskulitischen Erkrankungen bisher ungeklärter Ätiologie ermöglicht. Dabei sollte jedoch nicht unerwähnt bleiben, daß auch nach Absetzen von L-Tryptophan eine den Patienten erheblich beeinträchtigende Symptomatik noch über bisher unbekannte Dauer persistieren kann – und uns nur beschränkte therapeutische Möglichkeiten zur Beeinflussung zur Verfügung stehen.

Literatur

1. Edison M, Vorhees R, Tanuz M, Sewell CM, Glickstein SL, Muth WE, Osterholm MT, Fleming DW, Foster LR, Finn A jr, Melius J, Morse DL (1989) Eosinophilis-myalgia syndrome and L-tryptophan – conntaining products – New Mexico, Minnesota, Oregon, and New York. MMWR 38:785–788
2. Gorn A (1990) MGH Case Records (Case 4-1990). New Engl J Med 322:252–261
3. Gorn A (1990) Eosinophilic fasciitis. New Engl J Med 322:931
4. Hertzmann PA, Blevins WL, Mayer J, Greenfield B, Ting M, Gleich GJ (1990) Association of the Eosinophilia-Myalgia syndrome with the ingestion of tryptophan. New Engl Med 322:869–873
5. Medsger TA jr (1990) Tryptophan-induced eosionophilia-myalgia syndrome. New Engl J Med 322:926–928
6. Silver RM, Heyes MP, Maize JC, Quearry BS, Vionnet-Fuasset M, Sternberg EM (1990) New Engl J Med 322:874–881
7. Shulman LE (1975) Diffuse fasciitis with eosinophilia: a new syndrome? Trans Assoc Am Physicians 88:70–86

Anschrift der Verfasserin:
Dr. R. Alten
Leiterin des Funktionsbereiches Rheumatologie
Schlosspark-Klinik
Heubnerweg 2
1000 Berlin 19, FRG

V. Teil

Therapie der generalisierten Tendomyopathie

Allgemeinmaßnahmen und spezifische Situationsanalyse bei der generalisierten Tendomyopathie

W. Eich

Ludolf-Krehl-Klinik, Heidelberg

General Measures and Specific Situational Analysis in Fibromyalgia

Summary: General measures in the therapy of fibromyalgia include: 1) information, 2) consultation, 3) long-term follow-up, and 4) specific situational analysis. In substance, they should be used to describe and analyze the individual circumstances which may cause the disease.

Wenn wir über Allgemeinmaßnahmen bei der GTM sprechen, befassen wir uns mit der Therapie der GTM, die bekanntermaßen schwierig ist [3, 7]. Schwierig deshalb, weil uns kein Therapeutikum zur Verfügung steht, das zuverlässig und in der überwiegenden Mehrzahl der Fälle, sowie langfristig, eine Besserung bringt. Im Gegenteil: die Therapie der GTM ist oft vergeblich, und wenn sie gelingt, dann ist sie das Ergebnis einer medizinischen Praxis, die nur durch einen adäquaten Zugangsweg zum Patienten befriedigend gestaltet werden kann. Physikalische Therapie, Pharmakotherapie und Psychotherapie sind spezielle Therapieverfahren (Tabelle 1). Ich gehe davon aus, daß wir uns einig sind, daß es sich hierbei um jeweils sehr spezifische Maßnahmen handelt, die einer gezielten Indikation und ärztlichen Überprüfung bedürfen und die nicht in jedem Fall angewandt werden müssen.

Diesen speziellen Therapieverfahren gegenüber stehen Allgemeinmaßnahmen (Tab. 1). Wir können in einer ersten Annäherung Allgemeinmaßnahmen so definieren, daß sie das sind, was in jedem Fall angewandt werden kann und was nicht einer speziellen Indikation bedarf; das, was also übrig bleibt, wenn wir die speziellen Verfahren der Pharmakotherapie und physikalischen Therapie und Psychotherapie abziehen. Nach meinem Verständnis handelt es sich dabei im wesentlichen um vier Bereiche, nämlich:

- Information,
- Beratung,
- langfristige Begleitung,
- spezifische Situationsanalyse.

Ich werde auf jeden dieser Punkte nacheinander eingehen und versuchen, sie möglichst konkret mit Inhalt zu füllen.

Information

Viele der Fibromyalgiepatienten werden erst sehr spät diagnostiziert, weil das Krankheitsbild noch lange nicht den Bekanntheitsgrad hat, den es wahrscheinlich aufgrund sei-

Tabelle 1. Therapie der GTM

---

1) Allgemeinmaßnahmen
   a) Information
      „diagnostic reassurance"
   b) Beratung
      „avoidance of aggravating factors"
   c) Längerfristige Begleitung
      „frequent follow-up"
   d) Spezifische Situationsanalyse

2) Spezifische Therapien
   a) Physikalische Therapie
   b) Pharmakotherapie:
      system./lokal,
      Psychopharmaka
   c) Psychotherapie:
      Einzeltherapie,
      Paar-/Familiengespräche

---

ner epidemiologischen Verbreitung haben müßte. Daher kommt es, daß viele Patienten erst nach einer langen Reihe von Jahren eine adäquate Diagnose bekommen und von einem Fachmann untersucht werden. Die Erfahrungen, die die Patienten im Laufe dieser Patientenkarriere machen, bringen sie zu dem behandelnden Allgemeinmediziner oder Rheumatologen mit [1]. Die Hartnäckigkeit der Schmerzen und der Symptome bei gleichzeitig nur Experten zugänglichen objektivierbaren Druckschmerzpunkten und einer sonst weitgehend somatischen Unauffälligkeit, hat die Patienten in der Regel einer jahrelangen Verunsicherung ausgesetzt. Kommentare wie: „Sie haben nichts, Sie sind ein Hyperchonder, Sie simulieren", oder „Das ist eine Hysterie" sind jedem von ihnen schon begegnet, oder sie haben sich selbst diese Frage schon gestellt. So besteht eine erste therapeutische Maßnahme darin, dem Patienten die Diagnose mitzuteilen und ihn über diesen Sachverhalt aufzuklären. Das beseitigt nicht die vorausgegangenen Erfahrungen, aber es ermöglicht dem Patienten vielleicht, sich dem Arzt, der sich jetzt für zuständig erklärt, doch anzuvertrauen und seine Maßnahmen mitzutragen und nicht die immer wiederkehrenden Erfahrungen von vorausgegangenen Arztbesuchen zu wiederholen. Es geht also um eine positive Arzt-Patient-Beziehung [6].

Daß diese Aufklärung immer wirkt, kann nicht behauptet werden, denn bei einer chronisch kritischen Einstellung Ärzten gegenüber kann auch das nur der Tropfen auf dem heißen Stein sein. Aber es ist aus meiner Sicht sehr notwendig, dem Patienten die eigene Kompetenz zu zeigen und ihn gleichzeitig über sein Leiden zu informieren. Die Amerikaner, besonders Yunus [8] und Goldenberg [3] nennen diesen Prozeß „diagnostic reassurance" und setzen auch ihn an erste Stelle im therapeutischen Procedere.

Beratung

Ich möchte hier nicht auf die speziellen Therapieformen und deren Beratung eingehen. Beratung in dem Sinne, wie ich es hier verstehen will, geht davon aus, auslösende Ursachen der Fibromyalgie zu vermeiden, was die Amerikaner „avoidance of aggravating factors" nennen [3, 5, 7].

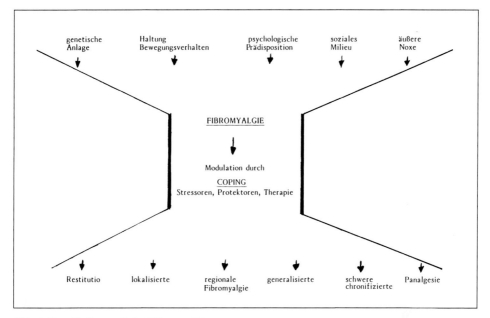

Abb. 1. Krankheitsmodell der Fibromyalgie

Nachfolgend sei dazu kurz das meinen Überlegungen zugrundeliegende Krankheitsmodell erläutert (Abb. 1):

Die Krankheitsentität der Fibromyalgie ist aus meiner Sicht ein Endpunkt, eine somatische Endstrecke von vielen Bedingungen, deren Gewichtung im Einzelfall wir heute nicht kennen und die erst in ihrem Zusammenspiel zur Erkrankung führen. Einige dieser Bedingungen kennen wir, andere sind uns nicht bekannt. Es ist auch nicht zu erwarten, daß wir monokausal ein Agens finden, das für die Ätiologie der GTM verantwortlich gemacht werden kann, sondern es wird als Hintergrund der Erkrankung immer ein Bedingungsgefüge somatopsychosozialer Art existieren, das für sich allein die Erkrankung nicht erklärt, aber ohne dessen Vorhandensein sie auch gar nicht stattfinden kann. Es ist wie das Zusammenbringen eines Sauerstoff-Gas-Gemisches, das erst durch einen Anlaß, einen Funken, zu zünden ist. Diesen Anlaß können wir terminologisch als die „Auslösesituation" fassen. Dieses Konzept vermeidet monokausale Sichtweisen, es versucht in der Beschreibung von „Bedingung" und „Auslösung" wissenschaftstheoretisch adäquate Formulierungen zu finden, die diesem komplexen Sachverhalt angemessen sind.

Das Diagramm (Abb. 1) verdeutlicht gleichzeitig, daß es viele Bedingungs- und Auslösesituationen gibt, aber jeweils nur ein spezifisches Muster der Reaktionen, nämlich die Fibromyalgie. Wie sie verarbeitet wird, welche Auswirkungen Stressoren, Protektoren oder die Therapie haben, bestimmt ihren Ausgang in dem Kontinuum zwischen Restitutio, schwerer chronifizierter GTM und Panalgie.

Die Beratung bei der GTM zielt nun darauf ab, das psychosoziale Bedingungsgefüge und den Auslöser zu finden und möglichst zu vermeiden. Deshalb „avoidance of aggravating factors". Auf diese Suche kann der Arzt nur mit Hilfe des Patienten gehen und umgekehrt. Bei den Auslösesituationen kann es sich um banale Ereignisse handeln, nasse Kleidung, Schwitzen nach schwerer Arbeit, falsche statische Belastung oder ein Haltungsfehler. Es kann aber auch ein schweres psychisches Trauma sein, wie Tod eines

Angehörigen, Ehescheidung oder sonstige akut einsetzende schwere Belastungssituationen, die oft nicht zu vermeiden, aber der Anlaß der Erstmanifestation der Erkrankung sind. Es kommen neben Traumata aber auch Konflikte, in denen der Patient steht, in Frage. Die Beratung bezieht sich nun darauf, Hintergrund, also Bedingungsgefüge, z. B. die mitgebrachte falsche Haltung und Auslöser, z. B. die Erkrankung der Mutter, zu gewichten. Die falsche körperliche Haltung besteht manchmal schon jahrelang, sie kann krankengymnastisch korrigiert werden. Die Pflegebedürftigkeit der Mutter kann nicht vermieden werden, aber es kann versucht werden, über Hilfen nachzudenken, wie die Belastung für die Frau verringert wird. In einer familiären Konfliktsituation kann ein Familiengespräch wirken.

Längerfristige Begleitung

Die GTM ist in der Regel nicht eine Erkrankung, die mit einer einmaligen Information und Beratung zu behandeln wäre, sondern die eine konstante Begleitung des Arztes erfordert. Auf der pragmatischen Ebene fordert Goldenberg [3] daher ein „frequent follow-up", d. h. der Arzt sieht die Patienten über längere Zeiträume in mehr oder minder großen Intervallen. Damit stellt sich natürlich die Frage, wie eine solch mittel- oder langfristige Behandlung für den Praktiker zu gestalten ist.

Es gibt in der Theorie der Medizin bis auf wenige Ausnahmen kaum Ausführungen darüber, wie eine langfristige Arzt-Patient-Beziehung gestaltet werden kann. Die Medizin ist in der Regel ausgerichtet auf die Notfallsituation, auf die Diagnosestellung und die Therapieempfehlung bzw. Überwachung. Die Therapieüberwachung bildet somit auch das Hauptmerkmal einer langfristigen Behandlung. Ausgeblendet werden dabei aber die immer stattfindenden Interaktionen zwischen Arzt und Patient, die Eigenarten von Patient und von Arzt, die immer mehr ins Spiel kommen, die Zu- und Abneigungen, die Vorlieben und Aversionen. Es entwickelt sich eine mehr oder minder lockere oder feste Beziehung zwischen den beiden. Da diese Beziehung nicht ins Bewußtsein gehoben wird, existiert auch kaum eine Methodik oder Didaktik einer längerfristigen Arzt-Patient-Beziehung. Das hat besonders für GTM-Patienten schwerwiegende Konsequenzen. Die Patienten mit GTM wandern von Arzt zu Arzt, sie haben einen hohen Ärztekonsum, sie entwerten den zuletzt genannten Arzt (Beck [1] hat das das „Koryphäen-Killer-Syndrom" genannt), fühlen sich mißverstanden, enttäuscht und nicht richtig therapiert (was aufgrund der insgesamt negativen Einstellung in psychotherapeutischen Termini als „negative" Übertragung gefaßt wird). Die Ärzte ihrerseits beurteilen die Patienten als schwierig zu handhaben, undankbar und neigen dazu, sie als untherapierbar zu klassifizieren („negative Gegenübertragung"). Die psychotherapeutische Beschreibung dieses Prozesses in den Termini von Übertragung und Gegenübertragung soll hier als Erklärungsmuster dafür dienen, warum es in manchen Fällen zu einer Art negativem Circulus vitiosus kommt, der schließlich mit dem Arztwechsel des Patienten, mit der gegenseitigen Abstoßung endet. Grundsätzlich ist die Arzt-Patient-Beziehung auch bei noch so guter Information und Beratung davor nicht geschützt, sondern dieser Ausgang bleibt immer offen. Die Kenntnis dieser Entwicklungsmöglichkeit beinhaltet jedoch, daß versucht werden muß, für die Arzt-Patient-Beziehung definierte Therapieziele anzugeben, und die wiederum ergeben sich aus der spezifischen Situationsanalyse.

Spezifische Situationsanalyse

Wie wir oben gesehen haben, sind das Bedingungsgefüge, das die Bereitschaft für die Fibromyalgie unterhält, und der Anlaß (die Auslösesituation) die beiden Eckpfeiler, an denen die Behandlung ansetzen kann. Es sollte sowohl das Anliegen des Patienten als auch des Arztes sein, dieses Gefüge zu verändern.

Liegt die Motivation zur Veränderung nicht vor, ja wird durch eine erfolgreiche Therapie ein anderer, vielleicht noch schlimmerer negativer Aspekt für den Patienten erreicht, so ist alle Kunst vergebens. Patient und Arzt sollten also in den gemeinsamen Gesprächen die spezifische, jeweils für den jeweiligen Patienten charakteristische Situation möglichst genau beschreiben. Im Sinne von dann festgelegten „fokalen Konflikten", kann dann immer wieder auf diese Themen rekurriert und bei den folgenden Gesprächen hierauf immer wieder Bezug genommen werden, damit die Fortschritte bzw. Mißerfolge in ihrem Bedingungsgefüge verstanden oder analysiert werden können.

Ein kurzes Beispiel:
Die 45jährige Patientin war nach der Trennung von ihrem Ehemann ausgezogen. Sie entwickelte in der neuen Wohnung eine schwere GTM. Der Auslöser war also sehr leicht zu identifizieren. Die Gespräche und die physikalische Therapie brachten auch eine Besserung, bis auf deutliche Schmerzen in beiden Schultern. Hier erzählte die Patientin in der 7. Konsultation plötzlich: „Wissen Sie, ich schäme mich ja so, aber ich könnte meinen Mann mit beiden Armen erwürgen und wäre darüber nicht einmal unglücklich". Es war also hier plötzlich möglich, in der unterdrückten Bewegung des Körpers die quasi eingefrorene und kalte Wut zu erkennen, die auf jeden Fall nicht ans Tageslicht kommen durfte. Erst nachdem dieses ausgesprochen war, ließen auch die Schmerzen in den Schultern nach.

Ich habe dieses Beispiel nicht erwähnt wegen seiner inhaltlichen Ereignisse, sondern um zu zeigen, daß erst die längerfristige Begleitung das Feld hierfür bereitete, vorbewußte und unbewußte Gründe für die Beschwerden zu eruieren. So konnte der eigentliche Sinn der Beschwerden erst relativ spät auch für die Patientin verstanden werden.

Ich fasse noch einmal zusammen: Allgemeinmaßnahmen in der Therapie der generalisierten Tendomyopathie sind solche, die in jedem Fall zur Anwendung kommen. Dies sind Information, Beratung, langfristige Begleitung und Situationsanalyse. Sie sollen inhaltlich dazu dienen, das Bedingungsgefüge und die für den jeweils einzelnen Patienten spezifische Auslösesituation zu beschreiben und zu analysieren. Dazu bedarf es eines empathischen Verständnisses des Patienten und eines geduldigen Zuhörens. Diese allgemeinen Grundprinzipien können gelernt und vermittelt werden [2], sie sind jedoch, wie aus den Beispielen deutlich wurde, gleichzeitig schon wieder sehr spezielle Therapieformen, so daß man auch sagen kann, daß es das Allgemeine in einer globalen Form nicht gibt, sondern daß es durch die hochspezifischen Einzelschritte der Information, Beratung, Begleitung und Situationsanalyse ersetzt werden kann.

Literatur

1. Beck D (1977) Das „Koryphäen-Killer-Syndrom" – zur Psychosomatik chronischer Schmerzzustände. Dtsch Med Wochenschr 102:303–307
2. Eich W (1989) Zugangswege zur Psychosomatik rheumatischer Erkrankungen – Video, Fallvorstellung, Selbsterfahrung. In: Bergmann G (Hrsg) Psychosomatische Grundversorgung. Springer, Berlin Heidelberg New York Tokyo
3. Goldenberg DL (1988) Fibromyalgia Syndrome – An Emerging but Controversial Condition. JAMA 257:2782–2787

4. Müller W, Lautenschläger J (1990) Die generalisierte Tendomyopathie I und II. Z Rheumatol 49:11–21, 22–29
5. Smythe HA (1985) Nonarticular rheumatism and psychogenic musculoskeletal syndromes. In: McCarty D (ed) Arthritis and allied conditions, 10th edn. Saunders, Philadelphia
6. Weintraub A (1988) Die generalisierte Tendomyopathie. Aktuel Rheumatol 13:256–263
7. Wolfe F (1988) Fibromyalgia: Whither treatment. J Rheumatol 15:1047–1049
8. Yunus MB (1988) Diagnosis, etiology, and management of fibromyalgia syndrome: an update. Compr Ther 14:8–20

Anschrift des Verfassers:
Dr. med. W. Eich
Medizinische Klinik
Innere Medizin II
Ludolf-Krehl-Klinik
Bergheimer Straße 58
W-6900 Heidelberg, FRG

Systemische und lokale Pharmakotherapie bei der generalisierten Tendomyopathie

K. Miehlke

Deutsche Gesellschaft für Innere Medizin, Wiesbaden

Systemic and Local Pharmacotherapy in Fibromyalgia

Summary: Fibromyalgia tends to become chronic if not recognized early and treated expertly; patients often have a long history of taking analgesics and antiphlogistics and are thus also at risk of medication abuse.

Additionally, there is a risk of unexpected side-effects caused by non-steroidal anti-inflammatory drugs taken over a long period of time. To counteract this risk, we propose three medication-oriented considerations for treatment:

1) To consider the individual characteristics and properties of each of the non-steroidal anti-inflammatory drugs, in order to choose the best agent in regards to side-effects.
2) The use of local infiltration therapy in order to decrease the reaguired dose of NSAIDs needed.
3) To reduce the dosage of NSAIDs, or to substitute with muscle-relaxants and/or Vitamin E as antioxidant to achieve the desired, mild antiphlogisttc or analgesic effect.

Special emphasis must be focused on the fact that fibromyalgia is often associated with additional vegetative-functional symptoms, and also with psychosomatic conditions. Therefore, the use of psycho-pharmacological agents is often necessary in the treatment regimen.

Die generalisierte Tendomyopathie tendiert bei nicht fachgerechtem Erkennen und frühzeitigem Behandeln zur Chronifizierung und damit zu der Tendenz des Patienten, über lange Zeit Analgetika bzw. evtl. auch Antiphlogistika einzunehmen und sich an diese zu gewöhnen.

Bei der Therapie der generalisierten Tendomyopathie sollte man sich zunächst darüber klar werden, ob es sich um sog. sekundäre Formen handelt, also Tendomyopathien, die durch entzündlich- oder degenerativ-rheumatische Erkrankungen verursacht werden, oder aber ob eine primäre Form der generalisierten Tendomyopathie vorliegt, bei welcher meist psychische Momente für die Auflösung der Erkrankung entscheidend sind und nur in relativ wenigen Fällen auch zusätzlich somatische Veränderungen − wie etwa Fehlformen der Wirbelsäule und andere degenerative WS-Erkrankungen (z. B. Osteoporose oder Osteomalazie) − im Spiel sind.

Wie aus den vorhergehenden Vorträgen deutlich wird, ist die generalisierte Tendomyopathie von dem eigentlichen psychogenen Rheumatismus mit seinen diffusen Lokalisationen, rasch wechselnden Schmerzen, differentialdiagnostisch abzutrennen.

Nach diesen einleitenden Bemerkungen können wir die Therapie der generalisierten Tendomyopathie einteilen in eine kausale Therapie (entsprechend der sog. Basistherapie bei anderen chronisch-entzündlichen und/oder degenerativ-rheumatischen Erkrankungen) einerseits und die symptomatische Behandlung andererseits.

Bei der kausalen Therapie versuchen wir zunächst eine Ausschaltung exogener Faktoren, die für die Auslösung dieser Beschwerden verantwortlich zu machen sind, zu erreichen. Dies könnten z. B. sein Vermeidung von Kälte- und Nässeeinwirkung, eine chronische Fehl- oder Überbelastung von Gelenken und Wirbelsäule am Arbeitsplatz u. ä. Wir versuchen ferner bei erkannten somatischen Erkrankungen, wie etwa entzündlich- und degenerativ-rheumatischen Erkrankungen, deren Behandlung durchzuführen. In diesem Zusammenhang soll darauf hingewiesen werden, daß die generalisierte Tendomyopathie nicht selten im Gesichtsbereich beginnt. Entsprechend sollte hier der Zahnarzt zu Rate gezogen werden, um etwa im Kieferbereich eine Zahnkorrektur vorzunehmen. Bei den primären Formen der generalisierten Tendomyopathie muß zwingend eine Beeinflussung der psychischen Faktoren versucht werden, d. h. die Psychotherapie muß bei Konfliktlösung eingesetzt werden, evtl. Einsatz von Psychopharmaka, Kontrolle und evtl. Optimierung des sozialen Umfeldes. An dieser Stelle soll als außerordentlich wichtig erwähnt werden, daß der Arzt sich für seinen Patienten, der an einer generalisierten Tendomyopathie leidet, Zeit nimmt. Der Patient muß spüren, daß er von seinem Arzt ernstgenommen wird und daß er Zeit hat, sich seine Sorgen anzuhören. Es ist immer wieder erstaunlich, daß durch eine einzige verständnisvolle Aussprache bei nicht allzulange bestehendem Krankheitsbild eine Lösung des ursächlich zugrundeliegenden Konfliktes gelingt, wonach dann meist das Krankheitsbild völlig ausheilt.

Die symptomatische Behandlung der generalisierten Tendomyopathie beinhaltet die Beeinflussung, Muskelverspannung, Irritation von Sehnen, Sehnenscheiden und -ansätzen, – ferner ist wichtig, daß evtl. Schlafstörungen notfalls medikamentös behandelt werden. Bei der Schmerzbehandlung erleben wir immer wieder, daß nichtsteroidale Antirheumatika eingesetzt werden. Dies mag insofern wohlverständlich sein, als mit dem Einsatz dieser Mittel natürlich eine Analgesie erreicht werden kann, andererseits aber lehrt die praktische Erfahrung, daß eine Indikation für den Einsatz von nichtsteroidalen Antirheumatika bei der generalisierten Tendomyopathie nicht besteht. Entschließt man sich ausnahmsweise wegen ursächlich vielleicht zugrundeliegenden entzündlich-rheumatischen Erkrankungen zum Einsatz von nichtsteroidalen Antirheumatika, so soll unsere Überlegung in die differentialtherapeutischen Abwägungen der einzelnen nichtsteroidalen Antirheumatika untereinander einfließen, um das nebenwirkungsärmste Präparat einzusetzen. Ebenso wie nichtsteroidale Antirheumatika entweder gar nicht oder wenn ja nur in den eben erwähnten Ausnahmefällen indiziert sind, sollte man zurückhaltend sein mit dem Einsatz von reinen Analgetika, und zwar wegen der Gefahr der Gewöhnung an diese Mittel. Gerne Gebrauch machen wir von lokalen Injektionen mit Lokalanästhetika, ferner vom Einsatz sog. Muskelrelaxanzien, wie etwa Chlormezanon u. ä. Gut bewährt hat sich ferner die topische Anwendung von sog. Rheumasalben und -pflastern in Form von Salben, Gelen und Sprays. Wir haben uns ferner in den letzten Jahren zunehmend von der günstigen Wirkung von hochdosierten Vitaminen überzeugen können. Hier sind vor allem Vitamin E zu nennen und die Vitamine B_1, B_6 und B_{12}, wie sie in entsprechenden Tabletten als Kombination vorliegen. Die Vitamine sollten genügend hoch dosiert werden, damit sie als Medikamente analgetisch wirken (Elimination von toxischen Sauerstoffradikalen). Beim Vitamin E gibt man z. B. 400–1200 mg täglich. Bei den primären Formen der generalisierten Tendomyopathie kann u. U. der Einsatz von Psychopharmaka in Form von Tranquilizern, Neuroleptika und Antidepressiva wichtig sein.

Von großem Wert ist die physikalische Therapie in Form der Wärmetherapie in jeder Form (heiße Wickel, Fango u. a., heiße Teil- oder Vollbäder, elektrotherapeutische Anwendungen). Von gleicher Wichtigkeit schließlich ist die kurmäßige Behandlung mit Gymnastik, Sport und Psychotherapie, etwa in Form der Gruppentherapie mit Entspannungsübungen (z. B. autogenes Training u. ä.).

Abschließend möchten wir nicht unerwähnt lassen, daß gerade bei dem oft vorwiegend funktionellen Krankheitsbild der generalisierten Tendomyopathie unkonventionelle Methoden, wie z. B. die Akupunktur, durchaus wirksam sein können. Man erlebt nicht selten, daß die Akupunktur durchaus eine medikamentöse Therapie ersetzen kann.

Anschrift des Verfassers:
Prof. Dr. med. K. Miehlke
Deutsche Gesellschaft für Innere Medizin
Humboldtstr. 14
W-6200 Wiesbaden, FRG

Psychopharmakotherapie bei generalisierter Tendomyopathie

R. Kocher

Psychiatrische Universitätsklinik Basel

Psychopharmacotherapy in Fibromyalgia

Summary: Soon after the introduction of major tranquilizers in 1951–1952, and antidepressants in 1957, the first publications on their analgesic, analgesia-economizing and analgesia-potentiating effect appeared. The psychopharmaca, particularly the antidepressants and major tranquilizers, were later used for all forms of chronic pain. Their mode of action has been explained by the positive influence on the central experience of pain: "reaching distance from pain" and "depersonalization of pain". The antidepressants and neuroleptics interrupt or prevent the vicious circle: Pain → depression → anxiety → pain → etc., which occurs frequently in chronic pain. In addition, the following vicious circle can be interrupted: autonomous irritability → psychic reaction → pain → etc. There is some evidence that antidepressants reduce the transmission of pain impulses, also on a spinal level, by activation of the descending serotoninergic and noradrenergic pain-inhibiting pathways, here as the minor tranquilizers and other psychopharmaca dampen the "arousal reaction" in the reticular formation. The neuroleptics, in the processing of pain, are more likely to act on a cerebral level. For treatment of fibromyalgia the psychopharmaca are used successfully, particularly the antidepressants (clomipramine and maprotiline). We know that psychological factors like depression, anxiety, aggression, stress, and emotional disorders play a significant role.

Der akute Schmerz kann heute dank besser wirksamer Analgetika und den großen Fortschritten in der Anästhesiologie weitgehend beherrscht werden. Nach wie vor bereitet aber die Behandlung von chronischen Schmerzzuständen bei vielen Patienten erhebliche Schwierigkeiten, so auch bei der generalisierten Tendomyopathie. Bei der Behandlung von chronischen Schmerzen, die nur in einer ganzheitlichen psycho-physischen Betrachtungsweise unter Einbeziehung von Anlage und Umwelt begriffen werden können, sind die Psychopharmaka, vor allem die Antidepressiva, Neuroleptika und Antikonvulsiva, neben vielen anderen Behandlungsmöglichkeiten, von größter Bedeutung.

Wenige Jahre nach Einführung von Chlorpromazin in die Behandlung psychiatrischer Krankheiten [8] entdeckten Sigwald et al. [27], daß Phenothiazine schmerzlindernd wirksam sind. Sie verabreichten Chlorpromazin, Promethazin und Levomepromazin bei Patienten mit Herpes zoster. Sie beobachteten dabei sowohl beim akuten Herpes-zoster-Schmerz als auch bei der postherpetischen Neuralgie eine Besserung der Schmerzen. Eindrucksvolle Besserungen von Schmerzintensität und Allgemeinbefinden fand sie bei Patienten mit Karzinomschmerzen oder beim Thalamusschmerzsyndrom.

Ebenfalls wenige Jahre nach der Entdeckung der antidepressiven Wirkung von Imipramin [16] beobachteten Paoli et al. [25], daß diese Substanz analgetisch wirkt. Sie behandelten Patienten mit multipler Sklerose, welche unter Neuralgien und depressiven Verstimmungen litten. Sie fanden dabei, daß sich nicht nur eine Stimmungsaufhellung einstellte, sondern daß auch die Neuralgien ansprachen. Sie stellten außerdem bei 70% von 53 Patienten mit neurologischen Syndromen eine Schmerzverminderung fest. Darüber hinaus wurden nicht nur günstige psychopathologische Wirkungen und Schmerzlinderungen beobachtet, sondern auch eine Verbesserung des Allgemeinzustandes sowie von Schlaf- und Appetitstörungen. In der Folge mehrten sich die Publikationen über die gute analgetische, analgetikasparende und analgetikapotenzierende Wirkung der Neuroleptika und Antidepressiva. Aufgrund dieser erwähnten Publikationen versuchten wir in Basel 1966/67 [13] durch eine Kombination von Antidepressiva und Neuroleptika die analgetische, analgetikasparende und analgetikapotenzierende Wirkung zu verstärken. Die Resultate der Behandlung mit einer Kombination von Antidepressiva und Neuroleptika bei chronischen Schmerzen waren sehr gut und erfolgversprechend, so daß wir diese Kombinationsbehandlung konsequent über bald 25 Jahre hinaus weiterführten.

Balmer et al. [3] konnten anhand einer ambulanten Doppelblindstudie befriedigende Effekte einer Behandlung mit Maprotilin und/oder Fluphenazin bei der GTP feststellen.

Psychopharmaka

Für die Behandlung von chronischen Schmerzen sind generell die Antikonvulsiva, vor allem das Carbamazepin (Tegretol), die Antidepressiva und die Neuroleptika von Bedeutung. Die Tranquilizer-Ataraktika mit ihrer guten muskelrelaxierenden und anxiolytischen Wirkung sind für die Langzeit- und Dauermedikation weniger geeignet, weil sie zu Rebound- und Gewöhnungseffekten führen können [26]. Die Antikonvulsiva-Antiepileptika werden in der Literatur nicht erwähnt bei der Behandlung der GTM.

Antidepressiva

Die heute am häufigsten verwendeten Antidepressiva sind das Maprotilin (Ludiomil), das Amitriptylin (Laroxyl) und das Clomipramin (Anafranil). Die Abb. 1 zeigt den Wirkungsmechanismus der Antidepressiva.

Daraus geht hervor, daß die Antidepressiva vor allem die Wiederaufnahme von Serotonin und Noradrenalin aus der Synapsenregion in die Nervenzelle blockieren. Sie führen somit zu einer erhöhten noradrenergen und serotonergen Aktivität im Zentralnervensystem.

Neuroleptika

Als sehr gut analgetisch hat sich aus dieser Gruppe Levopromazin (Nozinan, Neurocil) erwiesen. Das Levopromazin zeigt auch in niedrigen Dosen unerwünschte Nebenwirkungen (Somnolenz, Orthostase). Heute wird vermehrt das Haloperidol (Haldol), ein Butyrophenonderivat, eingesetzt, das hochpotent neuroleptisch wirkt, aber die erwähnten Nebenwirkungen nicht aufweist. Die Wirkung der Neuroleptika besteht vorwiegend in einer Rezeptorblockade an dopaminergen Synapsen. Die Abb. 2 zeigt den Wirkungsmechanismus der Neuroleptika.

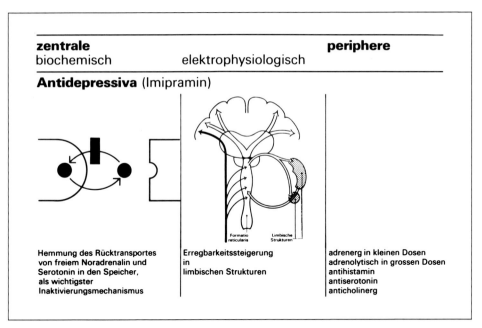

Abb. 1. Wirkungsmechanismus der Antidepressiva. (Nach [26])

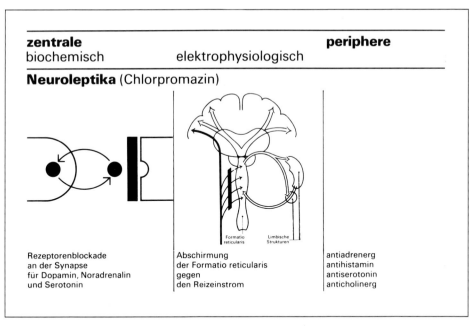

Abb. 2. Wirkungsmechanismus der Neuroleptika. (Nach [26])

Vorteile

Eine Behandlung chronischer Schmerzen, so auch bei der GTM, bietet folgende Vorteile:

- Wirkung auch bei Patienten, die auf die üblichen Analgetika nicht angesprochen haben,
- keine Gefahr der Medikamentenabhängigkeit,
- Analgetikapotenzierung,
- Analgetikaeinsparung,
- Verhinderung von Analgetikamißbrauch und Analgetikaabhängigkeit.

Wirkungsweise

Der gute Erfolg durch eine Behandlung mit Antidepressiva und/oder Neuroleptika wurde vorerst dadurch erklärt, daß es durch sie zu einer Veränderung der Schmerzverarbeitung (sog. „Schmerzdistanzierung" und „Entpersönlichung des Schmerzes") kommt, daß sie die unlustbetonten Begleiteffekte der Schmerzempfindung abschwächen und somit das „quälende" Schmerzerlebnis aufheben [17]. Weiter sind die Psychopharmaka imstande, den verhängnisvollen Circulus vitiosus Schmerz → vegetative Erregbarkeit → psychische Reaktionsweise → Schmerz [16] zu unterbrechen. Ihre Wirkung ist entsprechend um so eindrucksvoller, je stärker die Schmerzzustände von einer Störung des emotionalen und vegetativen Gleichgewichtes beherrscht sind (Abb. 3).

Bei chronischen Schmerzen kommt es häufig zu einem anderen Circulus vitiosus: Schmerz → Depression → Angst → Schmerz (Abb. 4).

Nach Müller u. Lautenschläger [24] muß differentialdiagnostisch bei der GTM an endogene und larvierte Depressionen gedacht werden.

Tranquilizer, die allerdings für die Langzeit- und Dauermedikation weniger geeignet sind, und Neuroleptika hemmen den Reizeinstrom in das limbische System. Das limbi-

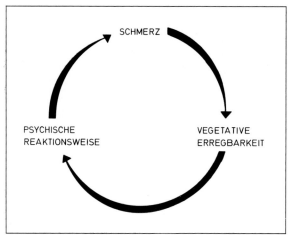

Abb. 3. Circulus vitiosus: Schmerz → vegetative Erregbarkeit → psychische Reaktionsweise → Schmerz.(Nach [17])

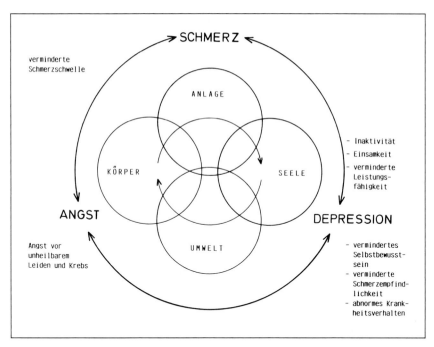

Abb. 4. Circulus vitiosus: Schmerz → Depression → Angst → Schmerz

sche System ist nach Pöldinger [26] ein in sich geschlossenes Kreissystem und steht mit der Formatio reticularis in enger Verbindung.

Pöldinger [26] unterscheidet die kortikale „arousal reaction", die bei Überfunktion zu Schlafstörungen und anderen funktionellen Störungen führt, die vegetative „arousal reaction", die vegetative Störungen bewirkt, die emotionale „arousal reaction", die Angstzustände bewirkt und die absteigende spinale „arousal reaction", die Muskelverspannungen zur Folge hat.

Neuere Aspekte für die Behandlung einer GTM brachten die Untersuchungen des Schlaf-EEGs. Hauri u. Hawkins [12] fanden als erste den Alpha-Delta-Schlaf bei Patienten mit psychiatrischen Erkrankungen, bei Patienten mit chronischen somatischen Beschwerden und bei Patienten unter Streß. Moldofsky et al. [19] fanden bei Patienten mit GTM ebenfalls diesen Alpha-Delta-Schlaf, wobei die Patienten seltener das Schlafstadium 4 erreichten. Moldofsky u. Scarisbrick [20] konnten durch gezielten Schlafentzug bei jungen, gesunden Probanden feststellen, daß ein Schlafentzug im REM-Stadium zu keinen Störungen führt, daß hingegen Schlafentzug im Stadium 4 zu ähnlichen Schmerzsyndromen führt, wie bei der GTM. Schon Vogel [30] fand 1968, daß die REM-Deprivation praktisch keine schädlichen Folgen hat. Hartmann [11] stellte 1973 die Theorie auf, daß der „slow-wave-sleep" (Tiefschlaf oder Deltaschlaf) erholende Funktionen hat für den Allgemeinzustand, im Gegensatz zum REM-Schlaf. Die von Moldofsky beschriebenen Schlafstörungen bei der GTM sind eher ein Begleit- oder ein sekundäres Symptom der GTM. Ähnliche Störungen des Tiefschlafes finden sich nach unseren eigenen Untersuchungen auch bei chronischen Alkoholikern in der Abstinenzphase und bei Patienten unter Methadon [15]. Moldofsky u. Lue [22] behandelten Patienten für 3 Wochen mit Chlorpromazin 100 mg und L-Tryptophan 5 mg täglich. Nur Chlorpromazin, aber nicht L-Tryptophan, führte zu einer Vermehrung des Tiefschlafes und einer Verbesserung der

Schmerzen und der Stimmung. Seit kurzem werden bei der Behandlung der GTM das Ketanserin, ein A-2-Serotoninantagonist und das Ritanserin, ein A-1-Serotoninantagonist, bei der Behandlung der GTM eingesetzt. Die Resultate sind vielversprechend [24]. Vom Ritanserin ist nachgewiesen, daß es eine Vermehrung des Tiefschlafes um 50% bewirkt.

Resultate der Behandlung der GTM durch Psychopharmaka

Im Vordergrund stehen sicher die tri- oder tetrazyklischen Antidepressiva. Als erste berichteten Balmer et al. [3], daß ambulante Patienten auf eine perorale Therapie mit Antidepressiva und/oder Neuroleptika befriedigende Effekte zeigten. Müller u. Lautenschläger [24] behandeln seit Jahren stationäre Patienten bei ausgeprägten GTM mit einer Infusionstherapie mit Maprotilin (Ludiomil) und Clomipramin (Anafranil), oft in Kombination mit Neuroleptika (Haloperidol oder Levomepromazin). Diese Medikation weist zwar nur in einem Teil der Fälle eine Wirkung und oft nur eine kurze Dauer auf, der Effekt kann aber durch die erwähnte anschließende perorale Behandlung mit dieser Medikation evtl. verlängert werden. Goldenberg et al. [9] behandelten in einer Doppelblindstudie Patienten mit einer GTM entweder mit Amitriptylin, Naproxen, Amitriptylin und Naproxen und Plazebo während 6 Wochen. Sie fanden eine signifikante Verbesserung der Schmerz- und der Schlafstörung unter Amitriptylin. Carette et al. [6] behandelten GTM-Patienten mit Amitriptylin oder Plazebo während 9 Wochen. Nur Amitriptylin bewirkte eine Verbesserung der Schmerzen und der Schlafstörungen. Wysenbeek et al. [31] fanden keine Wirkung von Imipramin (Tofranil) bei der GTM in einer offenen, nichtkontrollierten Studie. Bennett et al. [4] konnten in einer Doppelblindstudie eine deutliche Verbesserung der Schmerzen und der Schlafstörungen unter Cyclobenzaprin (Flexeril) nachweisen. Caruso et al. [7] fanden ebenfalls in einer Doppelblindstudie eine signifikante Besserung der GTM unter Dothiepin. Auch in einer Doppelblindstudie fanden Bibolotto et al. [5] eine leichte Überlegenheit von Maprotilin (Ludiomil) gegenüber Clomipramin (Anafranil) bei der GTM, wobei Maprotilin (Ludiomil) eine bessere Verträglichkeit zeigte.

Nebenwirkungen

Neuroleptika

Unter niedrigen Dosen treten sehr selten extrapyramidal-motorische Bewegungsstörungen auf: Dyskinesien zu Beginn (initiale Dyskinesien), Akathisie (Ruhelosigkeit) und ein leichtes Parkinson-Syndrom. Bei initialen Dyskinesien muß das Neuroleptikum sofort abgesetzt und eine Ampulle Biperiden (Akineton) i.v. injiziert werden. Sollte ein leichtes Parkinson-Syndrom auftreten, muß ein Anti-Parkinson-Medikament, z. B. Biperiden, zugegeben werden. Als weitere Nebenwirkungen können Mundtrockenheit, Blutdruckabfall, Schwitzen, Akkommodationsstörungen, Obstipation usw. auftreten.

Antidepressiva

Bei diesen sind vor allem Mundtrockenheit, Schwitzen, Akkommodationsstörungen, Obstipation, orthostatische Beschwerden, Miktionsstörungen (vor allem Urinretention bei älteren Patienten), Tachykardie, Tremor usw. als Nebenwirkungen bekannt.

Bei niedrigen Dosierungen, wie sie von uns empfohlen werden, können diese Nebenwirkungen auf ein Minimum reduziert werden.

Es ist wichtig und unerläßlich, daß die Nebenwirkungen vorher mit dem Patienten besprochen werden und daß der Patient auf die möglichen Erscheinungen aufmerksam gemacht wird.

Vorteile einer kombinierten Behandlung mit Neuroleptika und Antidepressiva

1. Bei einer kombinierten Behandlung genügen allgemein niedrigere Dosen. Gram [10] konnte zeigen, daß, wenn ein Neuroleptikum einem Antidepressivum beigegeben wird, der Plasmaspiegel des Antidepressivums höher ist. Damit können durch die niedrigeren Dosen starke und/oder störende Nebenwirkungen vermieden werden. Die Patienten können auch ambulant behandelt werden.
2. Eine Kombinationsbehandlung umfaßt den antidepressiven und neuroleptischen Effekt. Einer von diesen fehlt oder ist ungenügend, wenn das eine oder das andere Medikament allein angewendet wird (Beispiel: Circulus vitiosus: Schmerz → Angst → Depression → Schmerz usw.).

Dosierung

1. Stationäre Patienten: Clomipramin (Anafranil) oder Maprotilin (Ludiomil) 25–50 mg täglich als Dauertropfinfusion in 250 ml 5%-Glukoselösung während 2–3 h, nach 10 Tagen perorale Behandlung bis 75 mg täglich plus Haloperidol (Haldol) 3×0,5–3×1 mg täglich.
2. Ambulante Patienten: Clomipramin (Anafranil) 25 mg täglich am Morgen, langsame Dosissteigerung bis 50 mg am Morgen und 25 mg am Mittag, Maprotilin (Ludiomil) 25 mg täglich, langsame Dosissteigerung bis 75 mg täglich oder Amitriptylin (Laroxyl) 25 mg täglich auf die Nacht, langsame Dosissteigerung bis 75 mg auf die Nacht plus Haloperidol (Haldol) 3×0,5 mg täglich, langsame Steigerung auf 3×1 mg täglich, oder Levomepromazin (Nozinan, Neurocil) 25 mg täglich auf die Nacht, langsame Steigerung auf 50 evtl. 75 mg täglich auf die Nacht.

Bei älteren Patienten darf generell nur ein Drittel bis maximal die Hälfte der oben beschriebenen Dosierung verabreicht werden.

Literatur

1. Antkiewicz-Michalik L, Rokosz-Pelc A, Ventrilani A (1984) Increase in rat cortical (^{3}H-)Naloxone bindings site density after chronic administration of antidepressants agents. Eur J Pharmacol 102:179–181
2. Aschoff JC (1987) Neurotransmitter und Schmerz. In: Ciba-Geigy (Hrsg) Psychopharmaka bei chronischen Schmerzen. Workshop Mai 1987. Geigy Pharma, Basel
3. Balmer R, Battegay R, Labhardt F, Müller W (1978) Weichteilrheumatische Erkrankungen und Depression – ein Beitrag zur Psychopharmako- und Psychotherapie. Aktuel Rheumatol 3:97–105
4. Bennett R, Gatter RA, Campbell SM, Clark SR, Scarola JA (1988) A comparison of cyclobenzaprine and placebo in the management of fibrositis. A double-blind controlled study. Arthritis – Rheum 31:1535–1542

5. Bibolotti E, Borglei C, Pasculli E et al. (1986) The management of fibrositis: a double-blind comparison of maprotiline, chlorimipramine, and placebo. Clin Trial J 23:269–280
6. Carette S, McCain GA, Bell DA, Fam AG (1986) Evaluation of amitriptyline in primary fibrositis. Arthritis Rheum 29:655–659
7. Caruso I, Sarzi-Puttini PC, Boccassini L et al. (1987) Double-blind study of dothiepin versus placebo in the treatment of fibromyag syndrome. J Int Med Res 15:154–159
8. Delay J, Deniker P (1952) 38 cas de psychoses traitées par la cure prolongée et continue de 4560 R. P. Ann Med Psychol 110:495–502
9. Goldenberg DL, Felson DT, Dinerman H (1986) A randomized controlled trial of amitriptyline and naproxen in the treatment of patients with fibromyalgia. Arthritis Rheum 29:1371–1377
10. Gram LF (1977) Plasma level monitoring of tricyclic antidepressant therapy. Clin Pharmakokinet 2:1011–1115
11. Hartmann EL (1973) The function of sleep. Yale University Press, New Haven
12. Hauri P, Hawkins DR (1973) Alpha-delta sleep. Electroencephalogr Clin Neurophysiol 34:233–237
13. Kocher R (1968) Zur Behandlung schwerer Schmerzzustände mit einer Kombination von Tofranil (Imipramin) und Nozinan (Levomepromazin). Schweiz Rundsch Med Praxis 57:1459–1464
14. Kocher R (1989) Psychopharma in der Schmerzbehandlung. Schweiz Rundsch Med Praxis 14:394–398
15. Kocher R, Ladewig D, Holsboer-Trachsler E (1990) Nachtschlafableitungen bei Patienten unter Methadon und bei chronischen Alkoholikern in der Abstinenzphase. 11. Frühjahrstagung der Schweiz. Gesellschaft für Klinische Neurophysiologie vom 8./9. Mai 1990 in Stein am Rhein
16. Kuhn R (1957) Über die Behandlung depressiver Zustände mit einem Iminodibenzylderivat (G 22355). Schweiz Med Wochenschr 87:1135–1140
17. Linke H (1963) Die Entpersönlichung des Schmerzes durch Phenothiazinderivate. Ther Ber 35:94–99
18. Mayer DJ, Price DP (1976) Central nervous system mechanism of analgesia. Pain 2:379–404
19. Moldofsky H, Scarisbrick P, England R, Smythe H (1975) Musculoskeletal symptoms and non-REM sleep, disorder in patients with "fibrositis syndrome" and healthy subjects. Psychosom Med 37:341–351
20. Moldofsky H, Scarisbrick P (1976) Induction of neurasthenic musculoskeletal pain syndrome by sleep stage deprivation. Psychosom Med 38:35–44
21. Moldofsky H, Warsh JJ (1978) Plasma tryptophan and musculoskeletal pain in non-articular rheumatism ("fibrositis syndrome"). Pain 5:65–71
22. Moldofsky H, Lue FA (1980) The relationship of alpha and delta EEG frequencies to pain and mood in "fibrositis" patients treated with chlorpromazine and L-triptophan. Electroencephalogr Clin Neurophysiol 50:71–80
23. Moldofsky H (1989) Sleep and fibrositis syndrome. Rheum Dis Clin North Am 15:91–103
24. Müller W, Lautenschläger J (1990) Die generalisierte Tendomyopathie (GTM). Klinik, Verlauf und Differentialdiagnose, Pathogenese und Therapie. Z Rheumatol 49:11–29
25. Paoli F, Darcourt G, Cossa P (1960) Note préliminaire sur l'action de l'imipramine dans les états douloureux. Rev Neurol 102:503–504
26. Pöldinger W (1991) Psychosomatische Aspekte aus psychophysiologischer Sicht. Symposium 28.–30. Juni 1990. Generalisierte Tendomyopathie (Fibromyalgie) (im Druck)
27. Sigwald J, Hébert HH, Quetin A (1957) Traitement du zona et des algies zostériennes (ainsi que de certaines algies rebelles) par les phénothiazines. Sem Hôp (Paris) 33:1137–1139
28. Spencer PSJ (1976) Some aspects of pharmacology of analgesia. J Int Med Res 4:1–14
29. Takagi H (1980) The nucleus reticularis paragiganto-cellularis as a site of analgesic-action of morphine and enkephalin. Trends Pharmacol Sci 1:182–184
30. Vogel GW (1968) REM deprivation III. Dreaming and psychosis. Arch Gen Psychiatry 18:312–329
31. Wysenbeek AJ, Mor F, Luric Y, Weinberger A (1985) Imipramine for treatment of fibrositis: a therapeutic trial. Ann Rheum Dis 44:752–753

Anschrift des Verfassers:
Prof. Dr. med. R. Kocher
Psychiatrische Universitätsklinik Basel
Wilhelm-Klein-Straße 27
CH-4025 Basel

Maprotiline in Primary Fibrositis Syndrome — A Double Blind Controlled Study

J. C. Gerster [1], P. Suter [2] and M. Daehler [2]

[1] Rheumatology and Rehabilitation Centre, Lausanne
[2] Medical Department of Ciba-Geigy, Basle

Maprotilin bei primärer Fibromyalgie — Eine doppelblind-kontrollierte Studie

Zusammenfassung: Bei 34 Patienten mit primärer Fibromyalgie wurde eine doppelblind kontrollierte Studie mit Maprotilin (Ludiomil) versus Placebo über 12 Wochen durchgeführt. Der Wirkungseffekt wurde mittels Angaben des Patienten betr. Schlafqualität, Schmerz in bezug auf Intensität und Anzahl der Tenderpoints objektiviert. Unter Maprotilin konnte eine deutlich bessere Wirkung auf die Schlafqualität erzielt werden, die sich bereits ab der 2. Behandlungswoche signifikant verbesserte. In beiden Behandlungsgruppen mit Maprotilin und Placebo fand sich eine Abnahme der Schmerzintensität und Anzahl der Tenderpoints. Maprotilin wurde gut toleriert, und die auftretenden Nebenwirkungen waren von geringerer Ausprägung.

Primary fibrositis is a syndrome whose etiology remains poorly understood [14]. There are associated conditions such as poor sleep, chronic fatigue, tension, and headache [10]. In addition, psychological disturbances are often found, especially depression and a high rate of anxiety [4, 8]. So it was tempting to try a therapy with maprotiline, which combines characteristics of an antidepressant with the activity of an anxiolytic and hypnotic agent [7].

Patients and Methods

Thirty-eight patients suffering from primary fibrositis syndrome were included in the study. Selection was based on the diagnostic criteria established by Smythe [10, 11]. Criteria such as diffuse aches and stiffness in muscles and tendon insertions of more than 3-months' duration were required. Skin-roll-tenderness over the scapular region and local tenderness over the trigger points, at least 12 of the 14 described by Smythe [11], were also required. Criteria for exclusion were objective signs of articular or periarticular disease such as joint, bursal, or tendon swelling. Erythrocyte sedimentation rate, SGOT, antinuclear antibodies, and rheumatoid factor had to be normal or negative.

All patients receiving NSAIDs, muscle relaxants, or sleeping medication, were subject to a wash-out period of 7 days before the baseline observation. Only acetaminophen was permitted the week before and during the study. Physical therapy was not permitted during the drug trial.

We used a double-blind, placebo-controlled format of 12-weeks duration. At the start of the trial, each patient received one pill of 25 mg maprotiline (M) daily at bed time or a placebo (P) preparation. The dose was increased to two pills (50 mg) daily for week 2, and to three pills (75 mg) daily for week 4 (this was the maximum dosage allowed). In the event of adverse reaction, the trial treatment was discontinued or the dosage was reduced to the previous level.

The efficacy was evaluated based on subjective and objective data. A visual analogue pain score was ascertained whereby patients indicated their current pain intensity each week on a line measuring 100 mm. Data were expressed in mm with lower number indicating lesser degree of pain.

Sleep quality was rated on a four-point scale of "very good", "good", "moderate" or "poor" sleep.

The tender-point-count examination was performed by the same observer, who exerted, as far as possible, a uniform amount of manual finger pressure on each of the 14 anatomical sites. The site was graded as "not tender" or "tender". The maximum tender-point score was 14.

Patients were evaluated at the initial pretreatment examination, at weeks 2, 4, 8, and 12. At the end of the trial, a phsyician's global assessment compared with baseline was quoted.

Results

Thirty-eight patients entered the study, 19 received M and 19 P. In Table 1 is presented the group comparison at entry. The clinical data entered in the protocols: duration of illness, tenderness, number of painful points, did not differ significantly between the two groups.

Table 1. Group comparison at entry

	M group (n = 19)	P group (n = 19)
Age (years)	48 (22 – 65)	42 (25 – 66)
Sex (male/female)	5/14	5/14
Mean disease duration (months)	62 (6 – 300)	66 (5 – 192)
Mean number of tender points	13	13
Number of cases with fatigue	18	17
Number of cases with moderate or poor sleep	16	11

M, Maprotiline; P, Placebo.

Four patients withdrew from the trial, two for insufficient therapeutic effect (2 M), two for reasons believed to be drug-related: constipation and dry mouth (M), and nocturnal agitation (M).

At the end of the study, three patients had reached a daily dosage of 50 mg of M and 12 of 75 mg.

Pain intensity: during the first week both patient groups showed a slight increase of the pain intensity, which then gradually diminished, mostly not significantly, in both groups; the average reduction was more pronounced in the M group, but the difference between the two groups was not significant at any of the assessment periods.

Quality of sleep: a significant difference in sleep quality was observed at the initial assessment between M and P group. Sixty percent of the patients in the M group described their sleep quality as poor, whereas after 12 weeks only 13% of the patients judged their sleep quality as poor; the quality of sleep had improved significantly already after 2 weeks (likelihood-Quotient Chi-Quadrat-Test). The difference was significant at all assessments. The P group presented neither a remarkable improvement nor a deterioration of sleep during the trial period. At the end of the trial, 53% assessed their sleep quality as poor or moderate and 47% as good or very good.

Tender points: the M group showed a gradual reduction of tender points during 8 weeks of the 12-week treatment, reaching a significant decrease between weeks 4 and 8. No increase was observed during the last 4 weeks of the treatment period. Only a trend toward a reduction could be identified in the patient group on P; the number of tender points decreased between weeks 2 and 8, but increased again during the last 4 weeks of the trial period.

Physician's global assessment at the last visit revealed a good or partial response in 58% of patients on M compared to 53% of patients on P.

Undesired effects were reported by 10 patients: three cases on P, seven on M (Table 2).

Table 2. Reported adverse effects

	M	P
Constipation	4	–
Nocturnal agitation	1	–
Insomnia	–	1
Pyrosis (heartburn)	1	–
Dry mouth	2	2

Discussion

The treatment of patients with fibrositis syndrome can require physical fitness training [9], relaxation techniques with teachers of the Alexander technique [3], heat or massages [11], which proved to be helpful in some cases. NSAIDs are generally ineffective or badly tolerated [6, 13].

It has been shown that fibrositis patients have fatigue and poor sleep [14]. In addition psychological disorders, especially depression and anxiety, have been found in many [4].

Therapy with low doses of tricyclic antidepressants has been tempted. An open trial with imipramine was not conclusive due to side-effects or lack of response [12]. Double-blind studies with amitriptyline at low doses [2] and with cyclobenzaprine [1] have been published. However, it was noted that about 70% of the patients receiving the active drug developed anticholinergic side-effects (especially dry mouth and drowsiness), which in many cases unblinded the treatment scheme and could prevent the observers and the patients from giving an objective assessment.

We used a double-blind, placebo-controlled format with maprotiline, a tetracyclic antidepressant and anxiolytic agent, which increases total sleep time and exerts a dream activating effect. The anticholinergic properties of M are weaker than those of amitriptyline, so that our study remained double blind during its 12-week duration. Interestingly, there was a decrease in the intensity of pain, not only in the M group, but also in the

P group; this finding has already been mentioned in controlled therapeutic studies of fibrositis with other agents and might be explained by increased attention paid to the patients (intervention effects) [2, 13].

The tender-point score, a somewhat objective assessment, did not reveal an enduring significant improvement in either group, which has already been noted with amitriptyline [2].

Most of the patients receiving M believed that the quality of their sleep had improved, compared to few of the P group.

These results suggest that M is able to restore some abnormal sleep variables; it is generally well tolerated by fibrositis patients. However, the doses used in this study (which can be considered to exert an antidepressant action) did not significantly improve the tender-point score and the level of pain intensity, which suggests that these parameters are probably not closely related to depression in fibrositis. This problem has recently been considered as a research area in fibromyalgia [5].

Further studies are still needed to determine the optimal duration of therapy with M and to know whether simultaneous physicotherapeutical measures could exert an additional advantage.

References

1. Bennett RM, Gatter RA, Campbell SM, Andrews RP, Clark SR, Scarola JA (1988) A comparison of cyclobenzaprine and placebo in the management of fibrositis. A double blind controlled study. Arthritis Rheum 31:1535–1542
2. Carette S, McCain GA, Bell DA, Fam AG (1986) Evaluation of amitriptyline in primary fibrositis. A double blind, placebo controlled study. Arthritis Rheum 29:655–659
3. Dubey AD, Gerster JC (1988) A propos de 30 cas de fibrosite primaire traités par l'eutonie. Rev Med Suisse Romande 108:195–205
4. Goldenberg DL (1986) Psychologic studies in fibrositis. Am J Med 81:67–70
5. Goldenberg DL (1988) Research in fibromyalgia: past, present and future. J Rheumatol 15:992–996
6. Goldenberg DL, Felson DT, Dinerman J (1986) A randomized controlled study of amitriptyline and naproxen in the treatment of patients with fibromyalgia. Arthritis Rheum 29:1371–1377
7. Gruter W, Poeldinger W (1982) Maprotiline. Mod Probl Pharmacopsychiatry 18:17–48
8. Hudson JI, Hudson MS, Pliner LF, Goldenberg DL, Pope HG (1985) Fibromyalgia and major affective disorder: a controlled phenomenology and family history study. Am J Psychiatry 141:441–446
9. McCain GA (1986) Role of physical fitness training in the fibrositis/fibromyalgia syndrome. Am J Med 81:73–77 (Suppl 3 A)
10. Smythe HA (1979) Non articular rheumatism and psychogenic musculoskeletal syndromes. In: McCarty DJ jr (ed) Arthritis and Allied Conditions, 9th edn. Lea & Febiger, Philadelphia, pp 881–891
11. Smythe HA (1979) "Fibrositis" as a disorder of pain modulation. Clin Rheum Dis 5:823–832
12. Wysenbeek AJ, Mor F, Lurie Y, Weinberger A (1985) Imipramine of the treatment of fibrositis: a therapeutic trial. Ann Rheum Dis 44:752–753
13. Yunus MB, Masi AT, Aldag JC (1989) Short term effects of Ibuprofen in primary fibromyalgia syndrome. A double blind, placebo controlled trial. J Rheumatol 16:527–532
14. Yunus M, Masi AT, Calabro JJ, Miller KA, Feigenbaum SL (1981) Primary fibromyalgia (fibrositis): Clinical study of 50 patients with matched normal controls. Sem Arthritis Rheum 11:151–171

Authors' address:
Prof. Dr. J. Ch. Gerster
Centre Hospitalier
Universitaire Vaudois
Rue du Bugnon
CH-1011 Lausanne
Switzerland

MRS-Screening-Test zur Registrierung der medikamentösen Beeinflussung des Muskeltonus

P. Mennet, G. Broquet, N. Merz, T. Stratz und W. Müller

Hochrhein-Institut für Rheumaforschung und Rheumaprävention, Rheinfelden

Determination of the Effect of Drugs on Muscle Tone Using the MRS Screeing Test

Summary: In order to determine the effects of muscle relaxants, anti-inflammatory agents, and analgesics on the tone of striated muscle in humans, we developed a simple, two-dimensional muscle-screening test. This computerized test, designated MRS (a German abbreviation referring to the measurement of involuntary-muscle reaction parameters under the influence of gravity), is specifically designed for the musculus quadriceps femoris group and can be carried out quickly, i.e., in approximately 15 min. A cold-light diode affixed to the malleolus externus and one above the lateral knee joint space represent the main reference points. Both the mathematical and graphic recording and the subsequent evaluation are carried out automatically, using a video-computer system with specially designed software. With this system, measurements are made within and beyond human tactile reaction times, which enhances the reproducibility of the results. The program permits *intra-* as well as *inter*individual comparisons to be made.

The main parameters measured are the maximum velocity of fall of a lower leg against gravity along the X-axis, its minimum velocity along the Y-axis, and the maximum vector of velocity. In an intraindividual comparison, the tendency of these mathematical parameters to return to normal (the extent to which, and rate at which, this occurs) is regarded as indicative of the muscle-relaxant effect.

The MRS screening test can be used in acute or long-term trials to demonstrate the muscle-relaxant effect of drugs in patients with muscular tension of (pain-induced) peripheral or central origin. The most suitable conditions for acute drug tests with intraindividual comparisons are unilateral syndromes involving the lumbar nerve roots or relevant unilateral periarthritis of the hip, or conditions following cerebrovascular accidents.

Einleitung

Die Mehrzahl der bisher bekannten quantitativen Untersuchungsmöglichkeiten über die Wirkung von Myotonolytika, Antiphlogistika und Analgetika auf den Tonus der quergestreiften Muskulatur des Menschen (isokinetische, polymyographische Belastungs- u. a. Techniken) sind bezüglich Reproduzierbarkeit und Aussagekraft problematisch und bedingen zudem meist einen größeren Personal- und Zeitaufwand, so daß sie routinemäßig kaum angewandt werden können.

Wir entwickelten daher einen zweidimensionalen, für die M.-quadriceps-femoris-Gruppe spezifischen und rasch, d. h. in etwa je 15 min ausführbaren, computerisierten Muskelscreeningtest (Abb. 1), genannt MRS (*M*essung unwillkürlicher Muskel-*R*eaktionsparameter unter Einwirkung der *S*chwerkraft).

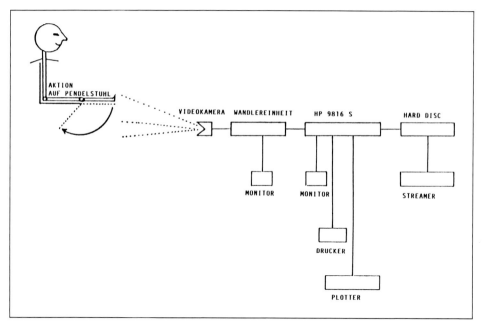

Abb. 1. Schema der standardisierten Versuchsanordnung

Technik

Für den Pendeltest wird ein speziell konstruierter Stuhl eingesetzt, der einen Mechanismus aufweist, durch welchen der Unterschenkel einer sitzenden Person plötzlich fallen resp. pendeln gelassen werden kann. Die Beinausgangsstellung auf dem Pendelstuhl entspricht im Kniegelenk der maximal möglichen Streckung.

Zur Analyse einer solchen Bewegung werden Kaltlichtdioden am äußeren Malleolus und über dem lateralen Kniegelenkspalt beidseits fixiert. Die emittierten Lichtimpulse werden mittels einer Hochleistungskamera mit 50 Bildern pro Sekunde registriert, unter- und oberhalb verschiedener menschlicher Reaktionszeiten analysiert und schließlich mathematisch und graphisch (Abb. 2) über ein adäquates Computersystem rasch ausgedruckt.

Das Softwareprogramm erlaubt sowohl einen intra- als auch einen interindividuellen Meßwertvergleich.

Generell werden folgende Standard-Kenndaten erhoben:

- Fläche des Geschwindigkeitsvektors,
- maximaler Geschwindigkeitsvektor,
- maximale Geschwindigkeit in X-Richtung,
- minimale Geschwindigkeit in X-Richtung,
- maximale Geschwindigkeit in Y-Richtung,
- minimale Geschwindigkeit in Y-Richtung,
- relative Maxima der X-Auslenkung,
- relative Maxima der Y-Auslenkung.

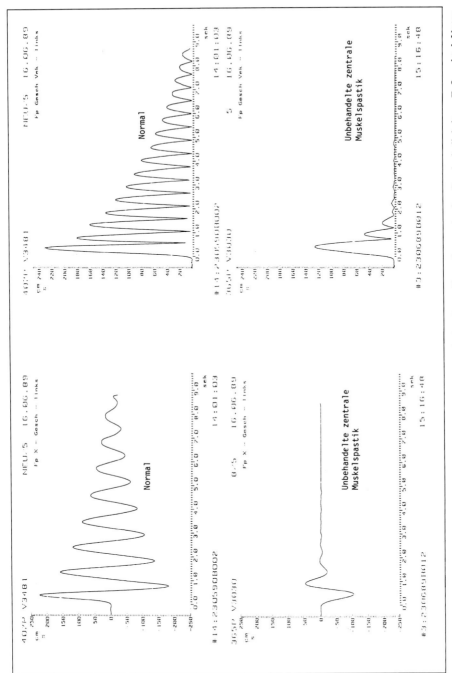

Abb. 2. Graphische Beispiele. **a** Beispiel von Unterschieden bei der graphischen Darstellung der maximalen Geschwindigkeit am Fußpunkt. **b** Unterschiede in der graphischen Darstellung des Geschwindigkeitsvektors im MRS-Screeningtest

285

Relevanz von mathematischen Parametern

Die auf Grund ihrer Aussagekraft auszuwählenden mathematischen Parameter müssen vor allem folgende Bedingungen erfüllen:

a) Bevorzugt werden solche Parameter, deren Veränderungen im Laufe der Zeit, z. B. vor und nach einer bestimmten medikamentösen Behandlung beim gleichen Individuum einfach, d. h. ohne spezialisierte Kenntnisse, interpretiert werden können.
b) Parameter mit markanten Größenveränderungsmöglichkeiten, weil dadurch auch diskretere Veränderungen festgestellt werden können.

Folgende Parameter erfüllen die obigen Bedingungen:

 − maximaler Geschwindigkeitsvektor (1),
 − maximale Geschwindigkeit in X-Richtung (2),
 − minimale Geschwindigkeit in Y-Richtung (3).

Im intraindividuellen (rechts/links) Vergleich werden Art, Umfang und Geschwindigkeit der Normalisierungstendenz der vorgenannten mathematischen Parameter als Ausdruck der Myotonolyse beobachtet.

Wie bei der Badismographie sind auch beim Pendeltest für die von einer Fußdiode emittierten Lichtimpulse die Aussagemöglichkeiten größer als bei den über eine Kniediode registrierten Signalen.

MRS-Screeningtest in der Praxis

Er eignet sich vor allem für den intraindividuellen Wirkungsvergleich von Myotonolytika, Analgetika und Antirheumatika, vorwiegend bei einseitiger Periarthrosis coxae, einseitigem lumboradikulärem Syndrom oder zentralbedingten Muskelspasmen.

Nachfolgend wird als Beispiel unter vielen in den Ergebnissen vergleichbaren Untersuchungen die Prüfung eines Myotonolytikums bei einseitiger akuter Periarthrosis coxae beschrieben, bei welcher zuerst vor der intramuskulären Injektion von Diazepam, sowie 20 min und 2 h danach gemessen wurde. Dieses medikamentöse Vorgehen wurde zweimal in einem Abstand von 6 Monaten wiederholt. In der ersten Testphase erhielt der betreffende Patient 20 mg Diazepam i.m., in der zweiten Phase bewußt nur noch 10 mg derselben Substanz i.m.

Hauptzweck dieses Experimentes war, zu prüfen, ob es mit unserem computerisierten Untersuchungsinstrumentarium möglich ist, intraindividuell die dosisabhängige Wirkung dieses klassischen Myotonolytikums auf einseitig vorhandene schmerzbedingte Reflexmuskelspasmen mit erhöhtem Tonus, u. a. der Quadriceps-femoris-Muskulatur, einwandfrei zu dokumentieren.

Ergebnisse

Bereits nach der Verabreichung von 10 mg Diazepam i.m. treten deutliche Wertveränderungen bei den vorgenannten ausgewählten mathematischen Parametern auf. Diese sind aber weniger konstant und ausgeprägt nachweisbar als nach der intramuskulären Injektion von 20 mg dieser Substanz.

286

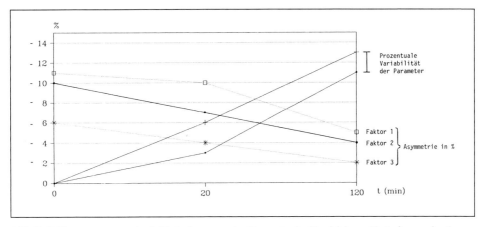

Abb. 3. Zeitbezogene prozentuale Veränderungen der Parameter im Vergleich zur Veränderung der Asymmetriewerte vor und nach 20 mg Diazepam (Fußpunkt). Die Wertveränderungen der 3 ausgewählten Parameter schwanken in umgekehrter Weise zur Amplitude der feststellbaren Asymmetrie zwischen rechts und links (*1* maximaler Geschwindigkeitsvektor, *2* maximale Geschwindigkeit in X-Richtung, *3* minimale Geschwindigkeit in Y-Richtung)

Nach erfolgter myotonolytischer Medikation mit beiden Dosierungen wird vor allem eine Meßwertabnahme der Wertasymmetrie zwischen rechts und links im Sinne einer Normalisierungstendenz beobachtet, da der niedrigste Prozentsatz für jeden der 3 Faktoren 2 h nach Injektion von Diazepam registriert wird (Abb. 3).

Es erfolgt 2 h nach 20 mg Diazepam i.m. eine bedeutende, zwischen 54% und 66% betragende Verbesserung aller Parameter, die die Gangasymmetrie charakterisieren. (*Beispiel:* Die Reduktion einer Meßwertasymmetrie von 6% vor der Diazepam-Injektion auf 2% 120 min nach erfolgter Medikamentenapplikation entspricht einer Asymmetriewertverbesserung von 66%).

Die vorgenannten Ergebnisse fallen derart deutlich aus, daß der Wirksamkeitsnachweis nicht nur des Myotonolytikums, sondern auch der angewandten Meßmethode zur Beurteilung einer Reaktion der quergestreiften Muskulatur auf geeignete medikamentöse Behandlungsmaßnahmen außer jedem Zweifel liegt.

Schlußfolgerungen

Die beschriebene Technik eignet sich vorzüglich zur raschen klinischen Prüfung von Pharmaka im Akutversuch oder im Verlauf einer Langzeitmedikation bei schmerzbedingten peripheren sowie bei zentralen Ursachen von Muskelspasmen. Für medikamentöse Akutprüfungen im intraindividuellen Vergleich eignen sich indikationsmäßig am besten einseitige lumboradikuläre oder relevante einseitige Periarthrosis-coxae-Syndrome oder -Zustände nach zerebrovaskulären Insulten.

Im Akutversuch mit 20 mg Diazepam i.m. beträgt beispielsweise die Normalisierung der ausgewählten mathematischen Hauptparameter bei einseitiger Periarthrosis coxae bis 66% als Ausdruck einer bedeutenden Verminderung der Meßwertdifferenzen zwischen rechts und links nach erfolgter Myotonolyse.

Für die Verfasser: Dr. P. Mennet, Chefarzt und Med. Direktor, Solbadklinik Rheinfelden, Salinenstraße 98, CH-4310 Rheinfelden

Blockierung der S2-Rezeptoren – Ein neues Behandlungsprinzip bei der generalisierten Tendomyopathie (GTM)?

T. Stratz, P. Mennet und W. Müller

Hochrhein-Institut für Rheumaforschung und Rheumaprävention, Bad Säckingen

Blocking the S2 Receptor – a New Treatment Principle of Fibromyalgia

Summary: In a pilot study, the effectiveness of the S2-receptor blocker ketanserin was investigated in patients receiving concurrent physiotherapy for primary fibromyalgia. This combined treatment was compared with physiotherapy alone.

In the group treated with ketanserin, a significant reduction in spontaneous pain was observed, and the painfulness of "tender points" also decreased markedly. The patients experienced a significant improvement in the quality of sleep, the feeling of being rested after sleep, and psychological well-being in the evening. Significant improvement was also recorded on the von Zerssen Mood Scale and the Erlanger Anxiety Scale. In the group receiving physiotherapy alone, the improvements were far less marked and usually were below the significance level.

These results are now being verified in a double-blind, randomized trial.

In der Pathogenese der generalisierten Tendomyopathie (GTM) sollen nach Moldofsky et al. [8] die Störungen des Tiefschlafes eine sehr wesentliche Rolle spielen. Aus diesen Gründen wurden Therapieversuche mit L-Tryptophan in die Wege geleitet, zumal auch Hinweise bestanden, daß der Serotonin-spiegel im Blut bei diesem Krankheitsbild reduziert ist. Die Entwicklung von myalgischen Krankheitsbildern unter der Therapie von L-Tryptophan und Untersuchungen bei unseren Patienten, bei denen die Serotoninspiegel eher im oberen Normbereich lagen und unter der Ganzkörperkältetherapie, die bei der GTM z. T. auch eine deutliche Schmerzreduktion zur Folge hat, abfallen, veranlaßte uns zu Therapieversuchen mit S2-Rezeptorenblockern bei der GTM. Diese Behandlung erschien deshalb besonders interessant, weil zentral über eine Blockade der S2-Rezeptoren eine Verlängerung der Slow-wave-Phase des Schlafes zu erwarten ist [5] und damit evtl. die GTM über eine Schlafregulierung beeinflußt werden kann. Zudem könnte diese Blockade evtl. auch die bei der GTM beschriebene periphere Vasokonstriktion [1, 9] durch Verhinderung der durch Serotonin bedingten funktionellen Gefäßverengung günstig beeinflussen.

Ziel der vorliegenden Studie war es zu klären, ob

a) die Schmerzen (Spontan- sowie Druckschmerz) an typischer Stelle bei Patienten mit primärer generalisierter Tendomyopathie durch den S2-Rezeptorenblocker Ketanserin in Verbindung mit einer physikalischen Therapie gegenüber einer rein physikalischen Therapie günstiger beeinflußt werden;

b) zusätzlich die vegetativen und funktionellen Symptome eine stärkere Beeinflussung erfahren, und inwieweit

c) sich Schlafqualität, Befindlichkeit und Angst bei Patienten mit GTM unter einer zusätzlichen Ketanserintherapie bessern.

Patientengut und Methodik

Es wurde eine kontrollierte Pilotstudie mit Ketanserin bei 10 stationären Patienten durchgeführt, welche die Kriterien von Yunus et al. [13], Wolfe et al. [12] und Müller u. Lautenschläger [9] erfüllten. In der ersten Woche erhielten die Patienten morgens und abends 20 mg, in der zweiten und dritten Woche morgens und abends 40 mg, in der vierten Woche nur noch abends 40 mg Ketanserin. Zusätzlich wurde physikalische Therapie appliziert (2× tägl. eine Ganzkörperkältetherapie, 5× wöchentl. Teilmassagen, 5× wöchentl. einzelkrankengymnastische Übungen und 3× wöchentl. eine Interferenzstromtherapie im Wirbelsäulenbereich, darüber hinaus freies Schwimmen im Thermalbad).

Der mit Ketanserin behandelten Gruppe wurde eine Gruppe mit 10 GTM-Patienten gegenübergestellt, welche lediglich die obengenannten physikalischen Therapien, jedoch keine Ketanserinbehandlung während des 4wöchigen stationären Aufenthaltes erhielt.

Als zusätzliche medikamentöse Therapie wurde bei Bedarf Paracetamol verabreicht. Andere, auf die Schmerzbeeinflußung gerichtete Medikamente (insbes. Analgetika, nichtsteroidale Antiphlogistika, Antidepressiva, Neuroleptika und Tranquilizer) waren während der Studiendauer nicht erlaubt.

Psychotherapeutische Maßnahmen kamen ebenfalls während der Studie nicht zur Anwendung.

Untersuchungen am Tag vor der ersten Behandlung und nach 4wöchiger Behandlung:

a) visuelle Analogskala;

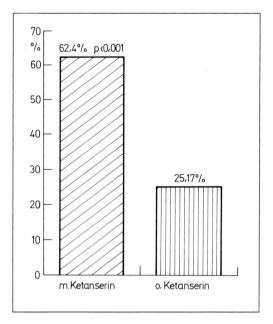

Abb. 1. Prozentuale Verbesserung der Schmerzen, gemessen mit der visuellen Analogskala bei der mit Ketanserin behandelten Gruppe (n = 10) und der Vergleichsgruppe (n = 10)

b) Schmerzscore nach Körperschema nach Müller u. Lautenschläger [9]. Hierbei werden die Schmerzen in den verschiedenen Körperregionen vom Patienten ähnlich wie bei der visuellen Analogskala quantifiziert und in ein entsprechendes Schema eingetragen;

c) Dolorimetrie unter Verwendung eines Digital-Dolorimeters [7];

d) Befragung nach vegetativen und funktionellen Symptomen der letzten Wochen. Hierbei werden folgende Symptome abgefragt: Kopfschmerzen einschl. Migräne, Globusgefühl, funktionelle Atem- und Herzbeschwerden, gastrointestinale Symptome (Appetitlosigkeit, Magendruck, abdominelle Schmerzen und Krämpfe, Obstipation und Diarrhoe), Dysurie und Dysmenorrhoe, weiterhin orthostatische Störungen, kalte Akren, Hyperhydrosis, Mundtrockenheit und Tremor;

e) Schlaffragebogen (SFB Version B nach Görtelmeyer [3]);

f) Befindlichkeitsskala (BFS nach von Zerssen et al. [15]);

g) Erlanger Angstskala (EAS Version S [2]).

Täglich wurden Blutdruck und Puls gemessen, in der ersten und dritten Woche auch ein EKG geschrieben, weiterhin in der ersten und vierten Woche Blutbild, Leber- und Nierenwerte, Elektrolyte sowie der Urin untersucht.

Ergebnisse

Die Ergebnisse unserer Studie sind in den Abb. 1−4 und aus den Tabellen 1−4 ersichtlich. Wie hieraus hervorgeht, ist die Schmerzminderung nach Behandlung − gemessen mit der visuellen Analogskala − bei der Ketanseringruppe signifikant größer als bei der rein physikalisch-therapeutisch behandelten Gruppe. Auch im Pain-Score, bei dem die Schmerzen in den verschiedenen Körperregionen vom Patienten angegeben werden, ist bei der Ketanseringruppe eine signifikant stärkere Verbesserung als bei der Vergleichsgruppe festzustellen. Die Veränderungen der dolorimetrischen Werte waren ebenfalls bei der Ketanseringruppe deutlicher als bei der Vergleichsgruppe, allerdings war die prozentuale Verbesserung der Druckwerte (erhöhte Schmerzschwelle) statistisch noch nicht signifikant, obwohl sie bei der Ketanseringruppe 20,7%, bei der Vergleichsgruppe dagegen nur 1,62% betrug.

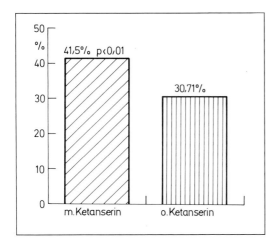

Abb. 2. Prozentuale Verbesserung des Pain-Score nach Müller u. Lautenschläger [9] bei der mit Ketanserin behandelten Gruppe (n = 10) und der Vergleichsgruppe

291

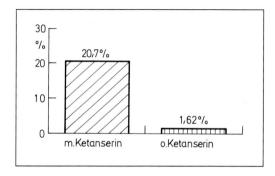

Abb. 3. Prozentuale Verbesserung der dolorimetrischen Messungen nach Lautenschläger et al. [7] nach Behandlung mit Ketanserin (n = 10) und der Kontrollgruppe (n = 10)

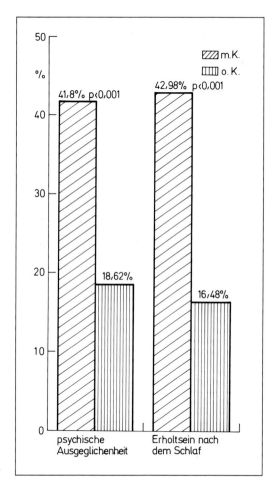

Abb. 4. Prozentuale Verbesserungen psychischer Ausgeglichenheit und Erholtsein nach dem Schlaf nach Behandlung mit Ketanserin (n = 10) und Kontrollgruppe (n = 10)

Die verschiedenen Schlafqualitäten (Tabelle 1) zeigten mit Ausnahme der psychischen Erschöpftheit am Abend und des psychosomatischen Symptomes Schlaf ebenfalls unter Ketanserin eine signifikante Verbesserung, allerdings waren auch bei der Vergleichsgruppe deutliche Besserungen eingetreten. Die Unterschiede zwischen den beiden Gruppen waren jedoch hochsignifikant.

Tabelle 1. Ergebnisse des Schlaffragebogens nach Görtelmeyer [3]

a) Schlafqualität (Score 1,0 bis 5,0)
   (mit Ketanserin)   (ohne Ketanserin)
   Eintritt 2,11   Eintritt 2,74
   Austritt 3,55   Austritt 3,06
   Eintritt/Austritt 1,44   Eintritt/Austritt 0,32
   $p < 0,001$ $p < 0,05$
b) Erholtsein nach dem Schlaf (Score 1 bis 5,0)
   Eintritt 2,35   Eintritt 2,73
   Austritt 3,36   Austritt 3,18
   Eintritt/Austritt 1,01   Eintritt/Austritt 0,45
   $p < 0,001$ $p < 0,01$
c) Psychische Ausgeglichenheit am Abend (Score 1 bis 5,0)
   Eintritt 2,4   Eintritt 2,90
   Eintritt/Austritt 1,43   Eintritt/Austritt 0,54
   $p < 0,001$ $p < 0,001$
d) Psychische Erschöpftheit am Abend (Score 1,0 bis 5,0)
   Eintritt 3,77   Eintritt 4,10
   Austritt 3,77   Austritt 3,66
   Eintritt/Austritt 0,0   Eintritt/Austritt 0,44
   n.s.   n.s.
e) Psychosomatische Symptome Schlaf (Score 1 bis 5,0)
   Eintritt 3,25   Eintritt 2,92
   Austritt 2,48   Austritt 2,28
   Eintritt/Austritt 0,77   Eintritt/Austritt 0,64
   n.s. $p < 0,01$

Schlafqualität, Erholtsein nach dem Schlaf und psychische Ausgeglichenheit verbesserten sich in Richtung 5, psychische Erschöpftheit am Abend und psychosomatische Symptome Schlaf verbesserten sich in Richtung 1
n.s. = nicht signifikant

Tabelle 2. Vegetative und funktionelle Symptome. Bei den vegetativen und funktionellen Symptomen wurden 14 Items abgefragt. Die Punktzahl bewegt sich zwischen 14 − keine funktionellen oder vegetativen Symptome und 56 − sehr starke ausgeprägte Symptome

	Ketanserin	
	mit	ohne
Eintritt	38,4	34,2
Austritt	31,8	28,0
Eintritt/Austritt	6,6	6,2
	n.s.	$p < 0,02$

Keine statistisch signifikanten Verbesserungen zeigte der Summenscore der vegetativen und funktionellen Symptome, während in der Befindlichkeitsskala nach von Zerssen und in der Erlanger Angstskala wiederum signifikante Verbesserungen bei der Ketanseringruppe gegenüber der rein physikalisch therapierten Gruppe nachweisbar waren.

Tabelle 3. Ergebnisse Befindlichkeitsskala nach von Zerssen [15]

Mittelwert	bei Gesunden	12,5	
	(bei endogen Depressiven)	36,3	
	bei Neuroleptikern	36,4	
	bei Schizophrenen	23,6)	
		Ketanserin	
		mit	ohne
Eintritt		25,15	24,0
Austritt		17,65	17,9
Eintritt/Austritt		7,5	6,1
		p < 0,05	n.s.

Tabelle 4. Ergebnisse in der Erlanger Angstskala (nach [2]). Entsprechend der Erlanger Angstskala wurden die Gewichte aufsummiert. Es ergibt sich so eine Punktzahl zwischen 24 und 96 Punkten. Je höher die Punktzahl, desto höher das Angstniveau

	Ketanserin	
	mit	ohne
Eintritt	44,7	40,1
Austritt	37,2	34,9
Eintritt/Austritt	7,5	5,2
	p < 0,02	n.s.

Nebenwirkungen

Fünf der mit Ketanserin behandelten Patienten klagten in der zweiten und dritten Woche über Müdigkeit und Benommenheit, wobei diese Beschwerden nicht mit einer orthostatischen Dysregulation gekoppelt waren. In der vierten Woche, bei alleiniger Gabe von 40 mg Ketanserin, wurden diese Symptome nicht mehr angegeben.

Sechs der mit Ketanserin behandelten Patienten klagten unter der Therapie über Mundtrockenheit.

Ein Therapieabbruch war wegen der beiden obengenannten Symptome nicht notwendig und auch vom Patienten nicht erwünscht. Pathologische Laborwerte entwickelten sich nicht.

Bei der Kontrollgruppe wurden keine Nebenwirkungen beobachtet.

Nur 1 Patient der Ketanseringruppe benötigte zu Beginn der Behandlung über 10 Tage Paracetamol in einer Doser von 1,5 g/Tag.

Diskussion

Bei der mit Ketanserin behandelten Gruppe von Patienten mit generalisierter Tendomyopathie (GTM) zeigt sich im Vergleich zu einer GTM-Kontrollgruppe, welche mit der identischen physikalischen Therapie behandelt wurde, eine hochsignifikante Verbesserung bei Auswertung der die allgemeine Schmerzintensität ausdrückenden visuellen Analogskala und eine signifikante Verbesserung im Pain-Score, bei dem die Schmerzintensität, bezogen auf die verschiedenen Körperregionen, angegeben wird. Auch bei der Bestimmung des Druckschmerzes an den für die GTM typischen Punkten mittels eines Dolorimeters wurde eine Verbesserung der Mittelwerte von 20% angegeben, allerdings war diese Veränderung gegenüber der Vergleichsgruppe statistisch noch nicht signifikant.

Deutliche Verbesserungen ergaben sich in der Ketanseringruppe auch bezüglich des Schlafes. So waren hochsignifikante Verbesserungen im Bereich Schlafqualität, Erholtsein nach dem Schlaf und psychische Ausgeglichenheit zu registrieren. Der Mittelwert dieser Qualitäten war gegenüber der rein physikalisch therapierten Gruppe deutlich höher. Die prozentuale Verbesserung lag bei der zusätzlich medikamentös behandelten Gruppe bei ca. 42% im Gegensatz zu 19% bei der rein physikalisch therapierten Gruppe. Beim Punkt psychische Erschöpfbarkeit am Abend war keine Veränderung in der Ketanseringruppe nachweisbar, was nicht verwunderlich ist, da hier die Items müde, erschöpft und schlafbedürftig abgefragt werden und sich nach Einnahme von Ketanserin nicht selten Müdigkeit entwickelt.

Die psychosomatischen Symptome im Schlaf und auch der Summenscore der vegetativen und funktionellen Symptome zeigten noch keine statistisch signifikanten Verbesserungen in der Ketanseringruppe, die Mittelwerte waren aber geringfügig besser im Vergleich zur rein physikalisch therapierten Gruppe.

Statistisch signifikante Verbesserungen zeigten sich im Bereich der Befindlichkeitsskala nach von Zerssen und in der Erlanger Angstskala.

Insgesamt kommt es nach den beschriebenen Befunden unter der Behandlung mit dem S2-Rezeptorenblocker Ketanserin zu einer deutlichen Verbesserung des Leitsymptomes Schmerz, darüber hinaus zeigten sich auch statistisch signifikante Verbesserungen bezüglich der Schlafqualitäten und auch Verbesserungen des Allgemeinbefindens, die sich in der Befindlichkeitsskala nach von Zerssen oder der Erlanger Angstskala ausdrücken.

Die mögliche Wirkungsweise von Ketanserin wurde in der Einleitung schon angedeutet, wobei noch offen ist, ob die Effektivität auf die mögliche Verlängerung der Slow-wave-Phasen des Schlafes oder eine verbesserte Durchblutung zurückzuführen ist. Evtl.

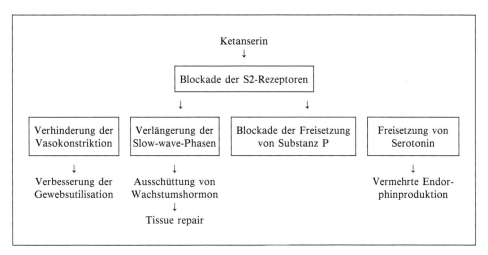

Abb. 5. Mögliche Wirkungsmechanismen von Ketanserin bei der GTM

besteht auch ein Zusammenhang mit der möglicherweise verstärkten Ausschüttung des Wachstumshormones, welches zeitlich eng mit dem Slow-wave-Schlaf korreliert ist [11]. Das Wachstumshormon spielt ja im sog. Tissue-Repair eine Rolle, und es ist nicht auszuschließen, daß ein weiterer Teilaspekt der GTM eine fehlende Gewebserholung bei reduziertem Tiefschlaf ist. Auch muß diskutiert werden, ob das Serotonin, welches über die Blockade der S2-Rezeptoren zentral anderen Rezeptoren zur Verfügung steht, einen Anstieg der Beta-Endorphine produziert, wie es ja von serotoninergen Agonisten schon beschrieben wurde [10]. Hinzu kommt die Blockierung der Freisetzung von Substanz P durch Ketanserin [6], wobei eine norwegische Arbeitsgruppe bei GTM-Patienten eine Erhöhung der Substanz P im Liquor vorfand [14].

In Abb. 5 sind die denkbaren Wege der Ketanserinbehandlung schematisch aufgezeichnet.

Die bisherigen Ergebnisse der Ketanserinbehandlung der GTM haben uns ermutigt, eine randomisierte, multizentrische, doppelblind-kontrollierte Studie einzuleiten, um den Wert der Behandlung der GTM mit S2-Rezeptorenblockern exakter zu eruieren. Sollten sich positive Resultate ergeben, so ist der Wirkungsmechanismus dieser Substanzen noch näher abzuklären.

Literatur

1. Dinerman H, Goldenberg DL, Felson DT (1986) A prospective evaluation of 118 patients with the fibromyalgia syndrome: prevalence of Raynaud's phenomenon, Sicca symptoms. ANA, low complement, and Ig deposition at the dermal-epidermal junction. J Rheumatol 13:368–373
2. Galster JV, Spörl G (1979) Entwicklung einer Skala zur Quantifizierung transitorischer und habitueller Angstzustände. Neurol Psychiat 5:223–226
3. Görtelmeyer R (1985) On the Development of an Standardized Sleep Inventory for the Assessment of Sleep Methods of Sleep Research. G. Fischer, Stuttgart
4. Grobecker H (1985) Serotonin und kardiovaskuläre Erkrankungen. MMW 127:151–152
5. Idzikowski C (1989) The Effects of Ritanserin and Seganserin on Human Slow Wave Sleep. In: Wagnier A, Dugovic C, Radulovacki M (eds) Slow wave sleep. Raven Press, New York
6. Iverfeldt K, Peterson LL, Brondin E, Ögren S, Bartfai T (1986) Serotonin type-2 receptor mediated regulation of substance P release in the ventral spinal cord and the effects of chronic antidepressant treatment. Naunyn-Schmiedebergs Arch Pharmacol 333:1–6
7. Lautenschläger J, Brückle W, Schnorrenberger CC, Müller W (1988) Die Messung von Druckschmerzen im Bereich von Sehnen und Muskeln bei Gesunden und Patienten mit generalisierter Tendomyopathie (Fibromyalgie-Syndrom). Z Rheumatol 47:397–404
8. Moldofsky H, Scarisbrick P, England R, Smythe HA (1975) Musculosceletal symptoms and non-REM sleep disturbance in patients with "fibrositis syndrome" as healthy subjects. Psychosom Med 37:341
9. Müller W, Lautenschläger J (1990) Die generalisierte Tendomyopathie (GTM). Teil I: Klinik, Verlauf und Differentialdiagnose. Z Rheumatol 49:11–21. – Teil II: Pathogenese und Therapie. Z Rheumatol 49:22–29
10. Petraclia F, Facchinetti F, Matignoni E, Nappi E, Volpe G, Genazzani A (1984) Serotoninergic Agonists increase plasma levels of Betaendorphin and Betalipoprotein in humans. J Clin Endocrinol Metab 59:1138–1142
11. Takahashi Y, Kipnis DM, Daughaday WH (1968) Growth hormone secretion during sleep. J Clin Invest 47:20
12. Wolfe F, Hawley DJ, Cathey MA, Carox J, Russel J (1985) Fibrositis: Symptom frequency and criteria for diagnosis. J Rheumatol 12:1159
13. Yunus M, Masi AT, Calabro JJ, Miller KA, Feigenbaum SL (1981) Primary fibromyalgia (Fibrositis). Clinical study of 50 patients with matched normal controls. Semin Arthritis Rheum 11:151

14. Vaeroy H, Helle R, Forre O, Kass E, Terenius L (1988) Elevated CSF levels of substance P and high incidence of Raynaud phenomenon in patients with fibromyalgia: new features for diagnosis. Pain 32:21–26
15. Zerssen D von, Köller DM, Rey ER (1970) Befindlichkeitsskala (BS), ein einfaches Instrument zur Objektivierung von Befindlichkeitsstörungen insbesondere im Rahmen von Längsschnittuntersuchungen. Arzneimittelforschung (Drug Res) 20

Für die Verfasser:
Dr. T. Stratz
Rheumaklinik Bad Säckingen
Bergseestraße 61
W-7880 Bad Säckingen, FRG

Biochemische und hormonelle Reaktionen unter der Ganzkörperkältetherapie

T. Stratz, P. Schlegel, P. Mennet und W. Müller

Hochrheininstitut für Rheumaforschung und Rheumaprävention, Bad Säckingen

Biochemical and Hormonal Reactions Arising Under Whole-Body Cryo-Therapy

Summary: Four patients underwent whole-body cryo-therapy in a Medivent-GKT at −150 °C.

Fifteen minutes and 5 min before the treatment dopamine, noradrenalin, adrenalin, serotonin, β-endorphin, and cortisol levels were measured. The same parameters were examined immediately after whole-body cryo-therapy, and then successively in intervals of 15 min up to 105 min.

Dopamine, adrenalin, and serotonin levels were measured by the HPLC/ECD method; β-endorphin and cortisol were measured by the RIA-method.

The results were: an increase of adrenalin from 307.33% to 635.19%; an increase of dopamine from 70.02% to 313.73%; a decrease of serotonin from 28.15% to 38.19%;

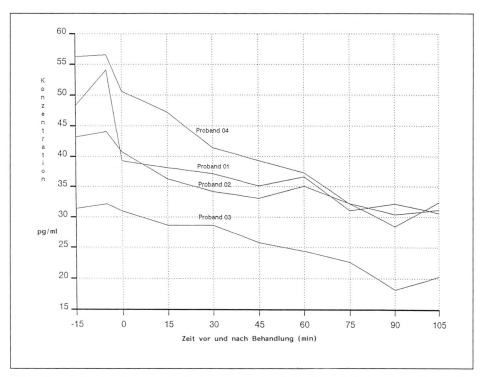

Abb. 1. Beta-Endorphin-Konzentration im Serum vor und nach Ganzkörperkältetherapie bei 4 Probanden

a decrease of β-endorphin from 21.41% to 31.66%, and a decrease in cortisol from 24.52% to 31.74%. The decrease in cortisol goes beyond the decrease which can be expected in circadian rhythm.

Interestingly enough, substances within the area of retention of MHPG were found, in opposition to the adrenalin peak. MHPG is a decomposition product of adrenalin which, up to now, could be proved only in urine and in liquor.

The biochemical and hormonal changes observed during this therapy can – at least partially – explain the modulation of pain after whole-body cryo-therapy for generalized tendomyopathy – as well as the relief of spontaneous pain and the increase of the pain threshold. Consequently, they can lead to a modulating effect of the immun-system in inflammatory rheumatic diseases.

Bei 4 gesunden Probanden wurden 15 und 5 min vor Behandlung mit der 5minütigen Ganzkörperkältetherapie mittels Medivent bei −150 °C Dopamin, Noradrenalin, Adrenalin, Serotonin, Beta-Endorphin und Kortisol im Serum bestimmt. Dieselben Parameter wurden direkt nach der Ganzkörperkältetherapie, anschließend in viertelstündigen Abständen bis zur 105. min überprüft.

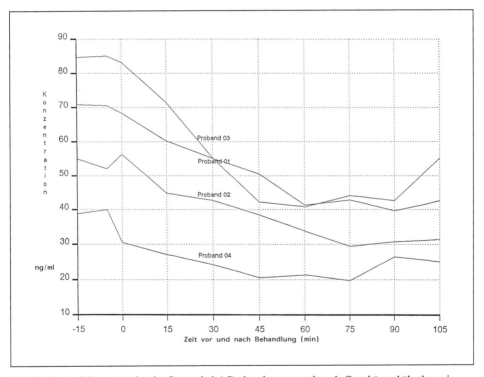

Abb. 2. Serotoninkonzentration im Serum bei 4 Probanden vor und nach Ganzkörperkältetherapie

Methoden

Nach den zu den obengenannten Zeitpunkten erfolgten Blutentnahmen wurde das Blut ohne Zusatz in Eiswasser abgekühlt, anschließend zentrifugiert und das Serum bis zur weiteren Verarbeitung in Trockeneis konserviert.

Die Dopamin-, Adrenalin-, Noradrenalin- und Serotoninkonzentration wurde mit HPLC/ECD bestimmt, die Beta-Endorphine und die Kortisolkonzentration mit einem Radioimmunoassay. Bei allen Bestimmungen wurden Doppeluntersuchungen durchgeführt.

Resultate

Die Ergebnisse unserer Untersuchungen sind aus den Abb. 1–5 und den Tabellen 1 und 2 ersichtlich.

Wie hieraus hervorgeht, kam es bei allen 4 Probanden nach der Ganzkörperkältetherapie zu einem deutlichen Abfall der Beta-Endorphin-, Serotonin- und Kortisolkonzentration im Serum, während der Spiegel des Adrenalins kurzfristig, derjenige des Dopamins im Serum langfristig anstieg. Demgegenüber zeigte Noradrenalin keine wesentliche Veränderung.

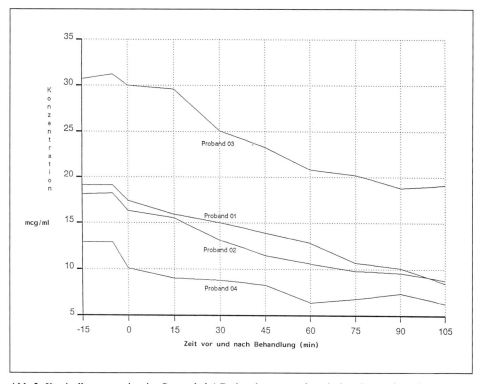

Abb. 3. Kortisolkonzentration im Serum bei 4 Probanden vor und nach Ganzkörpertherapie

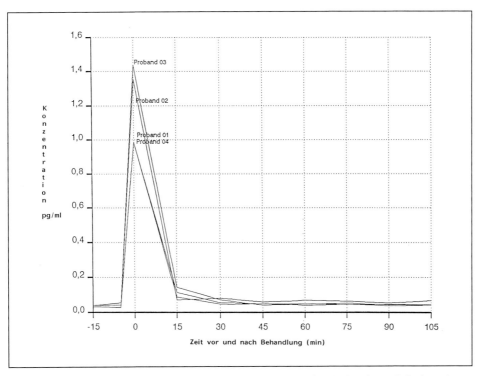

Abb. 4. Adrenalinkonzentration im Serum bei 4 Probanden vor und nach Ganzkörperkältetherapie

Diskussion

Wie die dargestellten Kurven erkennen lassen, verändern sich die Serumspiegel der bestimmten Substanzen (Beta-Endorphin, Serotonin, Adrenalin, Dopamin und Kortisol) nach der Ganzkörperkältetherapie (GKT) bei allen 4 Probanden in charakteristischer Weise. Bei Dopamin und Adrenalin ist der beobachtete Anstieg sicher allein auf den Kälteeinfluß zurückzuführen, da bei diesen Substanzen keine zirkadianen Rhythmen bekannt sind. Lediglich Noradrenalin ließ keine signifikanten Veränderungen erkennen.

Dopamin- und Adrenalinausstoß sind als sympathisch-vegetative Antwort auf die GKT zu deuten. Durch den erhöhten Adrenalinspiegel können auch die von Fricke [3] nach einer solchen Behandlung beschriebenen Veränderungen, wie die Steigerung der Herzfrequenz und die Erhöhung des Blutdruckes sowie die Bronchodilatation, erklärt werden.

Bei den chromatographischen Messungen fanden sich zeitlich versetzt zum Adrenalin-Peak Substanzen im Retentionsbereich vom MHPG (3-Methoxy-4-Hydroxyphenylglykol), einem Abbauprodukt des Adrenalins. MHPG, das bis jetzt lediglich im Urin und im Liquor bestimmt wurde, scheint bei Depressionen ebenso wie bei der Schmerzmodulation eine Rolle zu spielen und sollte deshalb in Zukunft stärkere Beachtung finden.

Bei dem Abfall des Kortisols im Serum spielt der zirkadiane Rhythmus dieses Hormons sicherlich eine Rolle, doch beträgt laut Müller-Bardorff [6] der Abfall zwischen 9.00 und 13.00 Uhr lediglich 17 – 18%, während sich bei unseren Untersuchungen nach

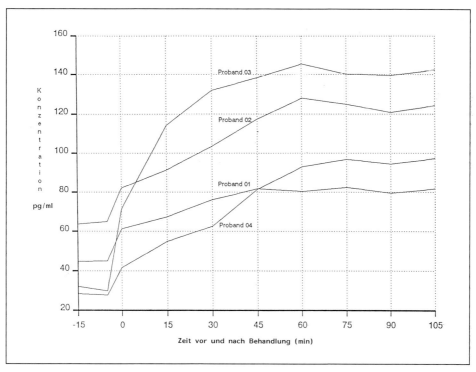

Abb. 5. Dopaminkonzentration im Serum bei 4 Probanden vor und nach Ganzkörperkältetherapie

der GKT ein Abfall zwischen 24,5 und 38,8% entwickelte. Ein ursprünglich erwarteter Kortisolanstieg trat damit nicht auf, ein Befund, der sich mit den Untersuchungen von Fricke [3] deckt. Dies scheint erklärlich, da ACTH als Streßhormon insbesondere auch bei Schmerzreizen ausgeschüttet wird; unter der Ganzkörperkältetherapie aber eine zentrale Hemmung der Nozizeptoren auftreten kann [8], so daß der Input für die Ausschüttung gedrosselt wird. Die zentrale Inhibierung der Nozizeptoren ist mit einer Aktivierung des Alpha-Delta-Fasersystems erklärbar, zu dem ja die Kryorezeptoren gehören [10]. Weitere Untersuchungen werden noch klären müssen, ob der verstärkte Kortisolabfall später nicht zu einem verstärkten ACTH-Ausstoß führt, da eine vermehrte Ausschüttung von ACTH nicht nur bei Streß bzw. Schmerzreizen erfolgt, sondern auch nach Abfall des Kortisols in der Peripherie auftreten kann.

Durch den gleichen Mechanismus wie der Kortisolabfall – eine zentrale Inhibierung der Nozizeptoren – ist auch der Abfall der Beta-Endorphine zu erklären. Ihr Ausstoß ist ebenfalls vom Input durch die Nozizeptoren abhängig. Ein Abfall der Serumspiegel der Beta-Endorphine kommt aber auch spontan vor, denn bei der Endorphinausschüttung sind pulsatile Rhythmen bekannt, wobei das Pulsintervall im Mittel 100 min und die Taldauer im Mittel 30 min beträgt [5]. Bei allen unseren 4 Probanden entwickelte sich aber sofort nach der Ganzkörperkältetherapie ein Abfall bis zur 105. min, – ein Befund, der nicht der normalen pulsatilen Endorphinausschüttung entspricht.

Zudem ist es unwahrscheinlich, daß bei allen 4 Probanden dasselbe zeitliche pulsatile Muster besteht. Es kann deshalb auch hier angenommen werden, daß der Beta-Endorphin-Abfall auf die GKT zurückzuführen ist. Ein solcher Abfall erscheint bei entzündlich-rheumatischen Erkrankungen interessant, da die Endorphine die Interleukin-2-Pro-

Tabelle 1. Serumkonzentration von Beta-Endorphin, Serotonin, Adrenalin, Dopamin und Kortisol vor und nach Ganzkörperkältetherapie bei − 150 °C bei 4 Probanden

Entnahme-zeitpunkt	β-Endorphin (pg/ml)	Serotonin (ng/ml)	Adrenalin (pg/ml)	Dopamin (pg/ml)	Kortisol (µcg/ml)
Proband: O.M. ♀, Jahre (01)					
− 015 min	48,32	70,8	42,1	44,8	19,1
− 005 min	54,07	70,5	43,8	45,0	19,1
000 min	39,27	68,3	987,2	61,3	17,4
015 min	38,07	60,2	114,5	67,4	15,9
030 min	37,12	55,1	55,3	76,2	15,0
045 min	35,07	50,5	50,2	81,8	13,9
060 min	36,58	41,3	51,5	80,3	12,8
075 min	31,05	42,8	47,1	82,4	10,7
090 min	32,14	39,7	48,5	79,6	10,1
105 min	30,58	42,6	45,3	81,7	8,5
Proband: S.K. ♀, Jahre (02)					
− 015 min	43,17	55,0	32,5	63,8	18,1
− 005 min	44,06	52,1	29,8	65,1	18,2
000 min	40,78	56,3	1355,4	82,1	16,3
015 min	36,24	44,8	72,1	91,4	15,5
030 min	34,15	42,7	81,4	103,6	13,1
045 min	33,08	38,5	62,1	117,4	11,5
060 min	35,02	33,8	71,5	128,2	10,6
075 min	32,18	29,5	65,8	125,0	9,8
090 min	30,41	30,8	55,3	120,8	9,6
105 min	31,19	31,4	68,5	124,3	8,8
Proband: S.P. ♂, Jahre (03)					
− 015 min	313,83	38,9	41,8	32,1	30,7
− 005 min	321,52	40,1	55,8	29,8	31,2
000 min	309,71	30,5	1437,2	71,4	30,0
015 min	286,40	27,1	144,5	114,3	29,6
030 min	286,38	24,3	72,5	132,1	25,1
045 min	258,21	20,6	43,4	138,5	23,3
060 min	244,17	21,4	48,9	145,6	20,8
075 min	226,44	19,8	53,3	140,3	20,2
090 min	182,38	26,5	45,1	139,7	18,8
105 min	203,50	25,1	47,3	142,5	19,1
Proband: V.P. ♂, Jahre (04)					
− 015 min	56,21	84,7	32,8	28,4	12,9
− 005 min	56,52	85,0	28,3	27,8	12,9
000 min	50,63	83,2	986,7	41,6	10,1
015 min	47,20	71,5	88,6	55,0	9,0
030 min	41,44	55,2	48,5	62,7	8,8
045 min	39,30	42,3	51,2	81,5	8,3
060 min	37,28	40,8	42,3	93,1	6,4
075 min	32,17	44,1	46,9	96,8	6,8
090 min	28,44	42,6	40,3	94,5	7,4
105 min	32,42	55,1	43,8	97,3	6,3

Tabelle 2. Mittelwerte der Serumkonzentrationen von β-Endorphin, Serotonin, Adrenalin, Dopamin und Kortisol vor und nach Ganzkörperkältetherapie sowie prozentuale Zu- bzw. Abnahme dieser Substanzen durch die Kältetherapie

Proband Parameter	01	02	03	04
Mittelwerte der Serumkonzentrationen vor der Ganzkörperkältetherapie				
β-Endorphin	51,195	43,615	317,675	56,365
Serotonin	70,650	53,550	39,500	84,850
Adrenalin	42,950	31,150	48,800	30,550
Dopamin	44,900	64,450	30,950	28,100
Kortisol	19,100	18,150	30,950	12,900
Mittelwerte der Serumkonzentrationen bis 105 min nach Ganzkörperkältetherapie				
β-Endorphin	34,985	34,131	249,648	38,610
Serotonin	50,062	38,475	24,412	54,350
Adrenalin	174,95	229,012	236,525	168,537
Dopamin	76,337	111,600	128,050	77,812
Kortisol	13,037	11,900	23,362	7,887
Prozentuale Abnahme bzw. Zunahme der Serumkonzentrationen nach Ganzkörperkältetherapie				
β-Endorphin	−31,66%	−21,75%	−21,41%	−31,50%
Serotonin	−29,14%	−28,15%	−38,19%	−35,95%
Adrenalin	+307,33%	+635,19%	+384,68%	+451,68%
Dopamin	+70,02%	+73,16%	+313,73%	+176,91%
Kortisol	−31,74%	−34,44%	−24,52%	−38,86%

duktion stimulieren [1], es bei einem Abfall also möglicherweise zu einer verminderten Interleukin-2-Produktion und damit zu einer Hemmung von Immunmechanismen kommen kann.

Was die klinischen Effekte der GKT angeht, so kann man einmal mit einer Schmerzmodulation durch Stimulation der Alpha-Delta-Afferenzen rechnen, welche zu einer zentralen Hemmung der Nozizeptoren führen [10]. Eventuell spielt die gemessene Reduzierung von Serotonin im Serum dabei eine wesentliche Rolle, denn in der Peripherie gehört Serotonin unter den Neurotransmittern zu den stärksten Schmerzmediatoren [7]. Demgegenüber beeinflußt es im zentralen Nervensystem über eine Inhibierung der Nozizeptoren das Schmerzgeschehen günstig. Es ist nicht auszuschließen, daß die periphere Serotoninreduzierung auf ein Umverteilungsphänomen während der GKT in der Form hindeutet, daß es zentral zu einer Serotoninerhöhung kommt. Die Schmerzmodulation wird auch durch eine Teilblockierung des C-Fasersystems durch Abkühlung [8] günstig beeinflußt, und durch die örtliche Temperatursenkung kann auch eine Dämpfung der Katecholaminabgabe von Endigungen der vegetativen Nervenfasern auftreten [8], die ebenfalls zur Schmerzminderung führt. Diese Katecholaminreduzierung dürfte sich aber nur lokal abspielen. Die bekannten vegetativen Reaktionen wie Herzfrequenzsteigerung [9], Blutdruckerhöhung [9] und Bronchodilatation [2] dürften auf die nachgewiesene Adrenalinerhöhung zurückzuführen sein.

Die klinisch bekannte Muskelrelaxation unter der GKT wird mit einer Blockierung der Gamma-Motoneuronen erklärt [4]. Zu einer Muskelrelaxation könnte auch eine zentrale Dopaminerhöhung führen, die möglicherweise mit der von uns beobachteten peripheren Dopaminerhöhung nach Kältetherapie gekoppelt ist.

Wie oben angedeutet, wird man durch die GKT auch mit einer Immunmodulation über eine Reduzierung von Beta-Endorphin, welches ja in die Interleukin-2-Produktion eingreift [1], rechnen können. Eventuell besteht hier auch eine Verbindung zu dem von Fricke [3] gemessenen Abfall der T-Helferzellen und im Anstieg der T-Suppressorzellen.

Insgesamt könnten die beobachteten biochemischen und hormonellen Effekte der GKT teilweise die positive Beeinflussung des Schmerzgeschehens und der Immunmodulation erklären. Damit würde eine Indikation dieser Therapie sowohl bei weichteilrheumatischen Erkrankungen wie bei der GTM, wie auch bei entzündlich-rheumatischen Erkrankungen gegeben sein. Weitere Untersuchungen sind jedoch erforderlich, um die hier dargestellten Befunde zu untermauern und darüber hinaus die Zusammenhänge zwischen der GKT mit der Schmerzmodulation und der Immunsuppression exakter zu erklären.

Literatur

1. Bessler H, Sztein MB, Serrate SA (1990) Beta-endorphin modulation of II-1-induced II-2-production. Immunopharmacology 19:5−14
2. Engel P, Fricke R, Taghawinejad M, Hildebrandt G (1989) Lungenfunktion und Ganzkörperkältebehandlung bei Patienten mit chronischer Polyarthritis. Z Phys Med Baln Med Klim 18:37−43
3. Fricke R (1989) Ganzkörperkältetherapie. Z Phys Med Baln Med Klim 18:311
4. Häbler H-J, Jänig W (1986) Phsysiologische Grundlagen der Kryotherapie. Z Phys Med Baln Klim 15:305−306
5. Iranmanesh A, Lizarralde G, Johnson M, Veldhuis J (1989) Circadian, Ultradian and Episodic Release of beta-Endorphin in Men and its Temporal Coupling with Cortisol. J Clin Endocrinol Metab 1019−1026
6. Müller-Bardorff M (1968) Funktionsuntersuchungen der menschlichen Nebennierenrinde mit Hilfe der Bestimmungen der sog. 11-Hydroxy-Corticosteroide und der Cortisol-Bindungsverhältnisse im Plasma. Inauguraldissertation, München
7. Nietsch P (1984) Physiologie und Pathophysiologie des Schmerzes. Med Welt 35:16−18
8. Senn E (1984) Kältetherapie. Therapiewoche 35:16−18
9. Taghawinejad M, Fricke R, Duhme L, Heuermann U, Zagorny J (1989) Telemetrische-Elektrokardiographische Untersuchungen bei Ganzkörperkältetherapie. Z Phys Med Baln Med Klim 18:31−36
10. Willis WS (1985) The pain system. The neural basis of nociceptive transmission in the mammalian nervous system. Karger, Basel

Für die Verfasser:
Dr. T. Stratz
Rheumaklinik Bad Säckingen
Bergseestraße 61
W-7880 Bad Säckingen, FRG

Physikalische Therapie der generalisierten Tendomyopathie

K. L. Schmidt

Klinik für Rheumatologie, Physikalische Medizin und Balneologie der
Justus-Liebig-Universität Gießen, Bad Nauheim

Physical Therapy of Fibromyalgia

Summary: Primary fibromyalgia, also as regards physical therapy, is a very unusual and
fascinating rheumatic disease. Main therapeutic aims are pain relief, relaxation of muscles, increase of blood flow, and improvement of function. Despite the many physical
methods available, the mode of action is difficult to understand, since mechanisms of
fibromyalgic pain are not yet understood. Until now, it is not known if electrical activity
of muscles is really increased. The rate of success of physical therapy in primary
fibromyalgia is estimated at 50%; this is fewer than in most other diseases. Controlled
therapeutic studies only exist for EMG-feedback and bicycle-training, which have only
partial effect. Our investigations demonstrated that physical therapy in fibromyalgia is
often not effective, that the possible therapeutic effect is only of short duration, and that
"side-effects" are common. So-called passive measures such as warm bathes, soft massages, and mild heat applications should be preferred. Intense und drastic methods
should be avoided. Muscle relaxation technics are better than isometric exercises. Secondary prevention (for instance, spa-therapy) is as important as physical therapy.

Auch unter physikalisch-therapeutischen Aspekten ist die generalisierte Tendomyopathie
(GTM) eines der ungewöhnlichsten, aber auch faszinierendsten Krankheitsbilder der
Rheumatologie, obwohl sie anscheinend keine Errungenschaft der Neuzeit ist [10]. Ursache dafür ist einmal die offenbar mehrschichtige Schmerzproblematik mit einer merk-
würdigen Kombination z. T. großflächiger, z. T. auch lokalisierter Schmerzen am ganzen
Körper mit den pathognomischen Druckpunkten und der Überlagerung dieser Symptomatik mit anderen somatischen und psychosomatischen Beschwerden; dies erschwert
auch die physikalische Therapie erheblich. Vor allem aber − und dies muß gleich voraus-
geschickt werden − verhält sich diese Erkrankung gegenüber physikalischen Maßnahmen in vieler Hinsicht ganz anders als andere rheumatische Leiden und stellt uns darum
immer wieder vor unerwartete Probleme.

Ziele einer physikalischen Therapie der generalisierten Tendomyopathie

Die primären Ziele der physikalischen Therapie − d. h. der Anwendung mechanischer,
thermischer, elektrischer und anderer Energieformen als Elemente einer „therapeutisch
angewandten Physiologie" − sind generell identisch mit denen, die auch für andere Formen des Weichteilrheumatismus gelten (Tabelle 1), und es ist einleuchtend, daß das Kar-
dinalsymptom „Schmerz" hier oben ansteht. Ein therapeutisches „Rationale" für die

307

Tabelle 1. Ziele einer physikalischen Therapie bei generalisierter Tendomyopathie

1. Schmerzlinderung
2. Muskelentspannung
3. Hyperämisierung
4. Auflockerung des Bindegewebes
5. Funktionsverbesserung
6. Beseitigung von Fehl- und Schonhaltungen
7. Schutz vor Überlastung
8. Mitbehandlung einer eventuellen Grundkrankheit

Tabelle 2. Ursachen des Tiefenschmerzes der Muskulatur. (Nach [13])

1. Mechanische Faktoren (Druck- und Zugkräfte, meist Traumen)
2. Chemische Faktoren (K^+- und H^*-Ionen, Bradykinin, Serotonin, Prostaglandine)
3. Ischämie (bei Muskelarbeit)
4. Thermische Faktoren?

Tabelle 3. Mechanismen der Schmerzentstehung bei erhöhtem Muskeltonus. (Nach [21])

Muskelschmerz kann entstehen durch:
1. Steigerung des Energiebedarfes
2. Erhöhung des Durchflußwiderstandes der Blutgefäße
   → Auslösung einer relativen Ischämie
   → Freisetzung schmerzauslösender Substanzen

Schmerzstillung durch physikalische Therapie ist aber dadurch erschwert, daß der Mechanismus der Schmerzentstehung und -unterhaltung bei der GTM noch völlig hypothetisch ist [8]. Die Auslösemechanismen des Tiefenschmerzes der Muskulatur sind vielfältig (Tabelle 2); ein erhöhter Muskeltonus ist nur eine der möglichen Ursachen (Tabelle 3).

Möglichkeiten der physikalischen Therapie

Die Möglichkeiten zur Analgesie, Muskeldetonisierung, Verbesserung der Trophik, Veränderung der Bindegewebskonsistenz und Funktionsverbesserung sind vielfältig; hier sind die Verfahren der physikalischen Therapie unerreicht (Tabelle 4). Die Zusammenstellung der einzelnen Methoden soll eine gewisse Rangfolge in der Wirksamkeit darstellen, die aber im Einzelfall durchaus nicht zutreffen muß. Die Überlegenheit der Kälte- gegenüber der Wärmeanalgesie bedeutet auch nicht, daß Kälte immer der Vorzug gegeben werden kann oder muß; im Gegenteil, die starke Kälteempfindlichkeit des Tendomyotikers ist ja schon fast diagnostisch verwertbar. Hingegen besteht eine ausgesprochene Vorliebe für Wärmeanwendungen. In der Tat ist Wärme in der Lage, Muskelschmerzen verschiedenster Art zu lindern, wenn auch die Wirkungsmechanismen der Wärmeanalgesie erst teilweise bekannt sind (Tabelle 5). Einer der Hauptmechanismen dürfte insbesondere bei

Tabelle 4. Physikalische Therapie der generalisierten Tendomyopathie

1. *Möglichkeiten der Schmerzlinderung*
   - Kälte (Eis, gefrorene Gel-Beutel)
   - Wärme (Peloide, Bäder, Hochfrequenztherapie, Infrarot)
   - Nieder- und mittelfrequente Ströme
   - Spezielle Massagetechniken (Periostbehandlung)
2. *Möglichkeiten der Muskelentspannung*
   - Wärme
   - Kälte (cave: Unverträglichkeit)
   - Vorsichtige manuelle und apparative Vibrationsmassage
   - Warme Bäder, auch mit Zusätzen
   - Unterwasserbewegungstherapie und lockernde Krankengymnastik
   - Reizstromtherapie (z. B. Wymoton)
3. *Möglichkeiten der Verbesserung der Trophik*
   - Niederfrequente Stromformen (Galvanisation, diadynamische Ströme)
   - Wärme
   - Bewegungstherapie
   - Klassische Massage und Unterwasserdruckstrahlmassage
4. *Möglichkeiten zur Beeinflussung der veränderten Bindegewebskonsistenz*
   - Ultraschall (Auflockerung des kollagenen Gewebes)
   - Entstauende Bewegungstherapie (Wassergehalt)
5. *Möglichkeiten der Funktionsverbesserung und des Muskeltrainings*
   - Krankengymnastik, Unterwasserbewegungstherapie
   - Isometrisches Training
   - Neofaradischer Schwellstrom
   - Mittelfrequenter Wechselstrom (Wymoton)
   - Entlastung, Schonung, Korrektur

Tabelle 5. Beeinflussung des Muskelschmerzes durch Wärme: mögliche Angriffspunkte und Wirkungsmechanismen. (Nach [21])

1. Herabsetzung eines pathologisch erhöhten Muskeltonus
2. Verbesserung der Durchblutung mit Intensivierung der Sauerstoff- und Energiezufuhr. Ausschwemmung schmerzauslösender Substanzen
3. Auflockerung des Bindegewebes
4. Bei hohen Wärmeintensitäten: „Counter-Irritation", Blockierung der Schmerzleitung
5. Reflektorische Einwirkung über die Haut?
6. Dämpfung der Aktivität von Gamma-Motoneuronen?
7. Dämpfung der Erregbarkeit der Muskelspindeln?
8. Verstärkte Entladung der Muskelspindeln?
9. Reflektorischer Einfluß auf Nozizeptoren über Thermorezeptoren?
10. Anhebung einer pathologisch erniedrigten Schwelle der Nozizeptoren?
11. Direkte Beeinflussung schmerzauslösender Substanzen?

schmerzhaften Muskelverspannungen die detonisierende Wirkung der Wärme sein. Statistisch signifikant herabgesetzt wird ein erhöhter Muskeltonus auch durch apparative Vibrationsmassage (Abb. 1 a, b) und durch warme Solebäder (Abb. 2).

Eine ganz andere Frage ist aber, ob denn bei der generalisierten Tendomyopathie überhaupt der Muskeltonus erhöht ist. Mit diesem Begriff wird immer etwas leichtfertig umgegangen und häufig vergessen, daß der Widerstand, den ein Muskel dem palpierenden Finger entgegensetzt, und den wir als „Tonus" empfinden, grundsätzlich aus zwei Komponenten besteht: einem kontraktilen Teil, der mit einer erhöhten elektrischen Aktivität

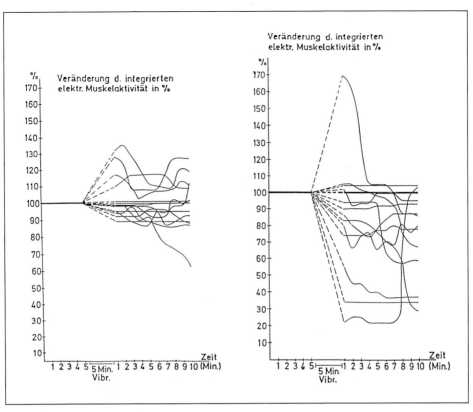

Abb. 1. Wirkung maschineller Vibrationsmassage auf die elektrische Ruheaktivität des M. trapezius (nach [23]): links unbehandelte Körperseite, rechts behandelte Körperseite

verbunden ist, und dem zellulär-plastischen Tonus, der als Gewebekomponente elektromyographisch nicht erfaßbar ist [2]. Ob die elektrische Aktivität der Muskulatur bei der GTM wirklich erhöht ist, scheint noch nicht geklärt zu sein („It should be noted, however, that at present there is no real evidence of a more or less continous muscle contraction of the painful muscle" [1]); es ist darum noch schwieriger, den Muskelschmerz bei der generalisierten Tendomyopathie an seiner Wurzel zu bekämpfen („Würde es gelingen, die Empfindlichkeit von muskulären oder anderen Nozizeptoren entscheidend herabzusetzen, sie also zu desensibilisieren oder völlig zu blockieren, dann könnte bei allen Schmerzformen der Schmerz an der frühest möglichen Stelle bekämpft werden" [25]).

Stellenwert der physikalischen Therapie

Die Therapie der generalisierten Tendomyopathie gehört zu den unbefriedigensten Kapiteln in der Rheumatologie [15]; die „Erfolgsquoten" bewegen sich − ganz gleich, welche Art der Therapie eingesetzt wird − bei ca. 50% (Tabelle 6). Interessant ist die Mitteilung von Perini et al. [17], daß die Patientenkollektive, die mehr auf „passive" und jene, die mehr auf „aktive" physikalisch-therapeutische Maßnahmen reagieren, sich u. a. auch

310

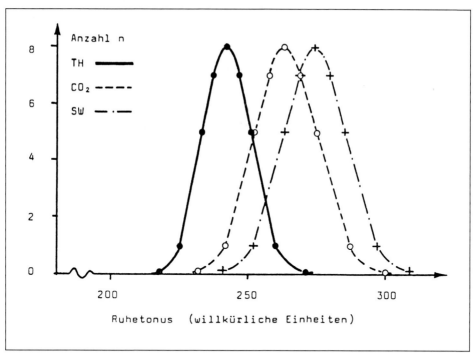

Abb. 2. Elektrische Ruheaktivität des M. erector trunci nach drei verschiedenen Badeformen. *TH* kohlensäurearme Thermalsole, CO_2 kohlensäurereiche Thermalsole, *SW* Süßwasser (nach [5])

Tabelle 6. Erfolg der verschiedenen Behandlungsarten. (Nach [18])

Aktive Physiotherapie	(n = 92)	46%
Passive Physiotherapie	(n = 111)	48%
Analgetika, Antiphlogistika	(n = 107)	44%
Psychopharmaka	(n = 72)	29%
Lokale Infiltrationen	(n = 85)	53%

psychologisch unterscheiden (Tabelle 7). Die Unterteilung in passive und aktive Maßnahmen der physikalischen Therapie ist freilich problematisch, denn auch die sog. passiven Maßnahmen wie Bäder, Massagen und Thermotherapie provozieren in jedem Fall eine Fülle von Reaktionen und gehorchen damit auch den Gesetzen der Reizphysiologie.

Kontrollierte Studien zur physikalischen Therapie gibt es bisher nur zum EMG-Biofeedback [6] und zum Ergometertraining [11] (Tabelle 8). Nach 15 Sitzungen (zweimal wöchentlich) führte eine kontrollierte unter Anleitung durchgeführte und akustisch hörbar gemachte Muskelentspannung in 56% zu einem langanhaltenden Erfolg, freilich nur dann, wenn die Patienten keine „psychopathologischen Störungen" hatten; eine Untergruppe von Probandinnen mit Depressionen reagierte sehr schlecht. Auch ein 20-Wochen-Programm mit Ergometertraining (Kontrollgruppe: einfache „flexibility exercises"; 60 min, 3mal pro Woche, Herzfrequenz auf 150 Schläge eingestellt) führte zur Linderung der Schmerzen (offenbar durch Anhebung der Schmerzschwelle); interessant ist aber, daß sich die charakteristischen Druckpunkte überhaupt nicht veränderten und auch die vege-

311

Tabelle 7. Therapieresultate bei generalisierter Tendomyopathie. (Nach [17, 18])

1. Die „Erfolgsquote" lag mit 46% („aktive" Maßnahmen) bzw. 48% („passive" Maßnahmen) für die physikalische Therapie in einem ähnlichen Bereich wie für die Pharmakotherapie (44%)
2. Patienten, die auf „aktive" Maßnahmen (Krankengymnastik) gut reagieren, waren
   - früher körperlich aktiver gewesen
   - testpsychologisch kontaktfreudiger und aggressionsbereiter
   - zu einem Teil überkontrolliert
3. Patienten, die auf „passive" Maßnahmen (Wärme, Massage, Elektrotherapie) gut reagierten, waren
   - früher weniger körperlich aktiv
   - weniger kontaktfreudig
   - weniger aggressiv oder kontrolliert
4. Die Erfolgsquote der medikamentösen Therapie nimmt mit dem Lebensalter ab, die Erfolgsquote der „passiven" physikalischen Therapie nimmt zu

---

Tabelle 8. Generalisierte Tendomyopathie: kontrollierte Studien zur physikalischen Therapie

1. *EMG-Biofeedback:*
   Langanhaltende Besserung in 56% nur bei Patienten ohne psychopathologische Störungen [6]
2. *Kardiovaskuläres Fitneß-Training über 20 Wochen:*
   Anhebung der Schmerzschwelle (statistisch signifikant), Besserung der „Pain scores" (statistisch nicht signifikant). Keine Besserung von Schlafstörungen und Zahl der Druckschmerzpunkte [11]

---

tative Symptomatik nicht gebessert wurde (Tabelle 8). Daß die „aerobe Fitneß" bei Patienten mit GTM in 80% mangelhaft war, haben unabhängig von diesen Untersuchungen schon Bennett et al. [3] festgestellt; sie diskutierten dieses „detraining phenomenon" sogar als möglichen ätiopathogenetischen Faktor. Unter praktischen Aspekten muß man berücksichtigen, daß es sehr schwer ist, die schmerzgeplagten Patienten zu einem so intensiven Ergometertraining zu motivieren; die allgemeine Belastbarkeit dieser Patienten ist ja auch deutlich eingeschränkt.

Eigene Erhebungen

Unsere eigenen Erhebungen zur Wirksamkeit und Akzeptanz der physikalischen Therapie wurden an einem kleinen Kollektiv von 52 Patienten im Rahmen der Rheumasprechstunde oder bei stationären Patienten durchgeführt. Die Befragung der Patienten zeigte zunächst, daß in der Tat in einem (überraschend hohen) Prozentsatz von 76% die physikalische Therapie als günstig beurteilt wurde (Tabelle 9); ähnlich den Befunden von Perini et al. [17] erhielten dabei die „passiven" Maßnahmen (insbesondere die Wärmethera-

---

Tabelle 9. Generalisierte Tendomyopathie: Wirkung der physikalischen Therapie (n = 52)

Besserung der Beschwerden durch physikalische Therapie	76%
Keine Änderung	18%
Einzelsymptome gebessert	4%
Verschlechterung	2%

Tabelle 10. Generalisierte Tendomyopathie: Art der therapeutisch wirksamen physikalischen Maßnahmen (n = 112 Nennungen bei 52 Patienten)

Wärme	36%
Massagen	21%
Warme Solebäder	12%
Krankengymnastik	9%
UWB	8%
Stangerbäder	4%
Strom/kühle Packungen	je 3%
Traktionen/Ultraschall	je 2%

Tabelle 11. Generalisierte Tendomyopathie: Subjektive Verträglichkeit der physikalischen Therapie (n = 47)

Gut vertragen	62%
Nicht gut vertragen	38%

Tabelle 12. Generalisierte Tendomyopathie: Dauer des Effekts der physikalischen Therapie (n = 42)

Stunden bis Tage	37%
1 – 4 Wochen	30%
über 1 Monat	33%

pie) die höchsten Noten (Tabelle 10). Die Frage nach der *Verträglichkeit* ergab dann aber schon ein ganz anderes Bild (Tabelle 11): Immerhin 38% der Patienten gaben an, daß sie eigentlich die physikalische Therapie nicht gut vertragen hätten; ein Befund, der bei sachgerechter Applikation und Dosierung im höchsten Maße ungewöhnlich ist. Nachdenklich stimmt auch der Befund, daß bei 37% der Patienten der Therapieerfolg nur Stunden bis Tage anhielt (Tabelle 12); ein Ergebnis, das dem adaptiv-rehabilitativen Charakter der physikalischen Therapie mit Langzeitwirkungen diametral widerspricht; es kann sich hier also nur um Immediateffekte gehandelt haben.

Die *Schlußfolgerungen* zur physikalischen Therapie der GTM (Tabelle 13) können darum — im Gegensatz zu den meisten anderen rheumatischen Erkrankungen — leider nur sehr zurückhaltend, ja pessimistisch ausfallen. Hier nimmt diese so farbige und unberechenbare Krankheit zweifelsohne eine Sonderstellung ein. Dies darf freilich kein Anlaß zu therapeutischem Nihilismus sein; eine evtl. auch nur kurzfristige subjektive Erleichte-

Tabelle 13. Physikalische Therapie der generalisierten Tendomyopathie

Schlußfolgerungen
1. Die physikalische Therapie der primären Fibromyalgie ist häufig nicht sehr wirksam
2. Die gelegentliche subjektive Beschwerdelinderung durch physikalische Therapie hält meist nicht lange an
3. Selbst sog. „passive" Therapiemaßnahmen (Wärme, Massage) haben eine ungewöhnlich hohe „Nebenwirkungsquote" (bis zu 25%)
4. Wenn die physikalische Therapie als „Adjuvans" auch durchaus nützlich sein kann, so ist der generelle Einsatz dieser kostspieligen Behandlung als eine Form der Psychotherapie nicht zu empfehlen

Tabelle 14. Generalisierte Tendomyopathie: Vorschläge zur physikalischen Therapie

1. Bevorzugung sog. „passiver Maßnahmen" wie warme Bäder (Solebäder!), sehr weiche Massagen, vorsichtige Wärmeanwendungen
2. Vorsicht mit allen reizintensiven und forcierten Maßnahmen
3. Vorsicht mit intensiver Krankengymnastik (z. B. isometrische Übungen): Statt dessen Erlernen muskulärer Entspannungstechniken
4. Physikalische Therapie ist kein Ersatz für notwendige Psychotherapie!

Tabelle 15. Physikalische Therapie der generalisierten Tendomyopathie; empfohlene Maßnahmen der „Zweitprävention"

- Kurörtliche Balneotherapie
- Regelmäßiger Saunabesuch
- Kneipp-Therapie
- Ggf. Änderung der Lebens- und Arbeitsbedingungen
- Leichte sportliche Betätigung

rung rechtfertigt den Einsatz dieser ja keineswegs billigen Therapie in jedem Fall. Für falsch halten wir es, die physikalische Therapie wegen ihrer zweifelsohne vorhandenen „psychotropen" Wirkungen als eine Form der Psychotherapie einzusetzen. Dies würde ihrem Charakter nicht gerecht und wäre vor allem auch kein Ersatz für eine indizierter Psychotherapie. In unsere Vorschläge zur physikalischen Therapie der GTM (Tabelle 14) möchten wir in jedem Fall auch die Anregung mit einbinden, die Möglichkeiten der „Zweitprävention" (Tabelle 15) nicht zu vergessen. Hier hat zweifelsohne die kurörtliche Balneotherapie als komplexes Verfahren auch in Zukunft einen hohen Stellenwert.

Literatur

1. Bengtsson A, Henriksson K-G, Larsson J (1986) Muscle biopsy in primary fibromyalgia. Light-microscopical and histochemical findings. Scand J Rheumatol 15:1—6
2. Bengtsson A, Henriksson K-G, Jorfeldt L et al. (1986) Primary fibromyalgia. A clinical and laboratory study of 55 patients. Scand J Rheumatol 15:340—347
3. Bennett RM, Clark SR, Goldberg L, Nelson D, Bonafede RP, Porter J, Specht D (1989) Aerobic fitness in patients with fibrositis. Arthritis and Rheumatism 32:454
4. Buckelew SP (1989) Fibromyalgia: A rehabilitation approach. Am J Phys Med Rehab 68:37
5. Erbe HP, Rusch D (1982) Die Wirkung von Sole-, CO_2-Sprudel-Sole- und Süßwasser-Bädern auf den Ruhetonus der Skelettmuskulatur. Z Phys Med 11:54
6. Ferraccioli G, Ghirelli L, Scita F et al. (1987) EMG-Feedback training in fibromyalgia syndrome. J Rheumatol 14:820—825
7. Goldenberg DL (1989) Treatment of fibromyalgia syndrome. Rheum Dis Clin North Am 15:61—71
8. Handwerker HO (1989) Physiologische Hypothesen zum Weichteilrheumatismus. Akt Rheumatol 14:89—90
9. Hench PK, Mitler MM (1986) Fibromyalgia. 2. Management guidelines and research findings. Postgrad Med 80:57—69
10. Lange M (1939) Der Muskelrheumatismus. Steinkopff, Dresden
11. McCain GA, Bell DA, Mai FM, Halliday PD (1988) A controlled study of the effects of a supervised cardiovascular fitness training program on the manifestation of primary fibromyalgia. Arthritis Rheum 31:1135

12. Mense S (1981) Neurophysiologische Grundlagen der Schmerzentstehung in der Muskulatur und Möglichkeiten ihrer Beeinflussung. Verh Dtsch Ges Rheumatol 7:36
13. Mense S (1982) Auslösemechanismen des Tiefenschmerzes. Diagnostik 15:1137
14. Müller W, Lautenschläger J (1990) Die generalisierte Tendomyopathie (GTM). Teil I: Klinik, Verlauf und Differentialdiagnose. Z Rheumatol 49:11−21
15. Müller W, Lautenschläger J (1990) Die generalisierte Tendomyopathie (GTM). Teil II: Pathogenese und Therapie. Z Rheumatol 49:22−29
16. Nouwen A (1983) EMG biofeedback used to reduce standing levels of paraspinal muscle tension in chronic low back pain. Pain 17:353
17. Perini C, Müller W, Battegay R, Labhardt F (1980) Physikalische Therapie bei der generalisierten Tendomyopathie − Psychosomatische Aspekte. Z Phys Med 9:277−281
18. Perini C, Battegay R, Müller W (1985) Die Behandlung der generalisierten Tendomyopathie. Akt Rheumatol 10:59−62
19. Peter E (1981) Möglichkeiten und Grenzen der Beeinflussung der Muskulatur durch Massagen und Bewegungstherapie. Verh Dtsch Ges Rheumatol 7:57
20. Schmidt KL (1981) Physikalische Therapie weichteilrheumatischer Erkrankungen. In: Wagenhäuser FJ (Hrsg) Diagnostische und therapeutische Aspekte weichteilrheumatischer Syndrome. Pharm und medical inform. Verlagsges, Frankfurt
21. Schmidt KL (1987) Wärmetherapie bei Muskelschmerzen. Krankenhausarzt 60:13
22. Schmidt KL (1989) Zur Beeinflussung des erhöhten Muskeltonus durch physikalische Therapie: Methodische Schwierigkeiten, Wirkungsmechanismen und möglicher Synergismus mit Myotonolytika. In: Miehlke K (Hrsg) Wirkungsnachweis von Myotonolytika. Schattauer, Stuttgart
23. Schmidt KL (1991) Differentialdiagnose, Therapie und Prognose der generalisierten Tendomyopathie. Z Ges Inn Med (im Druck)
24. Schmidt RF (1980) Schmerzentstehung in Muskeln, Sehnen, Gelenken und Eingeweiden. Verh Dtsch Ges Inn Med 86:1532
25. Schmidt RF (1981) Schmerzauslösende Substanzen. Z Phys Med 10:73
26. Vitali C, Tavoni A, Rossi B et al. (1989) Evidence of neuromuscular hyperexcitability features in patients with primary fibromyalgia. Clin Exp Rheumatol 7:385−390
27. Weintraub A (1988) Die generalisierte Tendomyopathie. Akt Rheumatol 13:256−263
28. Yunus MB, Kalyan-Raman UP, Kalyan-Raman K, Masi AT (1986) Pathologic changes in muscle in primary fibromyalgia syndrome. Am J Med 81:38−42

Anschrift des Verfassers:
Prof. Dr. K. L. Schmidt
Klinik für Rheumatologie,
Physikalische Medizin
und Balneologie der
Justus-Liebig-Universität Gießen
Ludwigstraße 37−39
W-6350 Bad Nauheim

Ganzkörperkältetherapie –
Eine neue Möglichkeit im Therapiekonzept
der generalisierten Tendomyopathie (GTM)

T. Stratz, P. Mennet, D. Knarr und W. Müller

Hochrheininstitut für Rheumaforschung und Rheumaprävention, Bad Säckingen

Whole-Body Cryo-therapy – a New Possibility in the Treatment of Fibromyalgia

Summary: In 10 patients with fibromyalgia the influence of whole-body cryo-therapy on spontaneous pain, pressure pain at so-called "tender points", and on vegetative and functional symptoms, as well as the quality of sleep, sensitivity, and anxiety were examined.

In six out of these 10 patients a clear pain-relief was obtained, lasting until 4 weeks after the therapy, but in comparison with a control group which had the same treatment except for cryo-therapy, this effect was not significant. Neither improvement in the mood scale (von Zerssen's) nor in the auxiery scale (Erlanger's) were significant in comparison with a control group, whereas improvement in vegetative and functional symptoms, as well as quality of sleep was significant when compared with controls.

It is assumed that cryo-therapy effects a relaxation of tense muscles, intensifies blood circulation in deeper skin layers or muscles, and perhaps influences pain mediators, like serotonin. Whether there are some individual factors that play a role in some of the extremely strong response to whole-body cryo-therapy, seen in some cases ("Responders"), remains unclear.

Untersuchungsgut und Methodik

10 Patienten mit einer generalisierten Tendomyopathie (GTM), welche die Kriterien von Yunus et al. [13], Wolfe et al. [12], Müller und Lautenschläger [6] erfüllten, wurden in die Studie aufgenommen. Im Rahmen einer 4wöchigen stationären Behandlung wurde die Ganzkörperkältetherapie mit dem Medivent-GKT-Gerät der Firma Messer (Griesheim) durchgeführt:

3minütige Ganzkörperkältetherapie montags bis freitags zweimal täglich, samstags einmal täglich.

Zusätzlich wurden montags bis freitags Lockerungsmassagen und krankengymnastische Übungen durchgeführt, dreimal wöchentlich wurde auch eine Interferenzstromtherapie im Wirbelsäulenbereich appliziert.

Die medikamentöse Behandlung erfolgte lediglich mit Paracetamol nach Bedarf (bis zu 3 g/Tag). Andere auf die Schmerzbeeinflussung gerichtete Medikamente, insbesondere Analgetika, nichtsteroidale Antiphlogistika, Antidepressiva, Neuroleptika und Tranquilizer waren während der Studie nicht erlaubt.

Untersuchungen am Tag vor der ersten Behandlung und nach 4wöchiger Behandlung:

a) Visuelle Analogskala;
b) Schmerzscore nach Körperschema von Müller und Lautenschläger [6]. Hierbei wird der Schmerz in den verschiedenen Körperregionen quantifiziert und als Summe angegeben;
c) Dolorimetrie mit dem Digitaldolorimeter nach Lautenschläger et al. [5];
d) Befragung nach vegetativen und funktionellen Symptomen in den letzten Wochen. Hierbei wurden folgende Symptome abgefragt: Kopfschmerzen einschl. Migräne, Globusgefühl, funktionelle Atem- und Herzbeschwerden, gastrointestinale Symptome (Appetitlosigkeit, Magendruck, abdominelle Schmerzen, Krämpfe, Obstipation, Diarrhoe), Dysurie, Dysmenorrhoe, orthostatische Störungen, weiterhin kalte Akren, Hyperhidrosis, Mundtrockenheit, Tremor und Dermographismus;
e) Schlaffragebogen, SFB Version B nach Görtelmeyer [4];
f) Befindlichkeitsskala, BFS nach von Zerssen [14];
g) Erlanger Angstskala, EAS Version S [3].

4 Wochen nach Abschluß der Therapie wurden die Patienten postalisch gebeten, die visuelle Analogskala und den Schmerzscore nach Körperschema anzugeben, fernerhin vegetative Symptome und funktionelle Störungen in den letzten Wochen mitzuteilen.

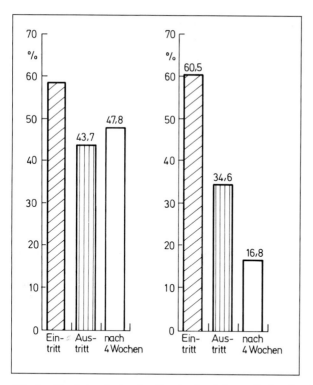

Abb. 1. a Ergebnisse in der visuellen Analogskala vor Beginn der Ganzkörperkältetherapie, zu Behandlungsschluß und 4 Wochen nach Behandlungsabschluß (Gesamtzahl der behandelten Patienten, n = 10). b Ergebnisse in der visuellen Analogskala vor Ganzkörperkältetherapie, zu Behandlungsabschluß sowie 4 Wochen nach Behandlungsschluß bei den auf die Kältetherapie gut reagierenden Patienten (6 von 10)

Ergebnisse

Die Ergebnisse sind in den Abb. 1 und 2 und in den Tabellen 1–7 zusammenfassend angegeben. Hierbei sind die Befunde in der visuellen Analogskala und dem Painscore nach Körperschema von 6 Patienten, die auf die Kältetherapie ansprachen, besonders hervorgehoben.

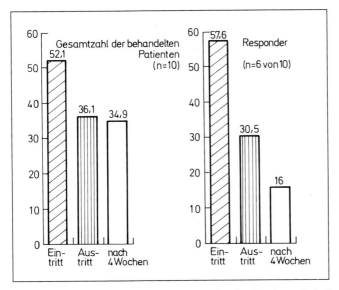

Abb. 2. Painscore nach Körperschema vor Beginn der Ganzkörperkältetherapie, bei Behandlungsabschluß und 4 Wochen nach Behandlungsabschluß

Tabelle 1. Ergebnisse der visuellen Analogskala Schmerz (in mm von 0 bis 100)

	Gesamtzahl n = 10	Responder n = 6 (von 10)
Eintritt	58,4	60,5
Austritt	43,7	34,6
Austritt − Eintritt	− 14,7	− 25,9
4 Wochen nach Therapieabschluß	47,8	16,8

Tabelle 2. Painscore nach Körperschema (Punkte 0 bis 120)

	Gesamtzahl n = 10	Responder n = 6 (von 10)
Eintritt	52,1	57,6
Austritt	36,1	30,5
Austritt − Eintritt	− 16,0	− 27,1
4 Wochen nach Therapieabschluß	34,9	16,0

Tabelle 3. Dolorimetrie (Summe aus 24 Punkten in kg)

	n = 20
Eintritt	30,9
Austritt	31,3
Austritt − Eintritt	+ 0,4

Tabelle 4. Summe der vegetativen und funktionellen Symptome (14 − 56) (14 keine, 56 sehr starke vegetative und funktionelle Symptome)

	Gesamtzahl n = 10	Responder n = 6 (von 10)
Eintritt	34,2	36
Austritt	28,0	26,6
Austritt − Eintritt	− 6,2	− 9,4
p < 0,002		
4 Wochen nach Therapieabschluß	31,8	29,6

Tabelle 5. Schlaffragebogen nach Görtelmeyer [4]

a) Schlafqualität (Score 1,0 bis 5,0)
Eintritt 2,84
Austritt 3,03
p < 0,05
b) Erholtsein nach dem Schlaf (Score 1 bis 5,0)
Eintritt 2,73
Austritt 3,18
p < 0,01
c) Psychische Ausgeglichenheit am Abend (Score 1 bis 5,0)
Eintritt 2,90
Austritt 3,44
p < 0,001
d) Psychische Erschöpftheit am Abend (Score 1,0 bis 5,0)
Eintritt 4,10
Austritt 3,66
e) Psychosomatische Symptome Schlaf (Score 1 bis 5,0)
Eintritt 2,92
Austritt 2,28
p < 0,01

Schlafqualität, Erholtsein nach dem Schlaf und psychische Ausgeglichenheit verbesserten sich in Richtung 5, psychische Erschöpftheit am Abend and psychosomatische Symptome Schlaf verbesserten sich in Richtung 1

Wie aus den Abb. 1 und 2 sowie den Tabellen 1 und 2 hervorgeht, zeigt die Gesamtheit der Patienten unter der Therapie eine mäßige Besserung. Nimmt man von den 10 kontrollierten Patienten nur die 6, die gut auf die Behandlung angesprochen haben, so werden deutliche Unterschiede in der visuellen Analogskala wie auch im Painscore bei Austritt sichtbar, die sich nach weiteren 4 Wochen noch verbessern.

Tabelle 6. Befindlichkeitsskala nach von Zerssen [14] (Score 0 bis − 56)

	n = 10
Eintritt	24,0
Austritt	17,9
Eintritt − Austritt	− 6,1
	Mittelwerte
Gesunde	12,5
Endogen Depressive	36,3
Neurotiker	36,4
Schizophrene	23,6

Tabelle 7. Erlanger Angstskala [3] (Score 24 bis 96)

Eintritt	38,8
Austritt	29,4
Eintritt − Austritt	− 9,4

Je höher die Punktzahl, desto höher das Angstniveau

Die dolorimetrischen Werte zeigen keine Veränderungen, dagegen waren die vegetativen und funktionellen Symptome nach der Ganzkörperkältetherapie deutlich zurückgegangen, wobei wiederum die sog. Responder eine etwas stärkere Besserung als die Gesamtheit der Patienten erkennen ließen. 4 Wochen nach Beendigung der Therapie lagen die Werte insgesamt wieder etwas höher, auch jetzt war noch ein Unterschied zwischen den „Respondern" und der Gesamtheit der Patienten festzustellen.

Auch im Schlaffragebogen nach Görtelmeyer [4] ergaben sich signifikante Veränderungen der einzelnen Schlafqualitäten nach der Ganzkörperkältetherapie. Desgleichen konnte in der Befindlichkeitsskala nach von Zerssen [14] und in der Erlanger Angstskala [3] eine Reduzierung der Punktskala beobachtet werden.

Diskussion

Durch eine während 4 Wochen durchgeführte Ganzkörperkältetherapie konnte nach dem Ergebnis der visuellen Analogskala eine mäßige Besserung bei Schmerzen erzielt werden. Bei Benutzung des sog. Painscore, bei dem der Schmerzzustand in den verschiedenen Körperregionen registriert wird, war die Schmerzminderung nach der Therapie deutlicher.

Eine geringfügige Verbesserung zeigt sich nach Therapieende ebenfalls in der Befindlichkeitsskala nach von Zerssen [14] und in der Erlanger Angstskala [3], doch war die Verbesserung in den beiden letztgenannten Skalen noch nicht signifikant.

Eine statistisch signifikante Verbesserung zeigt sich aber im Schlaffragebogen nach Görtelmeyer [4] bei den Punkten Schlafqualität, Erholtsein nach dem Schlaf, psychische Ausgeglichenheit und psychosomatische Symptome im Schlaf. Ebenfalls war eine statistisch signifikante Verbesserung bei den vegetativen und funktionellen Symptomen zu registrieren.

4 Wochen nach Ende der Therapie war die Verbesserung des Painscore noch stabil bzw. zeigte sich noch eine weitere geringfügige Verbesserung, während die visuelle Schmerz-Analogskala eine leichte Verschlechterung erkennen ließ.

Bei Aufschlüsselung der Patienten konnte festgestellt werden, daß 6 von 10 Patienten sowohl im Painscore als auch bei der visuellen Schmerz-Analogskala eine deutliche Linderung des Schmerzbildes angaben. Diese Verbesserung setzte sich auch noch 4 Wochen nach Ende der Therapie fort.

Als Ursache der therapeutischen Wirkung kommt einmal die Detonisierung der verspannten Muskulatur [1] über eine Blockierung der Gamma-Neuronen in Frage [8], weiterhin eine reflektorisch bedingte, verstärkte Durchblutung der tiefergelegenen Hautschichten [10] bzw. der Muskulatur. Möglicherweise spielt auch der Serumspiegel des peripher als Schmerzmediator wirkenden Serotonins eine Rolle, der nach jüngsten Untersuchungen unter der Ganzkörperkältetherapie abfällt [9]. Ob hier eine Umverteilung in Form einer zentralen Serotoninerhöhung erfolgt, muß dahingestellt bleiben, ist doch die zentrale Inhibierung der Nozizeptoren durch eine periphere Reizung des Alpha-Delta-Fasersystems (Kryorezeptoren) durch Systeme möglich, welche als Neurotransmitter Serotonin benutzen [11].

Mit einer lokalen Kältetherapie (Eischips oder Kältepackung) dürften die geschilderten Effekte nicht zu erzielen sein. Hier wird man eher mit einer gedrosselten Durchblutung der tiefergelegenen Hautschichten zu rechnen haben, was vielleicht die verstärkte Schmerzentwicklung bei den GTM-Patienten unter dieser Therapiemaßnahme erklärt.

Die ermutigenden Ergebnisse der Verbesserungen des Leitsymptoms Schmerz bei 6 von 10 GTM-Patienten mit der Ganzkörperkältetherapie bei diesem therapeutisch doch schwierig anzugehenden Krankheitsbild haben uns veranlaßt, eine einfachblindkontrollierte, randomisierte Studie in die Wege zu leiten, in der die Effekte der Ganzkörperkältetherapie denen einer Wärmetherapie gegenübergestellt werden sollen.

Literatur

1. Fisk JW (1982) Fibromyalgia. N Z Med J 88:91–92
2. Fricke R (1986) Ganzkörperkältetherapie. Z Phys Med Baln Med Klim 15:311
3. Galster JV, Spörl G (1979) Entwicklung einer Skala zur Quantifizierung transitorischer und habitueller Angstzustände. Neurol Psychiat 5:223–226
4. Görtelmeyer R (1985) On the Development of an Standardized Sleep Inventory for the Assessment of sleep. Methods of Sleep Research. G Fischer, Stuttgart
5. Lautenschläger J, Brückle W, Schnorrenberger CC, Müller W (1988) Die Messung von Druckschmerzen im Bereich von Sehnen und Muskeln bei Gesunden und Patienten mit generalisierter Tendomyopathie. Z Rheumatol 47:397–404
6. Müller W, Lautenschläger J (1990) Die generalisierte Tendomyopathie. Z Rheumatol 49:11–21, 22–29
7. Perini C, Battegay R, Müller W (1985) Die Behandlung der generalisierten Tendomyopathie. Aktuell Rheumatol 10:59–62
8. Senn E (1985) Kältetherapie – eine Analyse der therapeutischen Wirkungen, die Formulierung von Hypothesen zur Wirkungsweise. Therapiewoche 35:9–16
9. Stratz T, Schlegel P, Mennet P, Müller W (1990) Biochemische und hormonale Reaktionen unter der Ganzkörperkältetherapie. Symposium Generalisierte Tendomyopathie 28.–30.6.90, Bad Säckingen (Abstract, p 18)
10. Yamauchi T (1984) Ganzkörperkältetherapie. MMW 126:34
11. Willis WS (1985) The pain system. The neural basis of nociceptive transmission in the mammalian nervous system. Karger, Basel

12. Wolfe F, Hawley DJ, Cathey MA, Carox J, Russel J (1985) Fibrositis: Symptom frequency and criteria for diagnosis. J Rheumatol 12:1159
13. Yunus M, Masi AT, Calabro JJ, Miller KA, Feigenbaum SL (1981) Primary fibromyalgia (Fibrositis), Clinical study of 50 patients with matched normal controls. Semin Arthritis Rheum 11:151
14. Zerssen D von, Köller DM, Rey ER (1970) Befindlichkeitsskala (BS), ein einfaches Instrument zur Objektivierung von Befindlichkeitsstörungen insbesondere im Rahmen von Längsschnittuntersuchungen. Arzneimittelforschung 20

Für die Verfasser:
Dr. T. Stratz
Rheumaklinik Bad Säckingen
Bergseestraße 61
W-7880 Bad Säckingen, FRG

Die Behandlung der generalisierten Tendomyopathie (GTM) aus physiotherapeutischer Sicht

V. Campisi

Rheumatologische Universitätsklinik, Basel

Treatment of Fibromyalgia from the View of Physiotherapy

Summary: Physical therapy takes an important place in the treatment of fibrositis. The musculoskeletal symptoms are various and can be influenced by different specific modalities of therapy.

We analyzed the response to different forms of active and passive rehabilitation in patients with fibrositis, and compared the results to the same treatment in patients having diseases other than fibrositis, e.g., osteoarthritis.

The effectiveness of the therapy was evaluated using the patient assessment of pain and included a test of muscular strength with Cybex II.

Our results show that a precisely indicated therapy may influence the evolution of the fibrositis symptoms.

Einleitung

Physiotherapeutinnen werden täglich mit der Behandlung von Patienten mit generalisierter Tendomyopathie (GTM) [4] konfrontiert. Die uns zur Verfügung stehenden Therapiemöglichkeiten sind vielfältig und richten sich nach den Symptomen am Bewegungsapparat (Tabelle 1). Schmerzlinderung kann durch Dehnungen (bei Verkürzungen) und Kräftigung (bei Atrophie) der Muskulatur sowie allgemeine lockernde Mobilisationsübungen

Tabelle 1. Therapiemöglichkeiten

Symptome am Bewegungsapparat	Therapieziele
− Schmerzen	− Schmerzlinderung
− Muskelaffektionen:	−
− Hypertonus	− Tonusherabsetzung
− Verkürzungen	− Muskeldehnung
− Atrophien	− Muskelkräftigung
− Fehlstatik	− Allgemeine Mobilisation
− Trophische Störungen	− Haltungskorrektur
− Allgemein reduzierte Kondition	− Kreislaufanregung
− Gestörte Atemtechnik	− Konditionsförderung
− Neigung zur Passivität	− Atmungsregulation
	− Motivation zur Aktivierung

Tabelle 2. Aktive Maßnahmen (individuell oder in Gruppen im Trockenen oder im Wasser)

- Lockerungsübungen
- Mobilisierende Übungen
- Manuelle Muskeldehnung
- Selbststretching
- Kräftigungsübungen
- Haltungsschulung/Ergonomie
- Konditionstraining (Sport)
- Atmungsschulung

Tabelle 3. Passive Maßnahmen

- Schmerzfreie Lagerung (Entlastungsstellung)
- Feuchte Wärme (Wickel, Bäder, Dampfdusche)
- Elektrotherapie (analgesierende Ströme)
  (wärmeerzeugende Ströme; Kurzwellen, Ultrakurzwellen, Radarwellen)
- Strahlende Wärme (Lichtmassage, Infrarot)
- Klassische Massage und Bindegewebsmassage

erzielt werden. Diese therapeutischen Maßnahmen werden durch Übungen zur Atemregulation, Haltungskorrektur, Kreislaufanregung und Konditionsförderung günstig ergänzt [1, 2, 8, 9].

Die wichtigsten therapeutischen aktiven Maßnahmen, die individuell oder in Gruppen, im „Trockenen" oder im Wasser durchgeführt werden, sind in Tabelle 2 aufgeführt, die passiven Maßnahmen in Tabelle 3.

Wirkung der Therapie

Um die Wirkung der einzelnen, in Tabelle 2 und 3 aufgeführten, therapeutischen aktiven/passiven Maßnahmen zu beurteilen und miteinander vergleichen zu können, führten wir eine Patientenumfrage mittels Fragebogen durch. Neben der Wirkung, die als Besserung oder Zunahme der Beschwerden beurteilt wurde, konnten die Patienten auch die von ihnen bevorzugte Therapieform angeben. Befragt wurden 50 GTM-Patienten, davon 45 Frauen im Durchschnittsalter von 53 Jahren und 5 Männer im Durchschnittsalter von 52 Jahren. Als Kontrollgruppe dienten 50 Patienten, die wegen anderen, nichtentzündlichen rheumatischen Erkrankungen mit den gleichen Therapieformen behandelt worden waren. In der Kontrollgruppe waren 28 Frauen mit einem Durchschnittsalter von 56 und 22 Männer mit einem Durchschnittsalter von 49 Jahren.

Die Abb. 1 zeigt die Therapiewirkung, ausgewertet anhand der Patientenfragebogen. Die Mehrzahl der GTM-Patienten gibt an, durch die Massage eine Besserung ihrer Beschwerden erreicht zu haben. Danach folgen Wärme, Heilgymnastik einzeln, Wassergymnastik einzeln, andere Therapieformen (Elektrotherapie, Kälte, Extension der Wirbelsäule, Ultraschall, Unterwasserstrahlmassage), Wassergymnastik in der Gruppe und zuletzt Heilgymnastik in der Gruppe. Beim Kontrollkollektiv ergab sich folgende Reihenfolge: An erster Stelle steht wiederum die Massage, dann Wassergymnastik einzeln, Heilgymnastik einzeln, Wärme und zuletzt die bereits erwähnten anderen Therapieformen. Wasser-

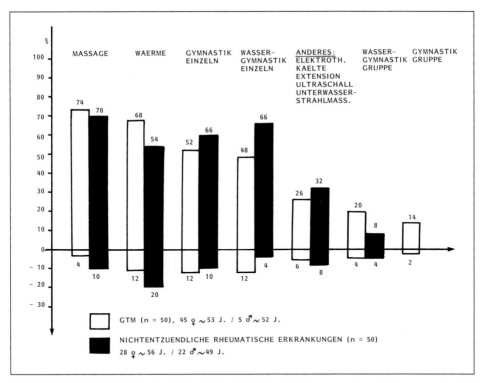

Abb. 1. Therapiewirkung

gymnastik in der Gruppe und Heilgymnastik in der Gruppe wurden bei diesen Patienten nie durchgeführt. Wenn man nun die von den Patienten angegebene Besserung der Beschwerden betrachtet, so scheint die negative Wirkung unbedeutend zu sein.

Akzeptanz der Therapie

Die bevorzugten therapeutischen Maßnahmen (Abb. 2), ausgewertet anhand von Patientenfragebogen, wurden wie folgt eingereiht: Als meist bevorzugte Therapie wurde von der Mehrzahl der GTM-Patienten die Massage angegeben, dann Wassergymnastik einzeln, Heilgymnastik einzeln, Wärme, und zuletzt die anderen, schon vorher zusammengefaßten, Therapieformen. Die Mehrzahl der Patienten aus der Kontrollgruppe bevorzugt die Heilgymnastik einzeln; an zweiter Stelle stehen die unter anderes zusammengefaßten Therapieformen, gefolgt von Massage, Wassergymnastik einzeln und Wärme.

Die Umfrage wurde erweitert in bezug auf den Einfluß der sportlichen Betätigung auf die unterschiedliche Akzeptanz von aktiven und passiven physikalischen Maßnahmen ausgewertet (Tabelle 4). Gefragt wurde nach Sportarten (Ausdauersport, Spielsport, Kampfsport, Kraftsport) und wie häufig diese ausgeübt werden. Bei den GTM-Patienten sowie auch bei der Kontrollgruppe gaben 32 von 50 (64%) Patienten an, gelegentlich Sport zu treiben. Bei beiden Patientengruppen wurden am häufigsten Ausdauersportarten angegeben, wie z. B. Wandern, Schwimmen und Radfahren; Spielsportarten, wie z. B.

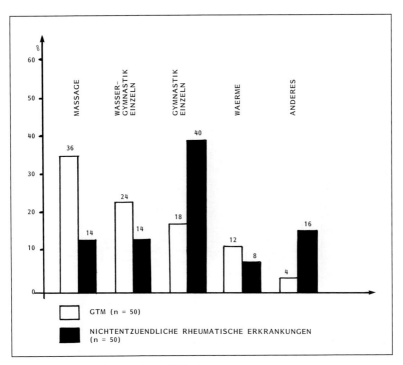

Abb. 2. Bevorzugte therapeutische Maßnahmen

Tabelle 4. Sport — bevorzugte Therapieform

	GTM (n = 50)	Kontrollgruppe (n = 50)
treiben Sport	32 (64%)	32 (64%)
aktive Therapie	17 (53%)	21 (66%)
passive Therapie	15 (47%)	11 (34%)
treiben keinen Sport	18 (36%)	18 (36%)
aktive Therapie	5 (28%)	10 (55%)
passive Therapie	13 (71%)	8 (45%)

Tennisspielen, wurden seltener erwähnt. Kraft- und Kampfsportarten wurde nie angegeben. Bei den GTM-Patienten, die sich sportlich betätigen, bevorzugen 53% die aktiven und 47% die passiven Therapieformen. In der Kontrollgruppe wird die aktive Therapie von 66%, die passive von 34% der Patienten bevorzugt. Von den Patienten, die keinen Sport treiben, sind es in der GTM-Gruppe nur 28%, die die aktiven Therapieformen bevorzugen, 72% bevorzugen die passiven. Aufgrund dieser Daten kann angenommen werden, daß GTM-Patienten, die keinen Sport treiben, mehrheitlich passive Therapieformen bevorzugen.

Kraft- und Leistungsteste bei GTM

Um die so oft von den Patienten geklagte Kraftlosigkeit und Herabsetzung der Leistungsfähigkeit zu objektivieren, führten wir mittels dem isokinetischen Gerät Cybex II Kraft- und Leistungstests sowie ein Training durch. Getestet wurden am rechten Quadrizeps 10 GTM-Patientinnen im Durchschnittsalter von 50 Jahren und 10 gesunde Frauen im Durchschnittsalter von 41 Jahren. Geprüft wurde die Kraft (maximales Drehmoment) in Newtonmeter (NW) von fünf Wiederholungen bei einer Geschwindigkeit von 60°/s und die Leistung (Gesamtarbeit) in Joules von 30 Wiederholungen bei einer Geschwindigkeit von 240°/s. Anschließend trainierten wir 5 GTM-Patientinnen und 5 gesunde Frauen aus der Kontrollgruppe in bezug auf Kraft und Leistung, insgesamt 9mal, 3mal wöchentlich.

Vor dem Training hatten GTM-Patientinnen bei Kraft und Leistung niedrigere Werte als Frauen aus der gesunden Kontrollgruppe. Nach dem Training konnte bei beiden Gruppen eine Zunahme von Kraft und Leistung beobachtet werden, wobei der Kraftgewinn bei den GTM-Patientinnen viel niedriger war als bei den Frauen der Kontrollgruppe (Tabelle 5 und 6). Ob es sich bei der geringen Zunahme der Kraft bei GTM-Patientinnen um eine schlechte Trainierbarkeit der Muskulatur handelt, kann anhand dieser wenigen Tests und des kurzen Trainings nicht festgestellt werden.

Tabelle 5. Kraft und Leistung vor und nach dem Training bei GTM-Patientinnen

	Vor Training	Nach Training	Gewinn
Kraft	98,3 Nm*	104,4 Nm*	6,2%
Leistung	1009 Joules	1340 Joules	32,7%

*, Newtonmeter

Tabelle 6. Kraft und Leistung vor und nach dem Training bei der gesunden Kontrollgruppe

	Vor Training	Nach Training	Gewinn
Kraft	102,2 Nm*	138,8 Nm*	36,7%
Leistung	1364 Joules	1916,6 Joules	40,5%

*, Newtonmeter

Schlußfolgerungen

Wenn man die von den Patienten sehr positiv beurteilte Therapiewirkung berücksichtigt und andererseits weiß, daß die GTM eine chronische, therapieresistente Krankheit ist [3, 5, 6], so kann es sich nur um eine kurzfristige Wirkung handeln. Die Tatsache, daß die passiven Therapieformen sowie die individuell angewandte aktive Physiotherapie bevorzugt werden, kann als Suche nach menschlicher Zuwendung interpretiert werden [7]. Physiotherapeutinnen an einem Rheumatologischen Zentrum verbringen relativ viel Zeit mit GTM-Patientinnen. Sie werden oft zur Bezugsperson. Sie brauchen nicht nur ihre Hände, sondern auch ihre Ohren! Einerseits besteht Therapieresistenz, andererseits kann man von Therapiesucht sprechen. Wir sind stets bemüht, die Patienten zu motivieren, ihnen Wege zu zeigen, wie sie mit ihrer Krankheit besser umgehen können, aber ganz besonders versuchen wir, sie zur Selbständigkeit zu ermuntern.

Literatur

1. Gross D (1982) Physikalische Therapie des Weichteilrheumatismus. Schweiz Med Wochenschr 112:1214–1218
2. Hohmeister R (1983) Weichteil-Rheumatismus – Diagnose und Therapiekonzept. Fortschr Med 35:1541–1592
3. Keel PJ (1986) Therapieresistente, chronische funktionelle Schmerzen. Schweiz Rundsch Med Praxis 73 (9):273–281
4. Müller W, Lautenschläger J (1990) Die generalisierte Tendomyopathie (GTM). Teil I: Klinik, Verlauf und Differentialdiagnose. Z Rheumatol 49:11–21
5. Müller W, Lautenschläger J (1990) Die generalisierte Tendomyopathie (GTM). Teil II: Pathogenese und Therapie. Z Rheumatol 49:22–29
6. Müller W, Perini C, Battegay R, Labhardt F (1981) Die generalisierte Tendomyopathie (Generalisiertes Fibrositis-Syndrom). Intern Welt 7:268–277
7. Perini C, Müller W, Battegay R, Labhardt F (1980) Physikalische Therapie bei der generalisierten Tendomyopathie – Psychosomatische Aspekte. Z Phys Med 9 (5):277–281
8. Reinhardt G, Liebermeister A (1985) Weichteilrheumatische Erkrankungen, zweckmäßige physikalisch-medizinische Behandlung. Therapiewoche 35:3343–3348
9. Zeidler H (1985) Behandlungsmaßnahmen beim Weichteilrheumatismus. Therapiewoche 35:1270–1280

Anschrift der Verfasserin:
V. Campisi
Physiotherapeutin
Rheumatologische Universitätsklinik Basel
Burgfelderstraße 101
CH-–4012 Basel
Schweiz

Akupunktur bei generalisierter Tendomyopathie (Fibromyalgiesyndrom)

J. Lautenschläger[1,2], C. C. Schnorrenberger[2] und W. Müller[1]

[1] Rheumatologische Universitätsklinik, Basel
[2] Deutsches Forschungsinstitut für Chinesische Medizin, Freiburg

Acupuncture in Fibromyalgia

Summary: Fifty patients with generalized tendomyopathy (fibromyalgia) were divided into two groups and received six acupuncture treatments or six treatments with a switched-off laser device. Before and after the treatments the pain was recorded by a visual analogue scale, by two body sketches, and by using a dolorimeter. After the end of the treatments, significant changes could be determined between the acupuncture and the placebo group.

Three months after the end of the last treatment, all patients who completed the study were sent a questionnaire to ask them about their pain and their pain-medication consumption. Although there was a tendency for better results in the acupuncture group, no significant difference between the acupuncture and the placebo group could be determined.

Using acupuncture, nearly half of the patients had at least temporary pain relief; one-third of the patients had no pain relief at all; one-fourth of the patients experienced only a small therapeutic effect.

Unter dem Krankheitsbild der generalisierten Tendomyopathie (GTM) versteht man ein chronisches Schmerzsyndrom im Bereich des Bewegungsapparates. Leitsymptom ist der Schmerz in den verschiedenen Körperregionen. Weiterhin ist die GTM durch eine gesteigerte Druckempfindlichkeit an verschiedenen für das Krankheitsbild typischen Punkten gekennzeichnet. Neben diesen Symptomen finden sich i.d.R. eine Reihe von funktionellen und vegetativen Symptomen, sowie psychische Veränderungen im Sinne von Neurosen oder depressiven Verstimmungszuständen.

Therapeutisch ist die GTM trotz intensivem Einsatz von Analgetika, Antirheumatika, Psychopharmaka, Infiltrationen mit Lokalanästhetika mit verschiedensten Zusätzen und Einsatz von aktiver und passiver Physiotherapie nicht selten nur unbefriedigend zu beeinflussen. Die schlechte Beeinflußbarkeit der GTM läßt es gerechtfertigt erscheinen, andere Therapiemaßnahmen zu evaluieren. Es soll untersucht werden, inwieweit sich die Schmerzen bei dieser Erkrankung durch Akupunktur beeinflussen lassen. Bisher wurde nur eine Arbeit über die Wirksamkeit der Akupunktur bei GTM veröffentlicht [7]. Es handelt sich um ein Follow-up von 39 Patienten, die bis zu 34 Monate vorher Akupunkturbehandlungen mit elektrischer Stimulation der Nadeln erhalten hatten. 56% der Patienten gaben in dieser Studie eine Schmerzlinderung zwischen 1 und 12 Monaten an. 46% der Befragten betonten, daß Akupunktur die stärkste bzw. die am längsten anhaltende Schmerzlinderung von allen Therapieformen gebracht habe. Diese Angaben rechtfertigen, eine kontrollierte Studie über Akupunktur bei der GTM durchzuführen.

Patientengut und Methoden

50 Patienten der Rheumatologischen Universitätspoliklinik Basel, bei denen eine GTM aufgrund anamnestischer Angaben und klinischer Befunde diagnostiziert werden konnte [3], wurden in zwei Gruppen eingeteilt. Die eine Gruppe erhielt eine Akupunkturbehandlung, die andere eine Plazebobehandlung mit einem nicht eingeschalteten Lasergerät. 13 wurden im Rahmen einer Pilotstudie willkürlich einer der beiden Gruppen zugeteilt. 8 Patienten wurden akupunktiert, 5 erhielten die obengenannte Plazebobehandlung. Weitere 37 Patienten wurden anhand einer Randomisierungstabelle einer der beiden Gruppen zugeordnet. 17 gelangten in die Akupunkturgruppe, 20 in die Plazebogruppe. Auf diese Weise erhielten 25 Patienten eine Akupunktur- und 25 Patienten eine Plazebobehandlung.

Schmerzmessung

Die Patienten beider Gruppen wurden vor der Behandlung aufgefordert, die Stärke ihrer Schmerzen in folgender Weise anzugeben:

a) Allgemeine Schmerzangabe. Die Patienten sollten zunächst auf einer 10 cm langen visuellen Analogskala (VAS) eine Markierung entsprechend der Stärke ihrer Schmerzen eintragen. Dabei bedeutete 0 cm keine Schmerzen, 10 cm stärkste vorstellbare Schmerzen.

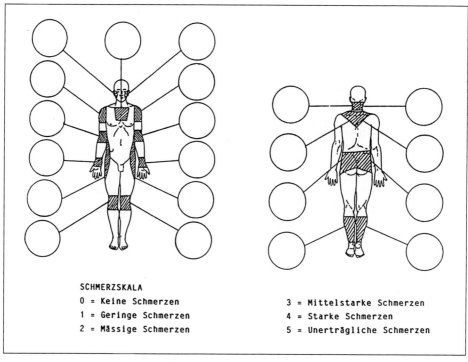

```
SCHMERZSKALA
0 = Keine Schmerzen          3 = Mittelstarke Schmerzen
1 = Geringe Schmerzen        4 = Starke Schmerzen
2 = Mässige Schmerzen        5 = Unerträgliche Schmerzen
```

Abb. 1. Schmerzskala

332

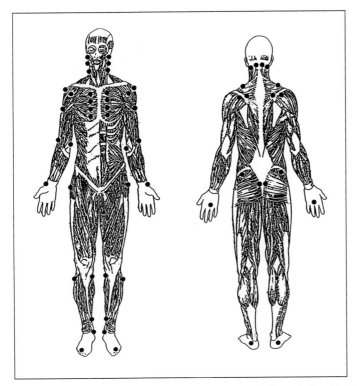

Abb. 2. Darstellung von 56 bei der GTM häufig druckschmerzhaften Punkten

b) Lokale Schmerzangabe (Schmerzscore). Anschließend wurden die Patienten aufgefordert, die Stärke ihrer Schmerzen in den verschiedenen Körperregionen unter Verwendung einer Schmerzeinteilung von 0 – 5 auf 2 Zeichnungen anzugeben, auf denen insgesamt 21 verschiedene, bei der GTM oft schmerzhafte Körperregionen markiert waren (Abb. 1). Die Werte für die einzelnen Körperregionen wurden addiert. Die Summe wurde als Ausdruck der Schmerzstärke angesehen.

c) Dolorimetrie. Im Anschluß an die Schmerzangaben erfolgte eine dolorimetrische Messung an 56 bei der GTM häufig druckschmerzhaften Punkten (Abb. 2). Für diese Messungen verwendeten wir ein digitales Dolorimeter (entwickelt in Zusammenarbeit mit der Firma Markasub, Basel/Schweiz). Der Meßkopf des Dolorimeters wurde auf den zu messenden Punkt aufgesetzt und der Druck so lange gesteigert, bis die untersuchte Person verbal oder durch Körpersprache (z. B. Wegziehen des entsprechenden Körperteils, „jump sign" etc.) Schmerzen angab [1, 2]. Der Durchschnitt der Druckwerte wurde als Maß für den Druckschmerz angesehen.

Akupunkturbehandlung

Die Patienten der Akupunkturgruppe erhielten zunächst 6 Akupunkturbehandlungen, für die lediglich 25 Akupunkturpunkte zugelassen waren (Tabelle 1). Davon konnten 8 – 10 Punkte zur Therapie ausgewählt werden. Da die meisten Punkte auf jeder Körper-

Tabelle 1. Akupunkturbehandlung für die Patienten der Akupunkturgruppe

Name des Akupunkturpunktes nach der westlichen Numerierung	Chinesischer Name des Punktes in Pin-Yin-Umschrift
1. Dickdarm 4	He Gu
2. Dickdarm 11	Qu Chi
3. Dickdarm 15	Jian Yu
4. Magen 36	Zu San Li
5. Milz 6	San Yin Jiao
6. Milz 9	Yin Ling Quan
7. Dünndarm 3	Hou Xi
8. Blase 2	Zan Zhu
9. Blase 12	Feng Men
10. Blase 15	Xin Yu (Shu)
11. Blase 23	Shen Yu (Shu)
12. Blase 25	Da Chang Yu (Shu)
13. Blase 40	Wei Zhong
14. Blase 60	Kun Lun
15. Niere 3	Tai Xi
16. Perikard 6	Nei Guan
17. Drei Erwärmer 5	Wai Guan
18. Drei Erwärmer 15	Tian Liao
19. Gallenblase 20	Feng Chi
20. Gallenblase 21	Jian Jing
21. Gallenblase 34	Yang Ling Quan
22. Leber 3	Tai Chong
23. Lenkergefäß 3	Yao Yang Guan
24. Lenkergefäß 14	Da Zhui
25. Dienergefäß 6	Qi Hai

Die Namen der Punkte entsprechen der von Schnorrenberger (1976) veröffentlichten Nomenklatur.

hälfte je einmal existieren, konnten pro Behandlung maximal 20 Nadeln gestochen werden. Die Auswahl der 8 – 10 Punkte erfolgte nach den Regeln der chinesischen Syndromdiagnose [5, 6].

Plazebobehandlung

Die Plazebobehandlung erfolgte mit einem nichteingeschalteten Lasergerät (Laser MIX 5-UP der Firma Space Laser, I-10128 Torino). In dem Behandlungsgriffel dieses Geräts wird mittels einer Halbleiterelektrode ein Laserstrahl erzeugt, der durch Fingerkontakt an der Griffelspitze ein- und ausgeschaltet werden kann. Um zu verhindern, daß die Patienten das Nichteinschalten des Laserstrahls bemerkten, wurden ausschließlich Punkte auf der Körperrückseite behandelt. Der Lasergriffel hatte dabei nur leichten Kontakt mit der Haut. Bei jedem Patienten wurden pro Sitzung meist 10 Punkte auf jeder Körperhälfte therapiert, also insgesamt 20 verschiedene Punkte.

Beurteilung des Therapieerfolges

Nach 6 Behandlungen wurde bei den Patienten der Therapieerfolg beurteilt. Hierbei hatten die Patienten erneut auf der VAS bzw. auf den gleichen Abbildungen wie vor Behand-

lungsbeginn (Abb. 1) ihre Schmerzen anzugeben. Die anschließende Testung der 56 Meßpunkte (Abb. 2) erfolgte in jedem Fall durch den Behandler selbst. Die Schmerzangaben
bei den Patienten der Pilotstudie wurden ebenfalls durch den Behandler selbst überprüft.
Bei den 37 randomisierten Patienten erfolgte die Überprüfung der Schmerzangaben
durch einen Arzt, dem nicht bekannt war, welcher Gruppe der jeweilige Patient angehörte
(Blindstudie).

Nachbefragung

Drei Monate nach der letzten Akupunktur- bzw. Plazebobehandlung wurde den Patienten, die die Studie regulär beendeten, ein Fragebogen mit folgenden Fragen zugesandt:

a) Würden Sie die Behandlung als Erfolg bezeichnen? (Ja oder Nein)
b) An welchen Stellen waren die Schmerzen nach der Behandlung vermindert?
c) Wieviele Wochen waren die Schmerzen nach Abschluß der Behandlungen im Durchschnitt vermindert?
d) Konnten Sie während oder nach der Behandlung Ihren Bedarf an Schmerz- bzw.
   Rheumamitteln reduzieren? (Ja oder Nein)

Resultate

Zwei Patientinnen der Akupunkturgruppe und eine Patientin der Plazebogruppe beendeten die Studie auf eigenen Wunsch vorzeitig. In den Tabellen 2−4 sowie den Abb. 3

Tabelle 2. Ergebnisse der Schmerzevaluation mittels VAS (Durchschnitt)

	Vor Behandlung	Nach Behandlung	Veränderungen
Akupunkturgruppe	6,5 (6,0)	4,9 (4,7)	+1,6 (+1,3)
Plazebogruppe	6,7 (6,4)	6,1 (5,9)	+0,6 (+0,5)
Unterschiede	$p = 0,01$ (0,03) im Wilcoxon-2-Sample-Test		

Tabelle 3. Ergebnisse der lokalen Schmerzangabe (Durchschnitt, Abb. 1)

	Vor Behandlung	Nach Behandlung	Veränderungen
Akupunkturgruppe	46,7 (41,4)	36,2 (31,9)	+10,5 (+9,5)
Plazebogruppe	44,2 (39,3)	40,8 (37,0)	+3,4 (+2,3)
Unterschiede	$p = 0,005$ (0,009) im Wilcoxon-2-Sample-Test		

Tabelle 4. Veränderungen der druckdolorimetrischen Werte nach Therapie

Akupunkturgruppe	$+0,51 \text{ kg}/1,27 \text{ cm}^2$ ($+0,49 \text{ kg}/1,27 \text{ cm}^2$)
Plazebogruppe	$+0,17 \text{ kg}/1,27 \text{ cm}^2$ ($+0,14 \text{ kg}/1,27 \text{ cm}^2$)
Unterschiede	$p = 0,02$ (0,008) im T-Test

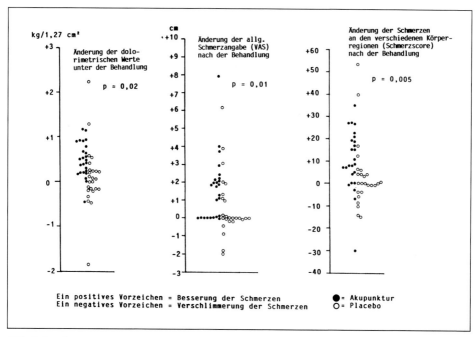

Abb. 3. Resultate der Gesamtstudie (n = 50)

und 4 sind die Ergebnisse der 3 Methoden der Schmerzevaluation für die Blind- und die Gesamtstudie zusammengefaßt. Bei allen Tabellen stehen die Werte der Blindstudie in Klammern. Positive Vorzeichen bedeuten Veränderungen im Sinne einer Schmerzverbesserung (Gesamtstudie n = 50, Blindstudie n = 37).

Von den nach 3 Monaten versandten Fragebögen kamen 39 (83%) zurück, von denen 37 (78,7%) ausgewertet werden konnten. Die Fragen wurden wie folgt beantwortet:

a) Würden Sie die Behandlung als Erfolg bezeichnen?

	Ja	Nein
Akupunkturgruppe	55,6%	44,4% n = 18
Plazebogruppe	41,2%	58,8% n = 17
Unterschied		p = 0,51 im Fisher-Exact-Test

b) An welchen Stellen waren die Schmerzen nach der Behandlung vermindert?

	Akupunkturgruppe (n)		Plazebogruppe (n)	
1) Nacken	12	66,7%	6	31,6%
2) Rücken	7	38,9%	5	26,3%
3) Schultern und Oberarme	7	38,9%	6	31,6%
4) Ellenbogen	8	44,4%	5	26,3%
5) Handgelenk	8	44,4%	5	26,3%
6) Kreuz	6	33,3%	2	10,5%
7) Hüften und Oberschenkel	9	50,0%	6	31,6%
8) Knie	8	44,4%	5	26,3%
9) Unterschenkel	6	33,3%	5	26,3%
10) Sprunggelenke	6	33,3%	4	21,1%

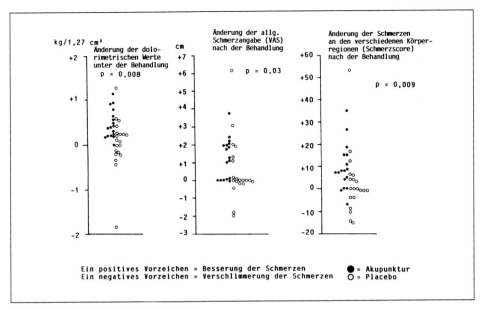

Abb. 4. Resultate der Blindstudie (n = 37)

c) Wieviele Wochen waren die Schmerzen nach Abschluß der Behandlungen im Durchschnitt vermindert?

Akupunkturgruppe   8,1 Wochen (Standardabweichung 5,1 Wochen)
Plazebogruppe   5,8 Wochen (Standardabweichung 4,8 Wochen)
Unterschied   Mann-Whitney-Test p = 0,25

d) Konnten Sie während oder nach der Behandlung Ihren Bedarf an Schmerz- bzw. Rheumamitteln reduzieren?

	Ja	Nein	
Akupunkturgruppe	66,7%	33,3%	n = 12
Plazebogruppe	50%	50%	n = 12
Unterschied	p = 0,46 im Fisher-Exact-Test.		

Diskussion

In beiden Gruppen wurden sowohl Besserungen als auch Verschlechterungen gesehen. Bei allen drei Formen der Schmerzevaluation konnten signifikante Unterschiede zwischen der Akupunktur- und der Plazebobehandlung errechnet werden (Tabellen 2–4, Abb. 3 und 4). Dies gilt sowohl für die Blindstudie (n = 37) als auch für die Gesamtstudie (n = 50). Es kann deshalb davon ausgegangen werden, daß sich die Druckschmerzen an den typischen Punkten, wie auch die Spontanschmerzen durch Akupunktur, signifikant besser als durch Plazebobehandlung beeinflussen ließen.

Trotz der signifikanten Unterschiede zwischen beiden Gruppen bleibt nicht zu übersehen, daß 36% der akupunktierten Patienten (entspricht 9 Patienten) und 68% der Patienten der Plazebogruppe (entspricht 17 Patienten) auf der 10 cm langen VAS keine

Schmerzverbesserungen oder sogar eine Verschlechterung angaben. Bei der Schmerzevaluation mittels differenzierter Schmerzangabe (Schmerzscore) für die einzelnen Regionen gaben 6 Patienten (24%) der Akupunkturgruppe und 14 Patienten (56%) der Plazebogruppe keine Schmerzlinderung an. Die 3 Patienten, die die Studie vorzeitig verließen, sind jeweils in diesen Zahlen enthalten.

Bei der statistischen Auswertung der Ergebnisse der Nachbefragung nach 3 Monaten konnte bei keinem der abgefragten Parameter mehr ein signifikanter Unterschied zwischen Akupunktur- und Plazebobehandlung festgestellt werden, obwohl die Resultate eher für die Akupunktur sprechen. Mit der Interpretation der Ergebnisse der Nachbefragung muß man jedoch vorsichtig sein, da vielen Patienten nach den Akupunktur- bzw. Plazebobehandlungen andere Therapien verordnet wurden und deshalb exakte Aussagen nicht mehr möglich sind. Immerhin gaben in der Akupunkturgruppe doppelt soviele Patienten wie in der Plazebogruppe an, daß der Behandlungseffekt bis zum Zeitpunkt der Nachbefragung angehalten hat. Insgesamt kann festgestellt werden, daß mit der Akupunktur bei fast der Hälfte der Patienten mit GTM eine zumindest temporäre Beeinflußung der Schmerzen möglich ist. Ein Drittel der Patienten zeigte auch bei dieser Therapieform keinerlei Schmerzlinderung. In einem weiteren Viertel waren nur geringe Therapieeffekte zu beobachten.

Literatur

1. Lautenschläger J, Brückle W, Schnorrenberger CC, Müller W (1988) Die Messung von Druckschmerzen im Bereich von Sehnen und Muskeln bei Gesunden und Patienten mit generalisierter Tendomyopathie. Z Rheumatol 47:397−404
2. Lautenschläger J, Brückle W, Seglias J, Müller W (1989) Lokalisierte Druckschmerzen in der Diagnose der generalisierten Tendomyopathie (Fibromyalgie). Z Rheumatol 48:117−122
3. Müller W (1987) The fibrositis syndrome: diagnosis, differential diagnosis and pathogenesis. Scand J Rheumatol (Suppl 65):40−53
4. Schnorrenberger CC (1976) Die topographisch-anatomischen Grundlagen der chinesischen Akupunktur. Hippokrates, Stuttgart
5. Schnorrenberger CC (1978) Lehrbuch der chinesischen Medizin für westliche Ärzte − Die theoretischen Grundlagen der chinesischen Akupunktur und Arzneiverordnung. Hippokrates, Stuttgart
6. Schnorrenberger CC (1984) Therapie mit Akupunktur, Bd II (Chirurgie, Urologie, Orthopädie (einschl. Rheumatologie), Dermatologie, Gynäkologie, Geburtshilfe). Hippokrates, Stuttgart
7. Waylonis GW (1977) Long-term follow-up on patients with fibrositis treated with acupuncture. Ohio State Med J 73:299−302

Für die Verfasser:
Dr. J. Lautenschläger
Katharinenhospital
Kriegsbergstraße 60
W-7000 Stuttgart

Perkutane, nebenwirkungsfreie Schmerzbehandlung mit statischen Magnetfolien bei Weichteilrheumatismus (Myotendofasziopathien) und Bindegewebshypertrophien

J. Schultze

Stuttgart

Percutaneous, Non-Side-Effect Pain Treatment with Static Magneto Foils on Soft-Tissue Rheumatism (Myotendofasciopathys) and Connective Tissue-Hypertrophies

Summary: On the basis of 350 documented observations, the effectiveness of static magneto foils, especially in soft-tissue rheumatism (myotendofasciopathys) is explained, whereby still other indications such as Tietze syndrome, xyphoidalgy, achillodynia, arthropathia of the jaw joint, as well as causalgias of amputated stumps are mentioned.

Therapeutic scope can probably still be extended since the physiological component is not yet clearly recognized.

Up to now, what we presume occurs under the static magnetic field is: raising of the oxygen potential in the effected tissue, lowering the stimulus threshold of the respective nociceptors, as well as additional changes of minerals in the effected cell (calcium, potassium, magnesium).

At observation, 42% of all cases registered as 100% pain-free and 22% showed an approx. 75% alleviation of pain; non-responsive were 14%.

Nichtentzündliche weichteilrheumatische Erkrankungen des Muskel-Sehnen-Apparates sind außerordentlich häufig und durch eine eingehende klinische Untersuchung, insbesondere eine Palpation der entsprechenden schmerzhaften Stellen, meist klar zu diagnostizieren. So werden bei den Insertionstendinosen und Übergangstendinosen im Bereich der irritierten Gewebspartie oft derbe, etwa fingergroße Bezirke getastet, die auf Druck sehr schmerzhaft sind. Pathologisch-anatomisch handelt es sich wahrscheinlich vorwiegend um degenerative Prozesse, deren eigentliche Genese noch nicht geklärt ist.

Zur Therapie der genannten Krankheitszustände wurden unterschiedliche Maßnahmen wie Wärme- und Kälteapplikation, lokale Infiltrationen oder auch nichtsteroidale Antiphlogistika systemisch oder lokal empfohlen.

Wir selbst haben versucht, die Schmerzen bei Tendomyopathien, Insertionstendinosen und Periarthropathien mit Hilfe von Magnetfolien zu beeinflussen. Hierbei wurden vorwiegend 4×10 cm große statische Magnetfolien mit einem Wirkungsgrad von etwa 500 Gauss benutzt. Diese wurden auf die schmerzhafte Partie plaziert, und zwar bei größeren schmerzhaften Partien die Gesamtfolie, bei kleineren (z. B. Pes anserinus) die halbierte Folie bzw. kleinere Folien von etwa 4 cm Durchmesser.

In Tabelle 1 sind die bei 350 Patienten festgestellten Behandlungseffekte aufgezeichnet. Sie wurden nach den subjektiven Angaben der Patienten registriert, wobei zwischen Schmerzfreiheit (42%), deutlicher Schmerzminderung (22%), mäßigerer Schmerzminderung (15%), Schmerzdämpfung (6%) und unbeeinflußtem Schmerzzustand (14%) unterschieden wurde.

Tabelle 1. Wirkung der Magnetfolienbehandlung bei verschiedenen nichtentzündlichen weichteilrheumatischen Erkrankungen

Schmerzlinderung 4a	100%	75%	50%	25%	0%	ges. Zahl
Schulter	11 = 34%	4 = 13%	10 = 31%	2 = 6%	5 = 16%	32
HWS	2 = 20%	2 = 20%	4 = 40%	–	2 = 20%	10
BWS	7 = 26%	7 = 26%	8 = 30%	1 = 4%	4 = 14%	27
LWS	84 = 46%	44 = 24%	19 = 11%	13 = 7%	21 = 12%	181
Sakrum	18 = 56%	7 = 22%	5 = 16%	–	2 = 6%	32
Becken, KDG	3 = 27%	2 = 18%	2 = 18%	1 = 10%	3 = 27%	11
Trochanter femoris	1 = 33%	–	–	1 = 33%	1 = 33%	3
Adduktoren-Tendopathie	2 = 50%	1 = 25%	–	–	1 = 25%	4
Epicondylus humeri	3 = 39%	1 = 12%	2 = 25%	1 = 12%	1 = 12%	8
Proc. radii styl, Daumen-grundgelenke	1 = 33%	2 = 66%	–	–	–	3
Ulcus cruris	–	–	–	–	1 = 100%	1
Narben	–	4 = 40%	2 = 20%	1 = 10%	3 = 30%	10
Schläfe (Migräne)	2 = 66%	–	–	–	1 = 33%	3
Knie (Pes anser. + patella)	8 = 50%	2 = 12,5%	1 = 6%	2 = 12,5%	3 = 19%	16
Bizeps	1 = 100%	–	–	–	–	1
Zust. n. Fraktur Ober-schenkel	–	1 = 100%	–	–	–	1
Fersensporn	3 = 75%	1 = 25%	–	–	–	4
Zust. n. Herpes zoster	–	–	–	–	1 = 100%	1
Fußrücken	2 = 100%	–	–	–	–	2
	148 = 42%	78 = 22%	53 = 15%	22 = 6%	49 = 14%	350

Wie aus Tabelle 1 hervorgeht, konnte durch die Behandlung mit der Magnetfolie in 2/3 der Fälle mit Tendomyosen, Tendinosen und Insertionstendinosen eine völlige oder weitgehende Schmerzfreiheit erzielt werden. Diese Befunde weisen darauf hin, daß die Magnetfolienbehandlung eine wirksame Methode zur Behandlung der oft quälenden Schmerzen bei den genannten nichtentzündlichen weichteilrheumatischen Affektionen ist. Die Ergebnisse sollten jedoch anhand randomisierter Doppelblindstudien mit gleichzeitiger Verwendung von nichtmagnetisierenden Folien überprüft werden. Entsprechende Untersuchungen sind im Gang.

Worauf der Effekt der Magnetfolie im einzelnen beruht, läßt sich noch nicht entscheiden. Möglicherweise spielen Durchblutungsveränderungen oder Beeinflussung der Zellen und der Durchlässigkeit der Zellwände für bestimmte Ionen wie Kalium, Kalzium und Magnesium eine Rolle. Dies sollte in späteren Untersuchungen aufgeklärt werden, wenn durch Doppelblindversuche die Wirksamkeit der Magnetfolienbehandlung bewiesen worden ist.

Anschrift des Verfassers:
Dr. med. J. Schultze
Bockelstr. 92 c
W-7000 Stuttgart 75 (Heumaden), FRG

Die Psychotherapie bei der generalisierten Tendomyopathie (GTM)

P. Keel

Rheumatologische Universitätsklinik, Basel / Programmleiter Nationales Forschungsprogramm Nr. 26, Teil B: Chronifizierung von Rückenschmerzen

Psychotherapy in Fibromyalgia

Summary: Fibromyalgia is a typical psychosomatic disorder. Patients affected by this illness usually do not consider themselves as psychologically disturbed. They perceive their symptoms as indication of a physical disease and consider themselves very normal persons. Only projective tests can reveal the typical "psychosomatic" personality traits. This lack of insight, as well as a general resistance to such treatment modalities impede psychotherapeutic access to these patients. In the majority of cases it is therefore impossible to engage these patients in insight-orientated psychotherapy. Modified techniques using behavioral methods are more promising, especially if integrated into the somatic treatment with pain as the core issue. Other important ingredients of such a treatment are sufficient and easily understandable information about the disease, and instructions for better ways of coping with pain, and life in general. Finally, patients should be given adequate opportunities to talk about their problems. Through such contacts with psychotherapists, patients may find access to more intense individual psychotherapy. But even in this setting the therapist has to consider the particular situation of psychosomatic patients and modify his approach.

Einleitung

Während die Definition des Krankheitsbildes mittels somatischer Kriterien relativ leicht möglich scheint, ist das psychopathologische Bild der GTM heterogen und wenig spezifisch [3, 4, 10]. Die Abb. 1 zeigt die breite Streuung der Werte auf den Skalen „Nervosität" („psychosomatisch gestört") und „Depressivität" von 27 GTM-Patienten. Zwar liegen bei der Depressivität 8 Probanden im pathologischen Bereich für Depressivität, 6 Patienten jedoch fühlen sich überdurchschnittlich gut. In verschiedenen Studien konnte gezeigt werden, daß GTM-Patienten psychisch auffälliger sind als beispielsweise Patienten mit chronischer Polyarthritis oder Gesunde [1, 9, 10, 11], doch blieben diese Befunde nicht unbestritten [2]. Die Abb. 2 stellt die Schmerzschilderungen von 40 Fibromyalgiepatienten jenen von 56 Patienten mit lumbalen Rückenschmerzen gegenüber [5]. Die GTM-Gruppe erlebt die Schmerzen offenbar nicht nur ausgedehnter, sondern auch intensiver. Auch sind ihnen mehr Zusammenhänge mit äußeren Einflüssen wie Witterung oder psychologischen Faktoren bewußt. Was spezifische Belastungen oder depressive Symptome betrifft, unterscheiden sich die beiden Gruppen jedoch nicht.

Ohnehin können die beschriebenen Befunde auch bei Patienten mit anderen psychosomatischen Krankheiten beobachtet werden, sind also unspezifisch. Entsprechend sind auch die Schwierigkeiten, die sich in der Psychotherapie der GTM ergeben, die gleichen

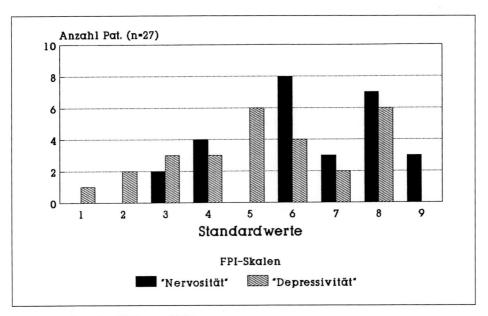

Abb. 1. Verteilung der FPI-Scores (GTM)

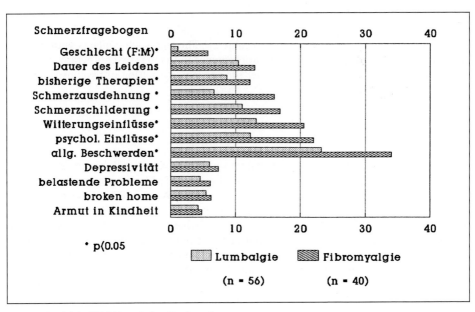

Abb. 2. Vergleich GTM/chronischer Rückenschmerz

wie bei anderen psychosomatischen Leiden (Tabelle 1). Diese Merkmale können nur mit projektiven Tests oder Fremdbeurteilungsverfahren erfaßt werden, da die Patienten diese nicht bewußt als belastend erleben. Es sind aber vor allem diese Eigenschaften, welche den psychotherapeutischen Zugang zu diesen Patienten erschweren.

Tabelle 1. Merkmale psychosomatischer Patienten

- Keine anderen Probleme außer somatischen Symptomen
- Unfähigkeit unangenehme Gefühle wahrzunehmen (Alexithymie)
- Zwang immer allen alles recht zu machen (Perfektion, nie „Nein" sagen)
- Forcierte Selbständigkeit (Vermeidung von Abhängigkeit)
- Unfähigkeit zu genießen (keine Entspannung, Freizeit)

Der Zugang zum GTM-Patienten

Da viele GTM-Patienten weder andere Probleme oder Belastungen als ihre Schmerzen sehen können, noch sich belastender Gefühle wie Depression, Angst, übermäßigem Leistungsdruck etc. bewußt sind, ist der Weg für eine aufdeckende Therapie mindestens initial versperrt. Auch sind diese Patienten auf Grund ihres Dranges nach Selbständigkeit und ihrem Bemühen „allen alles recht zu machen" überzeugt, sie müßten sich bei Schwierigkeiten selbst helfen können. Ihre Unfähigkeit, das Leben genießen zu können, macht es ihnen zusätzlich schwer, sich eine Psychotherapie zu gönnen. Einzig der Schmerz erlaubt es ihnen, von ihren hohen Zielen abzukommen und sich in der Körpertherapie wohltuende Behandlungen zu gönnen (und vielleicht zu genießen).

Daher kann der Zugang zu diesen Patienten auch in der Psychotherapie anfangs am besten über das Symptom Schmerz gefunden werden, es sei denn ein Patient ist spontan bereit, sich in eine konventionelle Psychotherapie zu begeben. Der Psychotherapeut ist bei seinem ersten Kontakt meistens mit den in Tabelle 2 aufgeführten Tatsachen konfrontiert. Wenn er bereit ist, die Patienten mit ihrem schwierigen Leiden anzunehmen wie sie sind, sind ihm diese dankbar. Versucht er ihnen jedoch voreilig klarzumachen, daß ihre Schmerzen durch andere Belastungen oder Probleme (z. B. Eheprobleme) bedingt seien, so fühlen sich manche von ihnen brüskiert und abgewiesen. Tabelle 3 zeigt, welche Elemente bei der therapeutischen Grundhaltung wichtig sind, um den Zugang zu den GTM-Patienten zu finden. Da diese Patienten sich oft selbst als mühsam oder minderwertig erleben und vor allem vermeiden möchten, andern zur Last zu fallen – es sei denn vor lauter Schmerzen gehe es nicht anders –, reagieren sie sehr empfindlich auf Zeichen von

Tabelle 2. Ausgangsituation für Psychotherapie

- Viele Therapien helfen anfangs
- Spontane Besserungen, Rezidive, Ungewißheit über Prognose
- Zunehmende Therapieresistenz, Verunsicherung, Nebenwirkungen
- Aussprachebedürfnis oft groß, aber kaum Konfliktbewußtsein
- Patienten leiden sehr unter Schmerz und Verlust der Leistungsfähigkeit

Tabelle 3. Therapeutische Grundhaltung

- Akzeptieren statt vorzeitiges Umdeuten („keine Probleme außer Schmerzen")
- Einfühlung, emotionale Wärme (kein analytisches Abwarten)
- Geduld, bescheidene Ziele (Zuhören, Stützen, Begleiten)
- Hilfe zur Selbsthilfe: Mit dem Schmerz leben

Desinteresse oder Ablehnung. Der Therapeut muß sich ihnen daher aktiv zuwenden mit Fragen, Informationen und Rat. Er muß bereit sein, sich mit den Patienten auf bescheidene Ziele zu beschränken, seine geringen Möglichkeiten selbst erkennen und dies auch dem Patienten klarmachen. Vorerst mindestens soll das Ziel nur heißen, zu lernen, mit dem Schmerz besser zu leben.

Schmerz als zentrales Thema

Patienten ohne psychischen Leidensdruck sind in der Regel sehr dankbar für Hilfen im Umgang mit ihrem Leiden, vor allem wenn solche Maßnahmen in die somatische Behandlung integriert und mit dieser kombiniert angeboten werden. Dabei bringt die Gruppenbehandlung verschiedene Vorteile: einerseits ist es ökonomischer, Informationen über das Leiden und Instruktionen in Schmerzkontrolltechniken in der Gruppe zu vermitteln, andererseits tut es den Patienten gut, zu erleben, daß andere ähnliche Probleme haben wie sie. Auch kann lehrreich und motivierend sein zu sehen, wie andere mit ihrem Leiden fertigwerden. Das Gruppengespräch fördert die Aussprache, den Erfahrungsaustausch und das Lernen am Modell des andern. Die Abb. 3 zeigt die verschiedenen Elemente einer integrierten Gruppenbehandlung und die ungefähren Anteile an der Behandlungszeit (2stündige Sitzungen einmal pro Woche während ca. 3–4 Monaten). Eine ausführliche Beschreibung des Behandlungsprogrammes und der damit gemachten Erfahrungen wurde andernorts publiziert [7]. In einer kontrollierten Studie an 27 Patienten haben wir auch die Effizienz einer solchen Gruppenbehandlung evaluiert [6]. Dabei zeigte sich, daß verschiedene Schmerzparameter und die allgemeinen Beschwerden sich positiv beeinflussen ließen (Abb. 4). Zwar war bei den Einzelmessungen nur der Rückgang der Schmerzintensität in den Experimentalgruppen signifikant stärker als in den Kontrollgruppen, ein Summenscore zeigte aber, daß die Trends bei den anderen Parametern ebenfalls in diese Richtung weisen und der signifikante Einzelbefund nicht durch Zufall zustandegekommen sein kann. Aus den Rückmeldungen der Patienten ging sehr deutlich hervor, daß sie es wichtig fanden, Zeit zu haben „sich über belastende Dinge auszusprechen". Signifikant mehr Patienten der Experimentalgruppen als der Kontrollgruppen sahen diese Erwartung erfüllt (Abb. 5). (In den Kontrollgruppen wurden in einstündigen Sitzungen lediglich Instruktionen für das autogene Training gegeben, und es blieb wenig Zeit für Aussprachen.)

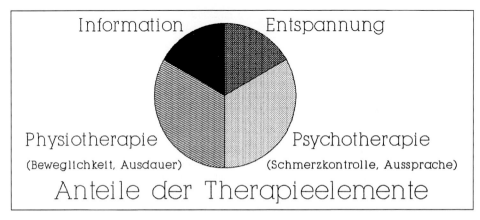

Abb. 3. Integrierte Gruppenbehandlung (GTM)

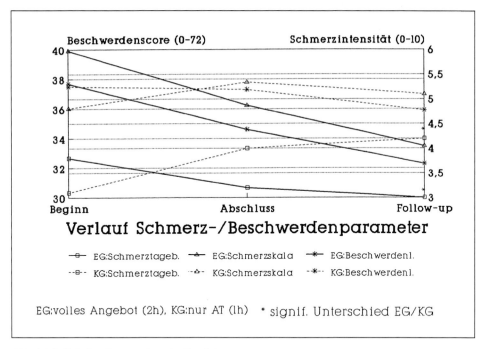

Abb. 4. Einfluß der Gruppentherapie (Studie)

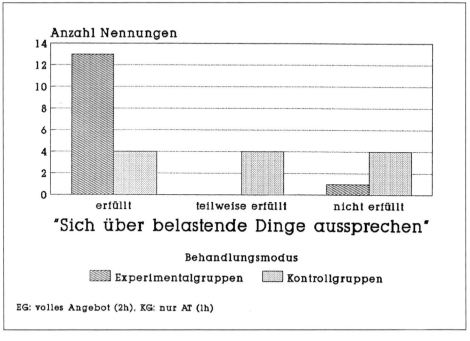

Abb. 5. Rückmeldungen der Patienten (Studie)

Therapietechniken

Die Basis der Gruppen- oder Einzelbehandlung bilden ausreichende, verständliche Informationen über die Krankheit und insbesondere psychophysische Zusammenhänge (Abb. 6). Neben der Vermittlung von Informationen über Anatomie, Physiologie und Pathophysiologie ist es vor allem wichtig, über die Rolle und die Auswirkungen sowie die Beeinflussungsmöglichkeiten von chronischen Schmerzen zu sprechen. Kognitiv-verhaltenstherapeutische Techniken eignen sich besonders gut als Methoden der Schmerzkontrolle, und sie können eine Brücke schlagen zwischen Soma und Psyche. Tabelle 4 zeigt ein Beispiel einer solchen Strategie. Es macht deutlich, wie dabei eine ganze Reihe von Einzeltechniken zur Anwendung kommen können. Diese reichen von der eigentlichen „kognitiven Umstrukturierung" (zuversichtliche Beurteilung des Schmerzes, Erkennen der Zusammenhänge und der Kontrollierbarkeit) über Entspannung und Gymnastik bis hin zum körperlichen Training (Schwimmen). Das Beispiel macht deutlich, wie durch solche Strategien einerseits das Gefühl der Selbstkontrolle gefördert wird, andererseits die

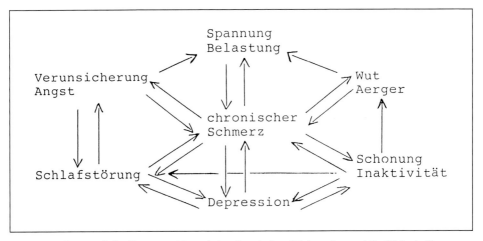

Abb. 6. Psychosomatische Zusammenhänge beim chronischen Rückenschmerz („Teufelskreise")

Tabelle 4. Beispiel einer kognitiven Strategie

Situation: Meine Schultern und mein Nacken schmerzen, ich kann den Kopf kaum drehen, auch beim Schlafen tut es weh	
Ungünstige Reaktionen	Günstige Reaktionen
– Es sind schreckliche Schmerzen	– Ich habe wieder diese Schmerzen, es spannt
– Ob ein Nerv eingeklemmt ist?	– Ich bin wohl verspannt, weil ich diese Reise vor mir habe und noch vieles vorbereiten muß; ich habe ein wenig Angst, die Zeit könnte nicht reichen oder ich könnte etwas vergessen
– Es wird immer schlimmer	– Wenn es mir gelingt, mich zu entspannen, wird der Schmerz vorbeigehen
– Ich muß zum Arzt	– Ein warmes Bad und ein paar Entspannungsübungen werden helfen
– Ich muß mich schonen	– Ich sollte wieder regelmäßig schwimmen gehen

Patienten auch zur kritischen Selbstreflexion über ihr eigenes Verhalten angeleitet werden. So können sie lernen, die Sprache ihres Körpers besser zu verstehen und verdrängter Gefühle bewußt zu werden. Ein rücksichtsvollerer Umgang mit dem Körper führt auch zu einem rücksichtsvolleren Umgang mit sich selbst. Insofern ist gute Physiotherapie auch Psychotherapie. Dazu helfen vor allem Körpertechniken wie Gymnastikübungen zur Förderung von Beweglichkeit, Kraft und Ausdauer und Entspannungsübungen. Hilfreich ist es, die Gymnastik in spielerischer Form mit Hilfe von Geräten und Musik zu vermitteln. Die Therapie soll auch Spaß machen. Dadurch können die Patienten auch lernen, sich mehr Erholung und Genuß zu gönnen. Diese Veränderungen von Einstellungen zu sich selbst wirken sich oft auch auf andere Lebensbereiche aus. Die Patienten verändern gleichzeitig ihre Arbeitshaltung und ihren Umgang mit den Mitmenschen, insbesondere dem Partner.

Dank diesem integrierten Zugang gelingt es, Patienten früh mit psychologischen Maßnahmen in Kontakt zu bringen. So können sie erfahren, wie Psychotherapeuten denken und arbeiten. Dies hilft Vorurteile gegenüber der Psychotherapie abzubauen und ebnet u. U. den Weg für eine intensivere Einzelpsychotherapie.

Einzelpsychotherapie

Auch in der Einzeltherapie hilft es, die gleiche therapeutische Grundhaltung (vgl. Tabelle 3) einzunehmen und psychoanalytische Konzepte in den Hintergrund zu stellen. Ziel muß vor allem sein, die Patienten schrittweise mit ihren unbewußten Gefühlen in Kontakt zu bringen. Dazu braucht es Geduld und Ausdauer. Oft müssen die Gespräche längere Zeit an der Oberfläche bleiben und sich auf die körperliche Krankheit und Alltagssorgen beschränken. Erst wenn die nötige Vertrauensbasis hergestellt ist, gelingt es den Patienten sich allmählich zu öffnen. Ein strukturiertes aktives Vorgehen kann dabei hilfreich sein. Besonders geeignet scheint mir die Methode des katathymen Bilderlebens [8], da sie Entspannung und geführte Imagination miteinander verbindet und sich die unbewußten Gefühle im Tagtraum symbolisch darstellen. So werden die Gefühle „sichtbar" und der Bearbeitung zugänglich. Auch andere körperzentrierte Methoden, wie z. B. Bioenergetik, können eingesetzt werden. Der Therapeut soll sich nicht scheuen, die Patienten bewußt zu einer neuen Lebenshaltung anzuleiten, wie dies auch bei der Gruppenbehandlung der Fall ist. Er soll dabei die in Tabelle 5 dargestellten Ziele anvisieren. Die aktuelle Lebenssituation und lebensgeschichtliches Material, welches mit der Zeit ins Bewußtsein zurückkehrt, ermöglichen in der Regel eine Bearbeitung dieser Themen. Manche Patienten allerdings leben in einer hoffnungslos festgefahrenen Situation, in welcher kaum Raum für Veränderungen vorhanden ist. Sie brauchen vielleicht die Krankheit als Ausweg und als Ausdrucksmöglichkeit in ihrer schwierigen Lage. Zwar soll ihre Überzeugung von der

Tabelle 5. Einzelpsychotherapie: Spezielle Ziele

- Selbstwertgefühl verbessern
- Hohe Ansprüche an sich selbst abbauen
- Durchsetzungsfähigkeit verbessern
- Angst vor Ablehnung bei Konflikten abbauen
- „Nein-sagen" lernen
- Genießen lernen

Ausweglosigkeit vorerst tüchtig hinterfragt, doch dann akzeptiert werden. Gerade diese Patienten brauchen dringend einen wohlwollenden, geduldigen Begleiter, bei welchem sie ihren Schmerz, ihre Sorgen und Nöte abladen und etwas Wärme und Zuwendung finden können.

Literatur

1. Ahles TA et al. (1984) Psychological factors associated with primary fibromyalgia syndrome. Arthritis Rheum 27:1101–1106
2. Clark S et al. (1985) Clinical characteristics of fibrositis. II a blinded controlled study using standard psychological tests. Arthritis Rheum 28:132–137
3. Goldenberg DL (1986) Psychologic studies in fibrositis. Am J Med 81 (3A):67–70
4. Keel PJ (1987) Generalisierte Tendomyopathie: Psychologisches Profil einer Patientengruppe im Verlauf einer integrierten Behandlung. Z Rheumatol 346:322–327
5. Keel PJ et al. (1990) Psychosoziale Aspekte in der Beurteilung und Behandlung therapieresistenter Rückenschmerzen. In: Wörz R (Hrsg) Chronischer Schmerz und Psyche (Schmerzstudien, Bd 8). G Fischer, Stuttgart
6. Keel PJ et al. (1990) Comparison of group relaxation training and multimodal group treatment for chronic fibrositis pain (fibromyalgia) – a pilot study (in Vorbereitung)
7. Keel PJ (1990) 6 Jahre Erfahrung mit ambulanter Gruppenbehandlung für Weichteilrheumatiker (generalisierte Tendomyopathie). Schmerz 4:88–95
8. Leuner HC (1989) Lehrbuch des Katathymen Bilderlebens. Huber, Bern
9. Payne TC et al. (1982) Fibrositis and Psychologic Disturbance. Arthritis Rheum 25:213–217
10. Perini CH et al. (1982) Vergleichende testpsychologische Untersuchungen bei verschiedenen rheumatischen Erkrankungen und der Hypertonie. Z Rheumatol 41:80–88
11. Wolfe F et al. (1984) Psychological Status in Primary Fibrositis and Fibrositis Associated with Rheumatoid Arthritis. J Rheumatol 11:500–506

Anschrift des Verfassers:
Dr. med. Peter Keel
Programmleiter NFP 26B
Rheumatologische Universitätsklinik
Felix Platter-Spital
Burgfelderstraße 102
CH-4012 Basel

Schlafentzug beim Fibromyalgiesyndrom: Ein therapeutischer Ansatz?

R. Leichner-Hennig und G. Vetter

Klinik Auerbach, Bensheim

Sleep Deprivation: a Therapeutic Trial in Fibromyalgia Syndrome

Summary: Sleep deprivation does not lessen pain intensity or depression, or elevate subjective well being of patients with FMS, but it does initiate change in some psychic processes.

Comparing the intercorrelations of a study group with those of a control group, we found that pain ratings become systematically only the day after each night without sleep. There is no long-lasting effect.

Subjective well-being is rated more unsystematically during the period of sleep deprivation.

Schlafstörungen ohne Erholungseffekt gehören zu den Kardinalsymptomen des FMS. Manche Autoren messen ihnen pathogenetische Bedeutung zu. Der Schlafentzug hat sich bei Depressionen als ein effektives und gängiges Therapieverfahren erwiesen. Es lag nahe, diese Möglichkeit auch beim FMS einzusetzen.

Methode

Untersucht wurden 24 stationäre Patienten mit der Diagnose „Fibromyalgiesyndrom", die nach Zufall und Bereitschaft der Untersuchungs- und Kontrollgruppe zugeordnet wurden. In der Untersuchungsgruppe wurde bei 12 Patienten der Schlaf für 3 Nächte jeweils mit einer zwischenliegenden Erholungsnacht verhindert. Den Patienten stand ein Raum zur Verfügung, in dem sie nach Wunsch Videofilme sehen konnten und Spiel-, Lese- und Unterhaltungsmöglichkeiten hatten.

Gemessen wurden Schmerzintensität mit Hilfe einer visuellen Analogskala, Befindlichkeit mit dem Instrumentarium nach von Zerssen in beiden Parallelformen. Die Depression wurde mit dem Beckschen Depressionsinventar, das die verhaltensmäßige Manifestation der Depression erfaßt, ermittelt.

Die statistische Auswertung erfolgte varianz- und korrelationsanalytisch. Einen varianzanalytischen Faktor bilden die beiden Patientengruppen, einen weiteren Faktor die Meßwiederholungen. Statistisch prüfbar ist somit die Differenz zwischen den beiden Gruppen zu den jeweiligen Meßzeitpunkten. Es wird postuliert, daß nach Schlafentzug in der Untersuchungsgruppe das Schmerzausmaß sinkt und sich die Befindlichkeit bessert, während es in der Kontrollgruppe keine Veränderungen gibt.

Ergebnisse

1. Die Varianzanalyse für die Variable Schmerz erbrachte keine signifikanten Ergebnisse. Schlafentzug vermindert – entgegen der Hypothese – also nicht den Schmerz. Auch die Hypothese zur Befindlichkeit wurde nicht bestätigt. Die Ergebnisse verfehlen bei weitem das 5%-Signifikanzniveau.

2. Von 15 Interkorrelationen waren 12 jedoch positiv, zwischen 6 Schmerzmessungen sind sie in der Kontrollgruppe signifikant oder hochsignifikant. Somit ist belegt, daß interindividuelle Differenzen im Ausmaß des Schmerzerlebens über 6 Messungen konstant bleiben, jedoch nur in den Messungen III, IV und V, somit unmittelbar nach der durchwachten Nacht. Es kann geschlossen werden, daß die Erwartung des Schlafentzugs sowie dessen Ende zu unsystematischen Schmerzangaben führen. Dieselbe Aussage kann in bezug auf den Faktor Befindlichkeit gemacht werden. Sie ist in der Experimentalgruppe unsystematisch gestört.

Der Zusammenhang zwischen Schmerz und Befindlichkeit ist in beiden Gruppen gering, von 36 Interkorrelationen erreichen nur 3 das 5%-Signifikanzniveau in der Kontrollgruppe, während in der Untersuchungsgruppe eine Tendenz zur nichtsignifikanten, aber negativen Korrelation besteht.

Literatur

1. Beck AT (1978) Depression Inventory. Enter for Cognitive Therapy. Philadelphia
2. Benoit O, Foret J, Bouard G (1983) The time course of slow wave sleep and REM sleep in habitual long and short sleepers: effect of prior wakefulness. Hum Neurobiol 2:91–96
3. Bezzi G, Pinelli P, Tosca P (1981) Motor reactivity, pain threshold and effects of sleep deprivation in unipolar depressiveness. Psychiatr Clin 14:150–160
4. Fähndrich E (1981) Effects of sleep deprivation on depressed patients of different nosological groups. Psychiatry Res 5:277–285
5. Goetze U, Toelle R (1981) Antidepressive Wirkung des partiellen Schlafentzuges während der 1. Hälfte der Nacht. Psychiatr Clin 14:129–149
6. Huber-Weidmann H, Dittrich A, Scharfetter C (1977) Schlafentzug. Dtsch med Wochenschr 102:699–703
7. Huskisson EC (1982) Measurement of pain. J Rheumatol 9:768–769
8. Knowles JB et al. (1981) Sleep deprivation: outcome of controlled single case studies of depressed patients. Can J Psychiatry 26:330–333
9. Kuhs H, Toelle R (1986) Schlafentzug als Antidepressivum. Fortschr Neurol Psychiat 54:341–355
10. Kuist J, Kirkegard C (1980) Effect of repeated sleep deprivation on clinical symptoms and the TRH test in endogenous depression. Acta Psychiat Scand 62:494–502
11. Zerssen D von (1976) Die Befindlichkeitsskala. Beltz, Weinheim

Für die Verfasser:
R. Leichner-Hennig
Klinik Auerbach
Heinrichstraße 4
W-6140 Bensheim, FRG

Gruppen und Schmerzbewältigung bei der generalisierten Tendomyopathie (GTM)

J.-Y. Probst und A. Monsch

Rheumatologische Universitätsklinik, Basel

Pain-Group Therapy in Fibromyalgia

Summary: Between 1987 and 1989, 26 patients (23 female, 3 male; age range 30–68 years, mean = 49.7 years; divided into four groups) suffering from a "non-treatable" generalized tendomyopathy underwent a therapy for pain groups as described by P. Keel.

In 15 sessions (2 hours every week) the patients were taught to use relaxation techniques, and were encouraged to make specific physiotherapeutic exercises at home.

In a pain questionnaire, 11 of the 26 patients (= 42%) estimated their pains to be reduced by this kind of therapy. In an overall estimation, the success of the therapy was judged to be more than satisfactory in 13 of the 26 patients (=50%).

Einleitung

Die Therapie der generalisierten Tendomyopathie (GTM) ist nach wie vor problematisch. Oft sind die Schmerzen bei dieser Erkrankung weder durch eine Pharmako- noch durch eine physikalische Therapie zu beherrschen. Dabei bleiben die Patienten weitgehend passive Konsumenten von Behandlungen. Deshalb führte Keel [1, 2] in Basel sog. Schmerzgruppen ein, wobei es sein Bestreben war, die Kranken von ihrer Passivität zu befreien und sie zu unterweisen, ihre Schmerzen selbst zu bewältigen. Auf Vorschlag und mit gelegentlicher Hilfe von Keel – wofür ihm gedankt sei – haben beide Autoren an der Rheumatologischen Universitätsklinik Basel vier Schmerzgruppen durchgeführt, worüber hier ein Erfahrungsbericht vorgelegt wird.

Methodik

Nach dem Verfahren der Schmerzgruppen von Keel haben wir von 1987 bis 1989 an der Rheumatologischen Universitätsklinik Basel in 4 Gruppen insgesamt 26 Patienten, 23 Frauen und 3 Männer von 30–68 Jahren, durchschnittlich 49,7 Jahre alt, behandelt. Alle hatten an einer jahrelangen, oft erfolglos behandelten generalisierten Tendomyopathie (GTM) gelitten. Mittels 15 Sitzungen von je 2 h einmal pro Woche wurden sie angeleitet, selbst zu Hause Gymnastik und autogenes Training durchzuführen.

Praktische Durchführung der Schmerzgruppen

Gruppengröße: 8–10 Patienten. *Anzahl Sitzungen:* total 15; *Häufigkeit:* einmal pro Woche. *Dauer:* jeweils 2 h. *Personal:* 1 leitender Rheumatologe, 1 Psychologe, 1 Physiotherapeutin. *Zeiteinteilung:* 60 min therapeutisches *Gespräch* mit den Patienten, 30 min *Gymnastik,* 30 min *Entspannung* als autogenes Training nach Schultz [5], mit oder ohne vorheriger kurzer progressiver Muskelrelaxation nach Jacobson (in [5], S. 360–366), und je nach Sitzungsverlauf ergänzt durch katathymes Bilderleben nach Leuner [3]. *Hausaufgaben:* mindestens 5 min kurze Gymnastik 2mal täglich, jedesmal gefolgt von 5 min Entspannung als autogenes Training, nach Belieben der Übenden vorbereitet durch progressive Muskelrelaxation.

Resultate

Teilnahmeerfolg an den Gruppensitzungen („Compliance")

Von März 1987 bis Juni 1989 wurden 4 Schmerzgruppen mit insgesamt 33 Patienten, 28 Frauen und 5 Männern, gebildet. Ihre Teilnahme an den Behandlungen wird auf der Abb. 1 veranschaulicht. Auf der Abszisse stehen die Anzahl Sitzungen, die Säulen der Ordinate geben die Anzahl Patienten pro Sitzungszahl an. Von 33 Kranken (100%) nahmen

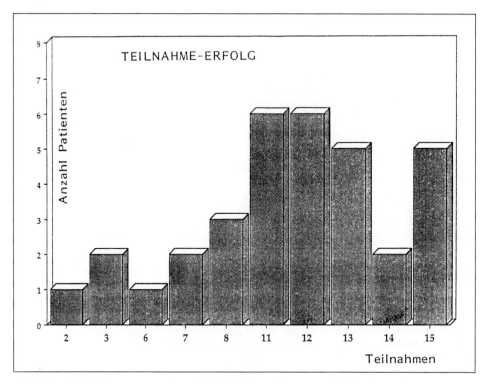

Abb. 1. Anzahl der Sitzungen, an denen die 33 Patienten teilgenommen haben

teil: nur 5 an allen 15 Sitzungen (15,1%), 7 an 14 oder 13 (21,2%); die meisten, d. h. 12, an 12 oder 11 Behandlungen (36,4%), dann 5 an 8 oder 7 (15,1%). Die übrigen 4 Teilnehmer waren nur an 6, 3 oder 2 Sitzungen anwesend (12,2%).

Schmerzveränderungen bei Therapieende

Zur Beantwortung dieser Frage benutzten wir Schmerzfragebogen, worüber hier der Kürze wegen nicht berichtet werden kann. Von den 33 ursprünglich aufgenommenen Patienten erwiesen sich 7 als nicht auswertbar, 4 wegen zu kurzer Teilnahme an der Gruppenarbeit, 1 wegen einer nach 7 Sitzungen hospitalisierten Diskushernie, 2 Kranke, weil ihr Morbus Sudeck nicht mit den GTM-Fällen gezählt werden konnte. Auswertbar blieben 26 GTM-Patienten, 23 Frauen und 3 Manner, von 30−68 Jahren, mit einem Durchschnittsalter von 49,7 Jahren. Die Krankheitsdauer hatte ein bis mehrere Jahre betragen.
Die Ergebnisse der Fragebogenauswertung zeigt die Tabelle 1:

Tabelle 1. Schmerzveränderungen am Ende der Gruppenbehandlung

	Anzahl der Fälle	%	
Schmerzfreiheit	2	7,7	⎫
Gute Schmerzabnahme	5	19,2	⎬ 42,3%
Leichte Schmerzabnahme	4	15,4	⎭
Schmerzen gleich geblieben	8	30,8	
Schmerzen stärker geworden	7	26,9	
Gesamt	26	100,0	

Schmerzabnahmen fanden wir also bei 11 von 26 Fällen (42,3%). Diese Rate liegt nicht viel niedriger als die durchschnittlich ca. 48% betragenden Besserungen der GTM nach Physiotherapie und Medikation [4]. Dazu wurde unser Ergebnis bei einer negativen Selektion von Patienten erreicht, die uns wegen Erfolglosigkeit der früheren Behandlungen zugewiesen worden waren.

Andere Wirkungen der Schmerzgruppen und Gesamtergebnis dieser Behandlung

In den 2 ersten Gruppen erzielten wir zu unserer Enttäuschung lediglich nur bei 2 Frauen Schmerzabnahmen. Glücklicherweise beobachteten wir jedoch bei weiteren 6 Patientinnen, die keine Schmerzverminderungen aufgewiesen hatten, andere nützliche Therapiewirkungen. Es handelte sich um Besserungen des Allgemeinbefindens, des Schlafes, der Arbeitsfähigkeit, des Verständnisses der GTM-Problematik, der seelischen Stimmung und der sozialen Durchsetzungsfähigkeit. Später, in den Gruppen 3 und 4, traten diese Wirkungen zusätzlich auch zu den Schmerzverminderungen auf, selbstverständlich nicht alle zusammen, was nie der Fall war.
Um alle Arten von Besserungen, d. h. Schmerzabnahmen und andere Wirkungen, die im Verlauf der 4 Gruppen aufgetreten waren, zu berücksichtigen, wurde eine Auswertung mittels Zensuren (auch Noten oder „Scores" genannt), durchgeführt. Dabei wurde das Gesamtbehandlungsergebnis bei jedem einzelnen Patienten durch eine Zensur gekennzeichnet. Folgende Skala kam dabei zur Anwendung: 6 = sehr gut, 5 = gut, 4 = mittelmäßig, 3, 2, 1 = schlecht bis sehr schlecht, 0 = nicht auswertbare Fälle. Unsere Ergebnisse für die 26 beurteilbaren Fälle (100,0%) sind in Abb. 2 dargestellt. Die Zensuren stehen

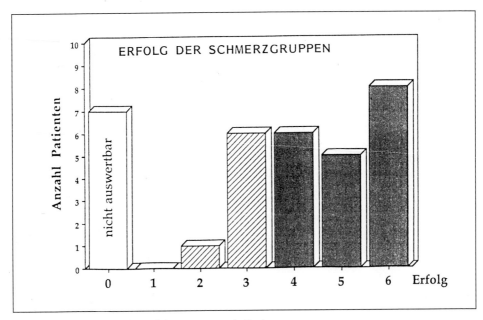

Abb. 2. Gesamtergebnis aller 4 Schmerzgruppen (s. Text)

auf der Abszisse, die Säulen der Ordinate geben die Anzahl Fälle pro Zensur an. Resultate: Note 6 = 8 Fälle (30,8%), Note 5 = 5 Fälle (19,2%), Note 4 = 6 Fälle (23,0%). Alle Besserungen zusammen betragen 19 Fälle (73,0%). Mißerfolge: 7 Fälle (27,0%). Die sehr guten Ergebnisse sind mit 50% vertreten, die der Erfolgsrate von Keel entsprechen.

Schlußfolgerungen

Der vorgelegte Erfahrungsbericht bestätigt, daß die GTM-Patienten angeleitet werden können, auch selbständig gymnastische Übungen und autogenes Training durchzuführen und damit lernen, selbst zur Bewältigung ihrer Schmerzen und anderer GTM-Störungen beizutragen. Obwohl keine Heilung der GTM erreicht wurde, konnte den Kranken ein ihnen noch nicht bekanntes Selbsthilfeverfahren angeboten werden, das zur Linderung ihrer Beschwerden beitrug.

Literatur

1. Keel PJ (1987) Generalisierte Tendomyopathie: Psychologisches Profil einer Patientengruppe im Verlauf einer integrierten Behandlung. Z Rheumatol 46:322–327
2. Keel PJ (1984) Therapieresistente, chronische funktionelle Schmerzen. Ein integriertes Behandlungsmodell – Konzept und erste Erfahrungen. Schweiz Rundsch Med Praxis 73:273–281
3. Leuner H (1989) Katathymes Bilderleben, 4. Aufl. Thieme, Stuttgart
4. Probst J-Y (1989) Die generalisierte Tendomyopathie. Z Allg Med 65:575–579
5. Schultz IH (1987) Das autogene Training, 18. Aufl. Thieme, Stuttgart

Für die Verfasser:
Dr. J.-Y. Probst
General-Guisan-Str. 67
CH-4054 Basel